DNA! *Dancing Nature Ability!*

장수촌
DNA
암은 없다

장수촌 DNA
암은 없다

저자 | 김형일
        최상용

1판1쇄 인쇄 | 2011년 10월 17일
1판1쇄 발행 | 2011년 10월 24일

발행처 | 건강다이제스트사
발행인 | 이정숙
디자인 | 호기심고양이

출판등록 | 1996. 9. 9
등록번호 | 03-935호
주소 | 서울 용산구 효창동 5-3호 대신빌딩 3층 (우) 140-896
TEL: (02) 702-6333   FAX: (02) 702-6334

정가 : 16,000원
ISBN 978-89-7587-070-5 03510

DNA! *Dancing Nature Ability!*

장수촌 DNA 암은 없다

著者 의학박사 **김형일**
철학박사 **최상용**

건강다이제스트社

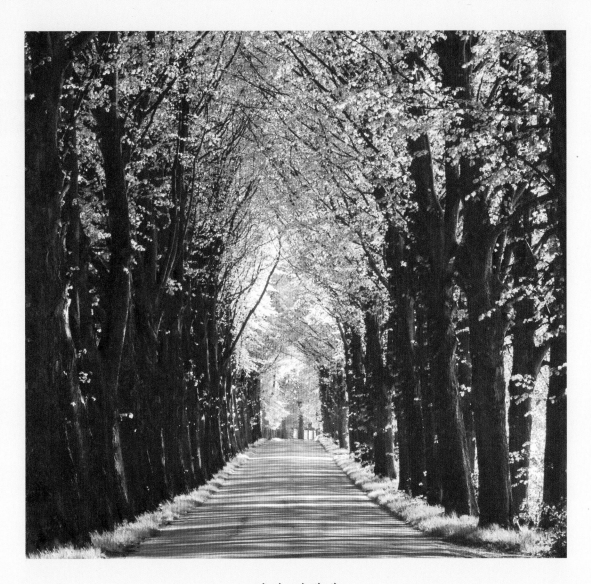

멋진 신세계
백 년 동안 청춘을 추구하는
선남선녀에게

이 책을 드립니다.

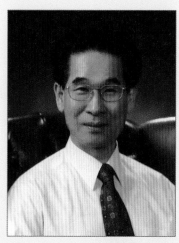

대표저자/ 의학박사 **김형일**

이 책은

재미있는 이야기입니다.

지루하거나 딱딱하지 않습니다.

어렵지도 않고 이해할 필요도 없고

외울 필요도 없습니다.

이 책은

어떤 소설보다도 재미있을 것입니다.

명쾌한 사실을 매우 빠른 속도로 읽을 수 있습니다.

스스로 유익한 답을 얻을 수 있습니다.

흥미진진한 사건들을 파헤치다 보면

알찬 소득을 얻게 될 것입니다.

DNA!

Dancing Nature Ability! 타고난 능력을 춤추게 하라!

청년 100세, 부자로 100살까지 오늘 당신이 결정합니다!

이 책 내용은 오랫동안 잊혀지지 않고

삶에 큰 버팀목이 될 것입니다.

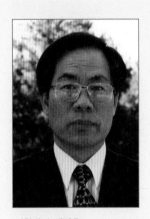

의학박사 **맹광호**
• 의사문학인회 회장
• 前 가톨릭의대 학장

건강은 기본적으로 예방과 치료라는 두 개의 축으로 이루어져 있습니다.

질병이 발생되지 않도록 예방하고 증진하는 보건이라는 축과, 일단 발생된 질병에 대해서는 이를 치료해서 원상태로 회복하게 하는 의료라는 축이 그것입니다.

그런데 1940년 이후 페니실린 등 항생제가 개발되고 나서부터 사람들은 질병 예방을 위한 노력보다는 오로지 치료에만 의존하려는 경향이 있습니다.

그러나 지금은 상황이 다릅니다. 사람들이 앓고 있는 대부분의 질병이 치료가 어려운 만성 퇴행성 질병들이기 때문입니다. 수명은 늘어났으나 늘 몸이 아픈 상태에서 많은 시간을 고통스럽게 지내야 하는 것입니다. 따라서 질병의 치료보다는 예방하는 새로운 패러다임을 더 강화해야 하는 것입니다.

평소 조기진단 활동으로 사람들의 건강을 돌보는 한편 이미 이와 관련한 여러 권의 책을 집필한 바 있는 서울메디칼랩 원장 김형일 박사가 이번에 다시 유쾌한 DNA, 상쾌한 100년에 관한 책을 출간하게 되었습니다. 이 책을 통해서 더 많은 사람들이 더 알찬 정보를 얻게 되기를 바랍니다.

아름다운 날
김형일 박사의 새책 출판을 축하하며

인간이 오래 살려고 하는 것은 누구나가 바라는 욕망이며 또한 본능입니다. 그러나 아무리 오래 산다고 하더라도 병들지 않고 건강한 몸으로 오래 살아야지 병들어 고통스럽게 오래 산다면 이는 본인이나 가족 모두에게 불행한 일이 아닐 수 없습니다.

우리나라에서도 장수(長壽)에 대한 관심이 높아졌으며 이에 따라 장수비결에 관한 정보나 만병통치약을 찾으려는 사람들의 수가 더욱 높아져 가고 있습니다. 또한 이러한 인간의 본능적 심리를 상업적으로 이용해 건강식품을 만병통치약인양 선전하는 과대광고도 범람하고 있습니다. 그러나 검증되지 않은 의학정보나 만병통치약은 오히려 우리의 수명까지 단축시킬 수 있습니다.

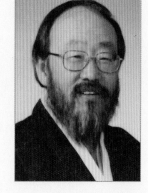

• 前 원광대학교 한의과대학 학장
한송한의원원장 **정우열**

이러한 때 김형일 박사의 이번 저서는 무병장수하여 행복하게 살기를 바라는 모든 이들에게 길을 밝히는 '등불'이 아닐 수 없습니다.

김 박사는 진단검사의학 전문의이며 종양면역학 전문의로서 암·에이즈·고혈압·당뇨병 등 현대 난치병질환에 대한 정확한 진단법을 연구하여 이의 조기진단을 가능하게 하였고, 오랫동안의 임상경험을 바탕으로 '건강지수'와 '행복지수'를 객관화하는 데도 크게 기여하였습니다.

이 책은 저자 자신의 임상경험을 토대로 현재 일반인들이 알고 있는 건강 상식을 객관적으로 검증하여 그 오류를 낱낱이 지적했을 뿐만 아니라 검증된 올바른 건강정보를 알기 쉽고 재미있게 소개하고 있습니다.

비 개인 아침
한의학박사 漢松 정우열

CONTENTS

CHAPTER 1

장수촌 DNA
"타고난 능력을 춤추게 한다"

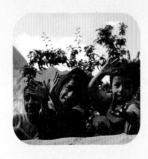

CHAPTER 2

유쾌한 DNA
암은 없다!

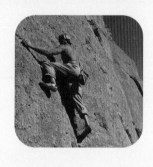

CHAPTER 3

청년으로 100세까지~
잘 먹고 잘 웃어라!

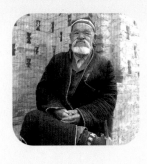

CHAPTER 4

부자로 100살까지~
오늘 당신이 결정한다

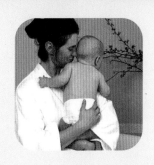

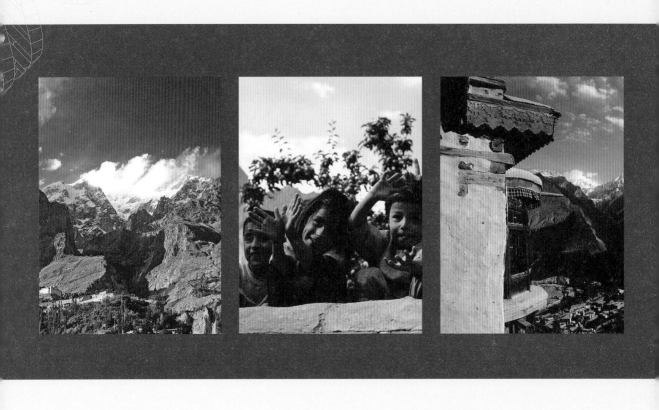

CHAPTER 1

장수촌 DNA
"타고난 능력을 춤추게 한다"
Dancing Nature Ability

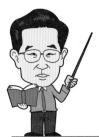

장수인 VS 단명인

장수인의 특징		단명인의 특징
잘 웃고 잘 웃기며 낯빛이 좋다	성격 & 표정	웃는 것은 실없는 짓이라 생각한다
신경질이 적고 유머감각이 뛰어나다	대 화	대화가 적고 짜증이 많다
내향적이며 다투지 않는다	대인 관계	불평과 불만을 상대의 탓으로 돌린다
스트레스를 스스로 잘 조절한다	힘든 상황	스트레스를 많이 받는다
가족, 친지 등 가까운 사람들과 우호적	주변 사람	가족, 친지 등 가까운 사람과 비우호적
운명에 순응하며 잊어버린다	나쁜 일	잊지 못하며 자기잘못이 아니라고 불평한다
평생 정상 체중을 유지한다	체 중	체중의 증감이 심하다
대부분 종교적이나 극단적 신앙이 아니다	종 교	종교생활에 회의적이거나 신앙이 있으면 극단적이다
은퇴가 없는 직업인이 많고 은퇴해도 사회일원으로 적응한다	은 퇴	은퇴 후 우울하게 지내거나 신체의 노화를 실감한다
식구가 많고 장수 가족력이 있다	가 족 력	식구가 적고 단명 가족력이 있다
바쁜 중에도 틈틈이 운동한다	운 동	운동할 여유와 조건이 안 된다고 한다
단정하고 깔끔하게 가꾼다	외 모	외모에 관심이 적고 등한시한다
미래 지향적이며 희망이 있다	사고방식	과거 지향적이며 소망이 없다

(Ref: Invited Authors Conference)

잃어버린 지평선
파키스탄의 훈자

나의 살던 고향은 꽃피는 산골 복숭아꽃 살구꽃 ...... 차리인 동네
- 홍난파 작곡, 이원수 작사 -

"타임머신을 타고 싶으세요?"

"과거로 갈까요, 미래로 갈까요?"

"오래된 미래로 오십시오!"

히말라야 산동네 '라다크'에는 이미 〈오래 된 미래(Hellena N.H.作)〉가 존재하고 있었다.

세계적으로 가장 유명한 장수촌 '훈자' 역시 그 자체가 과거이며 또한 미래였다. 그 순진한 자연환경과 의식주 방식이 우리들의 과거이며, 그곳 '백세인들'의 표정과 삶의 모양이 미래다. 인간들의 미래는 이미 오래 전부터 그 곳에 있었다. 그 곳은 저기 '잃어버린 지평선' 너머에 그냥 가만히 있었다.

"인샬라(신의 뜻대로)!"

힌두꾸시(7690m)와 카라코람 산맥(카알라스, 라다크, 뮤즈타크, 3줄기, 8000m급 고봉)을 넘으면 저절로 나오는 탄성과 함께 온통 천지가 눈산(snow white mountains)으로 둘러싸인 궁벽한 산동네를 만날 수 있다. 사람들은 파키스탄과 네팔 국

오래 된
미래!
인샬라!

15

경지대에 있는 알리아바드, 가네슈, 칼리마바드 같은 마을들을 훈자라고 부른다.

007의 스파이 제1대 제임스 본드 역으로 나타난 숀 코네리와 아카데미 영화상에 빛나는 마이클 케인이 주연한 〈카프리스탄〉영화에서 그들이 도착한 곳은 바로 히말라야 속에 숨어 있던 훈자왕국이었다.

1920년대 인도국립영양연구소장이었던 영국인 의사 마카리슨 박사는 세계 최장수 마을인 훈자에 관심이 많았다. 대다수가 100세까지 살며, 영양학적으로 보면 형편없어 보이는 그들의 음식에 불가사의한 흥미와 의문을 느꼈다.

그는 수 백 마리의 쥐를 세 그룹으로 나누어 실험하였다. 제1군에는 훈자 음식을 주고, 제2군에는 인도 음식, 제3군에는 영국 음식을 주면서 사육시켰다. 그 결과는 세상을 깜짝 놀라게 하였다. 인간 나이로 70, 80에 해당되는 쥐들 중에 제1군 훈자 음식 쥐들에서는 아무런 질병도 발생하지 않았다. 제2군 인도 음식 쥐들은 반 정도가 탈모와 피부염, 간염, 위장염 등에 걸렸다. 이것은 주로 흰 빵과 버터, 햄, 소시지 등을 먹게 한 제3군 영국 음식 쥐들이 모두 병들어 죽은 다음의 일이었다.

당시, 훈자인들은 평균 사망연령이 일백 세가 넘었고, 남자는 90세, 여자는 70세까지 임신이 가능하다는 소문이 문명세계로 타전되었다. 이러한 실험과 조사 결과는 기세등등하던 제국주의 본토 지식인들에게 놀라운 열등감을 부여하는 빅 뉴스였다.

그러나 실은 백세장수 도원향(桃園鄕) 훈자의 정경은 그보다도 훨씬 수 백 년 전에 이미 세상에 알려져 있었다.

토마스 모어(Sir Thomas More 1478~1535)는 변호사와 국회의원을 거쳐 입법부의 최고 수장(首長)인 대법관이 되었으나, 왕과 종교의 희생양으로 런던탑에 감금되었다가 반역죄로 사형된다. 그는 산업혁명과 종교개혁이란 시대적 배경에 염증을 느끼며 참아내기 어려운 세월을 누적하지만 〈유토피아〉라는 거룩하고도 영원한 명품세계를 세상에 알려주고 하직한다. 그 배경이 바로 세상 끝에 존재하는 땅(stan) 훈자라는 사실이다.

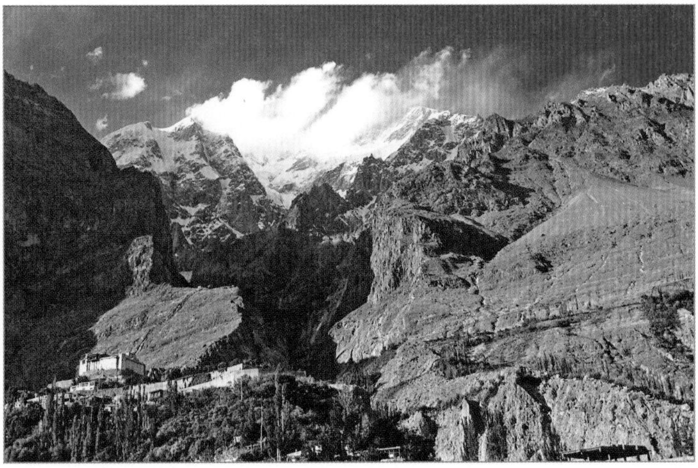

▲ 백세장수 도원향 훈자의 정경(photo by 임성묵)

그 이후 제임스 힐튼은 〈잃어버린 지평선(The Lost Horizon)〉 이라는 베스트셀러로 훈자를 또 한 번 세상에 알린다.

"1930년 영국 영사 콘웨이는 히말라야 산맥 너머로 사라진다. 그들이 도착한 곳은 불가사의의 선경(仙境) '샹그릴라(Shangrila)' 라는 사철 복숭아꽃 살구꽃이 만발하는 낙원이었다."

〈잃어버린 지평선〉을 읽은 독자들은 인간의 영원한 동경과 삶의 조건에 관한 진지한 물음 속으로 빠져들며, 평생 잊을 수 없는 강렬한 여운을 갖게 된다. 동양에서는 훈자가 그보다 좀더 빨리 알려져 있었다. 중국 동진(東晋)의 시성 도연명(陶淵明, 365~427)은 〈무릉도원(武陵桃源)〉이라는 복숭아꽃 살구꽃으로 잘 차려진 훈자를 노래한다.

우리나라에서도 세종(1419~1450)과 문종과 안평대군은 이미 훈자의 배경을 잘 알고 있었다. 안견의 〈몽유도원도〉가 바로 그곳이다.

저자 역시 어릴 적부터 무슬림의(=parki) 땅(=stan), 그 후미진 골짜기를 조금

훈자인의 장수비결은 좋은 공기와 깨끗한 물, 살구와 복숭아, 호두 등을 많이 먹는 것이다.

연대	소개자	소개 내용
서기 420년	도연명	〈도화원기〉라는 서사시에서 〈무릉도원〉이라는 전설적인 무병장수 이상향을 그려냄.
1450년	안평대군, 안견	〈몽유도원도〉 : 복숭아꽃 살구꽃 핀 이상향 훈자를 수묵화로 잘 표현함.
1530년	토마스모어	〈유토피아〉 : 훈자를 자연과 인간이 하나 되는 이상향으로 제시함.
1920년	마카리손	훈자음식과 인도음식, 영국음식을 실험하여 훈자음식의 우수성을 알림.
1930년	제임스 힐튼	〈잃어버린 지평선〉이라는 소설 속에 훈자를 '샹그릴라'라는 이상향으로 소개함.
1960년	영화 〈카프리스탄〉	두 남자 주인공이 갖은 고난을 뚫고 겨우 훈자에 도착하여 천국 세상을 경험함.

(자료: Seoulml.co.kr)

은 알고 있었던 것 같다. 근면절약의 모범이셨던 외할아버지께서는 생전에 수백 통의 편지를 남겨 주셨다. 그 편지 속의 天은 '텬'으로, 地는 '쌍'으로 표기하신다. 그것이 변하여 '땅'으로 쓰여지고 있으나, 원래 우리도 그들처럼 더 오랫동안 쌍(stan)이었던 것이다. 결국 고향 땅을 사랑하고 부모에게 효도하고 근면절약하면 무병장수한다는 말씀이었던 것 같다. 그것은 우리 할아버지들의 삶의 방식이었고 훈자(stan)의 방식이기도 했던 것이다.

훈자인들에게 장수의 비결을 물으면,

"아, 우리는 언제나 훈자 방식으로 살아온 것뿐이야."라고 했다. 그 훈자 방법이란 대단한 것이 아니었다. 좋은 공기와 깨끗한 물, 그리고 살구와 복숭아, 체리, 호두 등을 많이 먹는 것이다. 특히 살구 씨는 훈자음식의 대명사다. 과학자들의 분석처럼 살구 씨에 불포화지방산과 필수지방산이 많다는 것을 알아내어 그렇게 했던 것은 결코 아니다. 그들은 달리 먹을 만한 것이 없었다. 살구 씨까지라도 어렵게 발라내 시고 쓰고 맛없는 그것을 고맙고 소중한 음식으로 받아들여야만 했다. 그곳은 사방이 깎아지른 바위 투성이라 척박한 땅에서도 잘 견디는 살구와 복숭아를 심을 수밖에 없었다.

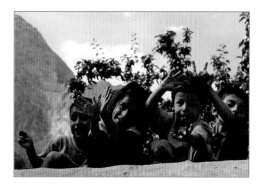

▲ 훈자인의 생활은 우리 인류의 미래 방식이어야 한다.(photo by 임성묵)

그것을 잘 말리고 저장하여, 추운 겨울에도 두고두고 먹어야 했던 것이다. 농사가 거의 없으니 겨우 풀이나 뜯어먹는 염소와 양 등 가축을 방목하여 우유와 고기를 얻을 수 있었다. 아까운 우유를 보관해두었다가 겨울철에도 먹을 수 있도록 만든 것이 그들의 요구르트와 치즈였다. 곡식은 너무나도 귀한 것이어서, 껍질째로 통으로 갈아서 소금과 함께 요구르트에 타 조금씩 마셨다. 주식이라는 개념은 거의 없고, 어느 한 가지도 풍부하게 얻을 수가 없었다. 단지 이것저것 골고루 고마워하며 아껴 먹어야 했다.

  그것이 그들 백세인의 근본이었고 그것이 앞으로 우리 인류의 이미 '오래된 미래'의 방식이어야 한다. (현재의 훈자에는 슈퍼마켓이 생기고, 이제 그곳은 옛날의 훈자가 아니다.)

장수마을엔 주식의 개념이 없다.

암은 없다! Topic

젊고 건강하게 살기 위한 10가지 수칙

1. 금연
2. 절주
3. 40세 이후 매년 건강검진
4. 만성성인병 관리 · 치료
5. 알맞은 식사(전통 한식)

6. 적절한 활동 및 운동
7. 예방접종
8. 규칙적인 성생활
9. 독서 등 꾸준한 두뇌활동
10. 스트레스 해소법 실천

(자료: 서울대병원 가정의학과)

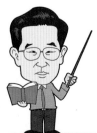

장수식단 VS 방해되는 식단

장수에 좋은 식단		장수에 방해되는 식단
맑은 물을 매일 8 ~ 12잔 마신다	물	맑은 물을 별로 마시지 않는다
매일 같은 시간에 일정량을 먹는다	식사 시간	식사시간과 식사량의 변화가 크다
주식은 조금 먹고 반찬을 골고루 먹는다	주 / 부식	주식을 주로 많이 먹고 반찬은 대충 먹는다
매일 한두 잔씩 마신다	우유 / 두유	관심이 없거나 좋아하지 않는다
매일 종합비타민 1알 정도 먹는다	비타민	비타민에 관심이 없거나 또는 너무 많이 먹는다
적당하거나 약간 싱거운 정도	소 금	짜거나 진한 맛을 선호한다
김, 미역 등을 거의 매일 먹는다	해조류	먹거나 말거나 상관이 없다
잡곡밥을 자주 즐긴다	잡곡밥	잡곡밥에 관심도 기호도 없다
나물과 야채, 과일을 자주 먹는다	과일 & 야채	과일, 야채, 나물 섭취량이 부족하다
매번 오래 꼭꼭 씹어 삼킨다	먹는 습관	대충 씹고 얼른 삼킨다
당지수가 높은 탄수화물을 줄인다	음식 선택	당지수가 높든 말든 상관 안 한다
술, 담배, 음료수 등을 피한다	기호식품	음주, 흡연을 참지 못한다
약물보다 식이요법을 선호한다	약 물	몸에 좋다면 무조건 먹고 싶어한다
전통음식과 과일을 즐긴다	전통음식	새롭고 진한 맛을 좋아한다

(Ref: Seoul Medical lab. conference)

적도 고원
에콰도르 **빌카밤바**

山은 천연의 대사원이요, 山은 모든 자연의 시초요, 종말이라.
- J. 러스킨 -

그들은 엘도라도(El Dorado)의 영웅이 되고 싶었다.

이베리아(Iberia)반도는 수백 년 동안 무어족(Moors)의 침략과 지배를 받았다. 그러한 억압 속에서 기독교 백인기사가 유색인 이교도를 쫓아내고 민족을 구한다는 전설은 고귀하고도 충성스러운 절대선(絶對善)이었다. 1473년 인쇄기가 도입되면서 바로 그 〈백인기사 Tirant Lo Blanch 아마디스〉의 이야기는 책으로 만들어져 누구나 읽을 수 있게 되었다. 그 책의 내용은 한때 중세 기독교 왕국의 지도에 존재했던 마법의 땅을 찾아나서는 백인기사의 영웅담으로 끝난다. 이러한 사고방식은 1500년대 스페인 사람들의 세계관이었고, 이것이 후에 신세계 남아메리카를 정복해야 된다는 참신한 원동력이 되었던 것이다. 가는 곳마다 원주민들을 붙잡고, 그들이 소문으로 익히 알고 있던 신비의 땅, 사람들은 모두 백 살까지 살고 집이 모두 황금으로 되어 있다는 꿈의 도시 엘도라도의 위치를 알아내려고 애를 썼다.

쿠바 총독 디에고 벨라스케스(Diego Velazquez)는 에르난도 코르테스(Hernando

인간들은 백 살까지 살 수 있는 곳을 갈망한다.

Cortes)를 북쪽으로 보냈다.

그들은 스스로가 자신들이 탐독했던 소설속의 주인공, 〈착한 아마디스 기사〉라고 생각했다. 아즈텍의 통치자 몬테수마는 엄청나고 호화로운 선물을 들고 코르테스 일행을 맞이했다. 그들은 텍스코코(Tex coco) 호수 속에 떠 있는 아즈텍의 수도 테노치티틀란을 접수하고 너무나 놀랐다. 물 위로 솟아오른 탑과 신전을 바라보며, 그것은 틀림없이 〈아마디스 이야기〉에 나오는 바로 그 '마법의 성'이며 모두 백 살까지 살 수 있는 곳임을 의심하지 않고 당당하게 정복해버린다.

한편, 남쪽으로는 피사로(Francisco Pizarro)형제와 그의 부하들 180명이 말 37마리를 이끌고 또 다른 선경 엘도라도를 찾아나선다. 그들은 거침없이 전진하여 불가사의의 땅 잉카제국의 수도 쿠스코로 입성한다. 잉카의 왕 아타우알파는 화려한 새의 깃털(캐찰코아틀)로 한껏 치장한 가마를 타고, 금과 은이 가득 담긴 선물과 수행원 5000명을 대동하고 나타나 피사로와 함께 식사를

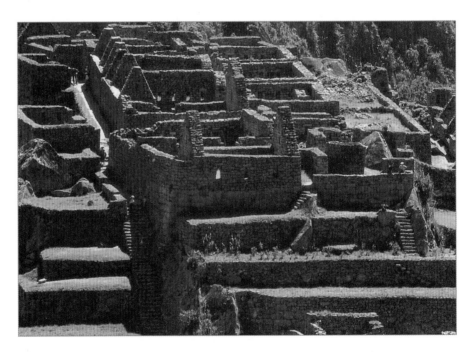

▶ 불가사의의 도시 '마추피추'

나누자고 하였으나, 바로 그 앞에서 도미니크회 수도사 벨바르데(Vicente de velvarde)는 공식정복문서를 큰소리로 읽어내려 갔다. 자신들의 신세계 정복은 정당하며 명예로운 과업이라는 내용이었다. 아타우알파는 즉시 포로가 되었고, 피사로는 가로 6.7m, 세로 5.2m의 방에 높이 2.7m까지 황금을 쌓아놓으라고 발악하며, 왕과 잉카인들을 몰살해 버린다.

피사로와 그의 부하들은 계속 밀림을 점령하며 황금집에 백 살까지 산다는 진정한 엘도라도를 찾아 헤매다가 결국은 밀림에 갇혀 지리멸렬하게 된다.

이 난리 속에서도 대재앙을 모면하고 전설처럼 전해지는

신비의 장수마을 '빌카밤바'는 숨어 있었다. 그곳은 아주 먼 밀림의 끝, 아마존 강이 시작되는 산맥의 깊은 골짜기에 있는 새까만 산촌이었다.

피사로를 따라다니던 안토니오 로메로의 아들인 니콜라스 로메로는 아버지의 유언을 받들어 기어이 그 빌카밤바를 발견하게 된다. 전해오는 이야기에 의하면 빌카밤바에서는 모두 100살까지 살며, 130살이나 140살 되는 노인들도 많다는 것이었다. 그들은 신령한 산맥의 자손으로 그 위대한 산에서 내려오는 빙하 녹은 물을 마심으로써 무병장수 할 수 있다고 주장하였다. 니콜라스 로메로가 아주 어렵게 빌카밤바에 도착하여 보니, 과연 백세 노인들이 수도 없이 많았다. 로메로 일가도 결국 빌카밤바에 남아 살기로 결정한다. 그곳은 적도 부근인데도 불구하고 밀림도 없었고, 벌레도 없고, 공기가 청명하고 바로 그 빙하수는 놀랍도록 맛있는 물이었다.

사람들은 빌카밤바를 꿈속의 낙원으로 여기게 되었다. 그곳에 살았던 로메로의 후손들은 다른 이주민들보다는 정말 장수를 누릴 수 있었고, 로메로 가문에서 유력한 정치인과 유명한 신부(神父)가 나오기도 하였으나, 그 누구도 실제로 100세를 넘겼다는 기록은 없었다.

사람들은 신령한 산맥의 정기를 받으면 100살까지 살 수 있다고 믿기도 한다.

발견과 탐험의 시대, 신대륙의 이상향	
엘도라도	에스파냐인들이 남아메리카 밀림 속 아마존 강변에 있을 것으로 믿었던 황금도시. 모든 건물과 물건들이 황금으로 되어 있다고 전해짐.
아마존	아마존 강 중류 밀림지대에 여성전사들이 다스리는 여성제국. 남자들을 잡아 임신한 후 처형하고 여아들만을 성장시킨다는 곳.
빌카밤바	인간들이 백세 이상 건강하게 산다는 이상도시. 질병이 없고, 물과 공기가 특별하고 온갖 먹을거리가 풍부한 곳이라고 전해짐.
카르하테나	이탈리아 노예상인 프란체스코 카를레티의 책에 소개될 정도로 유명하고 괴상한 도시. 아주 큰 개구리와 두꺼비가 많다는 곳.
마노아	영국 탐험가 월터롤리경 여행기에 기록됨. '에와이포노마' 라는 얼굴이 가슴에 달린 거인들의 석조건물 도시. 모든 것이 풍부한 곳.

(자료: 아사벨고댕, 《아마존의 위대한 탐험과 사랑》)

훗날에 자세히 조사해보니 빌카밤바에서는 다른 곳보다 특별하게 노인들이 더욱 나이대접을 받을 수 있는 미풍양속이 있었다. 옛날에는 나이를 확증할 기록도 없었고, 나이가 많을수록 더욱 대접을 받을 수 있었으므로 노인들이 자꾸만 자신의 나이를 올려도 그것은 부끄러운 거짓말이 아니고 예사로운 풍습 정도의 일이었다.

스페인 사람들도 그곳의 관습에 따라 일단 70세만 넘으면 일 년에 두 살 또는 세 살을 더 먹기도 하고, 새해와 생일날에 한 살씩 더 올리기도 했다. 그 후로 장수촌은 관광상품이 되었고, 그곳 노인들은 나이가 더욱더 올라갔다.

1970년과 1978년 두 차례에 걸쳐 빌카밤바를 답사 관찰한 미국노인학회 학술조사단장 메이져(Harrison Mazor) 교수는 그 실태를 발표하였다. 100세 장수자들의 실상은 모두 100세 이하이며, 그곳 백세인들의 진짜 나이는 75세에서 96세 사이였고, 평균은 86세였다. 관습과 관광가치에 의해서 나이를 올리는 '노인들의 허영심'이 확인되었고, 백세인 없음이 증명되기는 하였으나, 그

노인들은 나이 대접을 받고 싶어한다.

당시의 다른 도시와는 비할 수 없을 정도로 빌카밤바에 장수인이 훨씬 더 많았다는 사실은 아주 틀린 말이 아니었다.

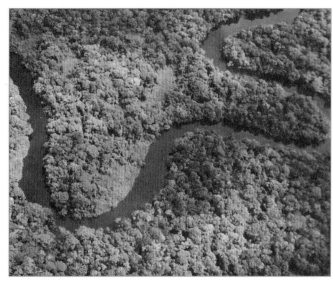

빌카밤바의 사례는 비록 진정한 백세 장수마을의 실재는 아닐지 모르지만, 자신들의 나이가 많아져도 행복하고, 오래 사는 것이 유리하다는 의식 자체가 장수에 도움이 될 수 있다는 것이다. 음식이나 환경뿐 아니라 사고방식

▲ 아마존 밀림 속에는 신비한 전설과 이상한 도시들이 숨어 있다고 전해진다.

과 의식이 수명연장의 요소로 작용할 수 있다는 내용이었다.

| 앎은 없다! Topic | 몇 살부터 노년이라고 생각하는가? | (1974년 4300명 면접조사, 2000년 3000명 전화조사, 2010년 4900명 전화조사) |

조사대상 나이	노년이 시작된다고 생각하는 연령 (세)		
	1974년	2000년	2010년
18 ~ 22세	61	47	46
23 ~ 35세	63	55	54
36 ~48세	64	62	63
49 ~ 61세	64	66	69
62 ~ 74세	64	69	70
75 ~ 87세	65	71	74

(자료: 미국 국제장수센터)

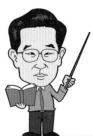

지중해인 VS 유럽도시인의 서로 다른 생활방식

지중 해식		유 럽 도시식
도정 안 된 전곡을 조금씩 갈아 먹는다	곡 류	잘 도정된 곡물, 가루음식을 먹는다
불포화지방산(올리브유)을 많이 먹는다	유지류	포화지방산(버터, 마가린)을 먹는다
적포도주를 식사 중 반주로 한다	포도주	포도주나 다른 독주를 여흥으로 즐긴다
콩을 주식처럼 많이 먹는다	콩 류	콩을 부식으로 가끔 먹는다
매일 색색 과일을 자주 많이 먹는다	과 일	매일 자주 먹지는 않는다
매일 여러 번 생우유 낙농제품을 즐긴다	우 유	가공제품을 반찬과 안주로 먹는다
이웃을 가족처럼 친하게 지낸다	이 웃	이웃 사람들을 잘 알지 못한다
낙농, 어업, 과수재배	주요 직업	공업, 농업, 서비스업
탈라세미아(Thalassemia 용혈성빈혈)	잘 걸리는 병	암, 동맥경화, 뇌혈관장애
주로 바위섬이므로 농토와 초지가 멀어, 멀리 자주 걸어야 한다	걷 기	평탄한 길을 마차나 차를 타고 다닌다
남지중해의 밝은 햇빛과 맑은 하늘	햇 빛	하늘이 어둡고 흐린 날이 많다
의복 색깔이 밝고 다채롭다	의 복	의복 색깔이 진하고 단조롭다
실내가 밝고 훤하다	집 안	실내가 어둡고 칙칙하다

(Ref: Invited Authors Conference)

지중해의 보석
사르데니아와 크레타

두 가지가 그대의 생명을 길게 한다.
정교한 마음과 사랑하는 아내다.
Two things do prolong your life,
a quiet heart and loving wife.
-〈 영국 〉-

마르코 폴로가 〈동방견문록〉을 씀으로써 중국의 도자기와 동양의 음식이 유럽을 휩쓸게 된다. 지금까지도 이탈리아 반도를 풍미하는 스파게티와 마카로니, 파스타의 인기는 실상 중국의 국수요리가 유럽에 전해져 발달된 것이라고 한다. 하지만 지중해상에 자리 잡고 있는 사르데니아 (Sardengna)에 가면 그런 건 통하지 않는다. 사르데냐인들은 조상 대대로 내려오는 그들 자신의 음식을 고집하며 산다.

그곳은 실제 학술적으로 조사된 세계 최장수 마을로 인정을 받는 곳이다. 〈기네스북〉에서 2001년 세계 최고령자로 공인된 안토니오 토네 씨(2001년 사망 124세)와 115세인 지오반니 프라우 씨 등이 바로 사르데냐인이다. 세계 최고령자 40명 가운데 13%가 사르데니아에 살고 있다. 2000년 조사에서는 229명의 백세인이 그곳에 실제로 살고 있다고 발표되었다. 그들에게 장수의 비결을 물으면, 너나없이 똑같은 대답을 한다.

"조상(유전자)과 하늘(맑은 공기)과 음식(찬란한 색깔) 덕분"이라고.

사르데니아는 학술적으로 인정된 최장수 마을이다.

사르데냐인들이 100살까지 살 가능성은 다른 선진국 사람들의 약 2배다. 이곳 인구 10만 명당 14명이 백세인인데 비해, 다른 선진국 평균은 약 6 ~ 7명에 불과하다. 사르데냐인들은 모두가 철저한 가톨릭신자로서 그들의 세례증명서에 출생기록이 정확하게 남아있고, 유전적인 동질성이 매우 높아서 세계 각국의 노화연구학자들에게 유용한 자료를 제공하고 있다.

한국을 비롯한 다른 나라 사람들은 자신이 70세가 되면, 이제 노인이라서 미래에 희망을 갖기 어렵다고 생각하는 경향이 있으나, 사르데냐인들은 70세가 되면 아직도 30년은 충분히 남아 있다고 진실로 믿으며 알찬 미래를 설계한다. 더욱 특이한 관심거리는 다른 장수촌과 달리 남성 장수인이 특별히 많다는 사실이다. 백세인의 남녀 비율이 1:1 정도로, 다른 선진국의 1:5에 비하여 남성이 월등하게 오래 사는 지역이다. 이탈리아에서도 유일하게 남성 평균수명(87세)이 여성(82세)보다 더 긴 곳이다. 어떻게 이처럼 남성이 더 오래 사는 곳이 되었을까?

사르데니아는 육지와는 외떨어진 민둥산 바위섬으로 곡식농사가 거의 불가능한 곳이다. 척박한 환경에서 살아남기 위해서 남자들은 새벽 일찍 일어나 열심히 일하는 버릇이 있었다. 하루에도 여러 번 바위 산길을 돌아 수십 킬로씩을 걸어서 돌아다니기도 한다. 여자들도 열심히 일하지만, 남자들은 주로 목축업에 종사하며 척박한 환경에서 거칠게 더 많

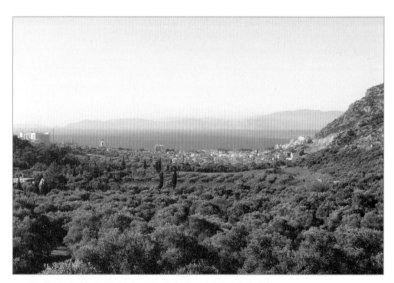

▲ 지중해인들의 장수비결은 올리브유를 많이 먹는 것과 무관하지 않다.(photo by 임성묵)

은 일을 해야 했으므로 남성들이 더 오래 살게 되었을 것으로 판단되었다.

그들의 음식은 올리브기름과 적 포도주를 대표로 하는 소위 '지중해식 식단'이다. 우유, 치즈, 양고기를 즐겨 먹는다. 생선도 많이 먹지만 일본인들보다는 덜 먹는 편이다. '카라자우'라고 하는 마른 빵은 가끔 조금씩 먹는 정도로 그친다. 이탈리아 본토인들은 독주를 즐겨 마시지만, 사르데냐인들은 적포도주를 더 좋아한다. 그러나 취할 정도로 마시는 법은 없고 식사의 한 요소(飯酒:반찬술)로 식사 때 그저 한 잔을 여러 번 나누어 음식과 함께 먹을 뿐이다. 그 적포도주 습관은 심장과 혈관질환 발생률을 본토인의 절반 이하로 떨어뜨리게 한다. 적포도주에는 레스베라트롤과 퀘세인, 플라보노이드와 라이코펜과 같은 항산화물질들이 많이 들어 있어 암을 예방하고 면역세포를 강화하며 노화를 방지하는 효과가 있는 것으로 확인되었다.

또한 적포도주는 '**프렌치 파라독스**(French paradox)'를 만든 주원인으로서도 유명하다. 프랑스인들은 영국이나 미국인에 비해 육류와 기름기를 더 많이 먹는데도 불구하고, 심장병이 그들보다 훨씬 적다는 내용을 말하는 것이다. 프랑스인은 영국과 미국에서는 별로 쓰지 않는 적포도주를 식사의 일부분으로 마심으로써 혈관의 노폐물을 세척하고 신축성을 높여주는 것으로 판명되고 있다.

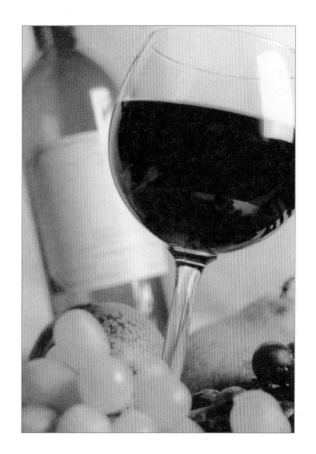

▲ 지중해식 식단에서 빼놓을 수 없는 것이 적포도주다.

적포도주는 혈관의 노폐물을 세척한다.

지중해식 식사의 특징
1. 불포화지방산(올리브유, 카놀라유, 생선, 씨앗, 견과류)를 많이 먹는다.
2. 포화지방(육가공식품)을 적게 먹는다.
3. 식사 때 적포도주를 적절하게 마신다.
4. 콩을 많이 먹는다.
5. 과일 섭취량이 매우 많다.
6. 우유, 낙농제품을 많이 먹는다.
7. 도정이나 가공되지 않은 전곡을 조금씩 먹는다.

(자료: 《NATIONAL GEOGRAPHIC》)

올리브유는 불포화지방산과 필수지방산을 다량 함유하고 있어 혈관의 콜레스테롤을 세정하고 젊음을 유지시키는 효능이 있음은 이미 오래 전부터 확인된 바 있다.

사르데니아는 훈자나 빌카밤바처럼 소문으로만 전해오는 장수 지역이 아니다. 확실한 출생증명서를 갖고 삶의 과정이 추적 확인되는 곳이다. 이곳은 지중해성빈혈(Thalassemia)이나 효소 결핍증 같은 유전성 질환이 상대적으로 높은 특성을 갖고 있는데도 불구하고, 그것은 그들의 장수에 부정적인 영향을 미치지 못하였다. 그러므로 현재 세계 각국의 장수학자들은 그러한 유전병적 소인이 오히려 장수현상과 어떤 관련이 있는가를 연구 중에 있다.

크레타(Kreta) 역시 지중해에 있는 좀더 작고 더 척박하고 황량한 바위섬이지만 전 유럽에서 두 번째로 장수인이 많은 지역이다. 지난 역사시대에는 소위 '에게문명'과 '크레타문명'을 찬란하게 조명하던 곳이다. 이곳 역시 사르데니아처럼 주민 대부분이 목축업과 어업에 종사하며 부지런히 살고 있다. 주식의 개념이 별로 없고 제철음식을 그때그때 먹는다. 유전적인 질병은 많지 않고, 삶의 자긍과 적극적인 기질은 사르데니아보다 훨씬 더 강한 성향을 갖고 있다.

이 두 섬나라에서 우리가 배울 수 있는 것은 그저 옛날의 우리 조상들과 같은 삶의 방식을 한 번 더 확인해 볼 뿐이다. 매사에 즐겁고 골고루 먹고 가공식품을 피하고 자연식품을 즐기며, 서로 우애하며 유쾌하고 부지런하게 사는 것이다.

오메가-3 지방산의 치매 예방 효과

암은 없다!
Topic

1. 콩, 생선, 올리브유, 씨앗 등에 들어 있는 오메가-3 지방산은 알츠하이머병의 예방 치료 효과가 높다.

2. 쥐 실험에서 오메가-3 지방산이 부족한 쥐들은 뇌의 신경전달 시냅스 손상이 90% 더 높았다.

3. 기억력 테스트에서도 오메가-3 지방산을 충분히 섭취한 쥐들이 절반 이하의 시간에 미로를 통과하였다.

4. 알츠하이머병은 산화작용을 통하여 뇌의 오메가-3 지방산을 고갈시키므로 이것을 충분히 공급하면 산화작용을 지연 해소할 수 있다.

(자료: 《FOODS THAT FIGHT PAIN》)

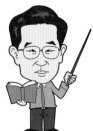

자밀 VS 신장성의 장수조건

우즈베키스탄 장수마을(자밀)		중국 내륙 신장성 장수마을
해발 500 – 1500m 고원분지에 산다 오염 없는 맑은 공기 풍부한 햇빛, 건조한 날씨 해뜨기 전 일어나고, 해가 지면 곧 잔다 자연에 순응하는 삶을 산다	생활환경	지구의 전 육지 중 바다에서 가장 멀다 비가 적고 매우 건조하다 높은 산, 빙하 녹은 물을 마신다 낮과 밤 온도차가 크다 맑은 공기, 풍부한 햇빛
중노동으로 많이 걷고 일한다 기억력과 시력이 좋고 두뇌 활동이 활발하다 비만하지 않으며 정상혈압을 유지한다	신체조건	동·서양 혼혈인의 장점이 있다 키 크고 건장한 사람들이 많다 선조 유목민 삶의 장점을 가진다 열악한 환경을 이겨낸 자손들이다
경건하고 믿음이 강한 종교생활을 한다 철저하게 규칙적이며 계획적이다 남에게 베푸는 것을 좋아한다 가족 간의 유대감이 단단하다 노인이 존경을 받고 자부심이 강하다	생활태도	부모와 연장자에 지극한 효도 대가족제도, 이혼과 재혼에 관대 종교(이슬람)에 대한 절대적 믿음 규칙적인 기도의 운동효과와 안식 기도 전 청결습관
음식을 조금씩 자주 먹는다 채소, 과일, 물을 많이 먹는다 요구르트 등 발효식품을 많이 먹는다 식물성 기름을 많이 사용한다	식생활	세계 최고의 과일 섭취량 요구르트의 식생활 습관 시계처럼 규칙적인 식사시간 금주, 금연, 기호식품 절대 사절

(자료: 《Living on the Earth》)

유산균의 원조
우즈베키스탄 자밀

바람은 동양으로부터 불어온다.
– A. 토인비 –

절세가인(佳人) 양귀비가 흠모하던 인물 중에 고선지(高仙芝) 장
군이 있었다. 그는 고구려가 멸망한 뒤 당나라로 끌려가 망국의 유민으로 서
러운 소년시절을 보냈으나, 약관 20세 때 벌써 장군의 지위에 올라 뛰어난
능력을 과시하며 양귀비의 눈에 띄게 된다.

이 당시 세 차례의 서역 정벌에 실패한 당나라는 한족이 아닌 동이족 고구
려인 고선지에게 서역 정벌 임무를 맡긴다. 서기 747년 파미르고원(4600m)을
넘어 사마르칸트지역 기르기트와 우즈베키스탄을 점령하고 네 차례의 서역
원정에 성공함으로써 명실공히 그는 동서양을 연결하는 실크로드를 확고히
하여 세계사에 큰 획을 긋는다.

또, 서기 751년에 사라센연합군 30만 명과 대치하던 고선지의 당나라 군
사 7만 명은 실크로드 전쟁사에서 가장 유명한 '탈라스전투'를 치르게 된다.
비록 수적으로는 열세였으나 전투 지휘능력이 뛰어난 고선지는 거의 확실한
승세를 쥐고 있었다. 그러나 당나라 연합군과 함께 참전했던 돌궐계 카를루

크족의 반역으로 고선지는 수많은 포로를 빼앗기고 패장이 되어 귀환하게
된다. 그 후 안록산의 난과 양귀비의 변심으로 고선지는 어이없이 죽음을 맞
이한다.

탈라스전투는 인류문화사에 매우 중대한 의미를 갖는다.

이 전투의 패배로 중국은 중앙아시아를 이슬람권에 내주게 되었으며, 이때
포로가 된 중국인들을 통하여 제지술과 화약 제조술, 나침반 등이 서역에 전
파되었다. 이것은 다시 유럽까지 퍼져나가 르네상스를 이룩하는 기반이 되
었다. 종이와 인쇄술의 전래는 값싼 성경을 펴내게 함으로써 종교개혁의 불
씨를 당기게 된다.

그러나 당나라도 그냥 빼앗기기만 한 전쟁은 아니었다. 실크로드를 확립
한 것이 최대의 수확이었고, 이슬람의 채색타일기술을 중국의 채색도자기에
접목시킴으로써 세계의 부(富)를 거머쥐게 된다. 또한 알이 굵고 빛깔이 화려
한 서역 과실들을 재배할 수 있게 되고, 중국에서도 온전한 유산균 발효유 사
용이 전래되었다. 그 후로 우즈베키스탄의 유산균 발효식품은 오늘날까지도
세계에서 가장 유명한 장수식품으로 자리매김을 하고
있다.

실크로드 주변에는 세계적인 장수촌이 널려 있다. 그
곳들은 대부분 고원 분지에 자리 잡고 있으며, 문명세
계와는 격리되어온 대륙속의 섬 같은 곳들이었다.

우즈베키스탄은 파미르고원 건조지역에 있으며, 100
여 개의 민족이 공존하는 다민족국가이지만, 인구의
90% 정도가 이슬람교도로서 매우 경건하고 규칙적인
생활을 근본으로 하는 곳이다. 우즈베키스탄의 백세인

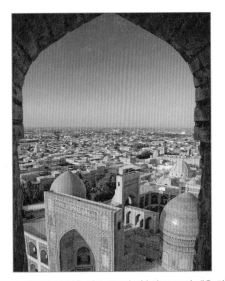

▲ 우즈베키스탄은 인구 90%가 이슬람교도로서 매우 경건하고
규칙적인 생활을 근본으로 한다.(photo by 임성묵)

들은 평생 동안 하루도 빠짐없이 매일 다섯 차례의 기도를 한다. 50번씩 허리를 숙이고, 20번씩 앉았다 일어나기를 열렬히 반복한다. 기도 전에는 반드시 얼굴과 몸, 손과 발을 깨끗이 씻어야 한다. 이러한 의식은 청결한 습관과 건강한 몸과 맑은 정신을 갖게 해줌은 물론 매일 적당한 운동효과를 누적하게 된다.

그들은 너무나도 당연스럽게 해뜨기 전에 일어나고 해가 지면 곧 잠자리에 드는 자연의 리듬이 몸에 배여 있다. 이슬람 교리에 의하여 술이나 담배, 기호식품은 전혀 생각조차도 하지 않음으로써 항상 혈색이 온화하고 표정이 밝다.

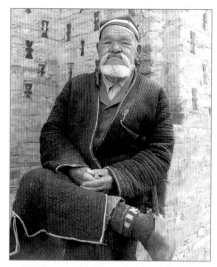

▲ 우즈베키스탄 장수인들은 자연의 리듬에 따라 생활한다.(photo by 임성묵)

우즈베키스탄에 백세인이 많은 또 하나의 이유는 보통 삼대 또는 사대가 한집에 같이 살며 노인을 지극히 봉양하므로 경제적·정신적으로 안정된 삶을 누리는 훌륭한 풍습이 있다. 보통 20명 이상의 가족이 백세 가장의 지휘로 식사 전 감사기도를 길고 진지하게 하고나서 편안하게 식사

실크로드 주변의 장수마을	
신장성	중국 최고 오지, 세계 최고 내륙, 실크로드 시작점
자밀	우즈베키스탄, 파미르고원과 텐산산맥 사이
카자흐스탄	구소련의 남서부 고원
훈자	파키스탄, 네팔, 아프가니스탄 국경지역
아브하지야	카프카즈, 우랄산맥 속 분지
아제르바이젠	카프카즈 산맥과 카스피 해 산간지역
불가리아	동유럽 실크로드의 교차점

(자료: 《실크로드/오지의 사람들》)

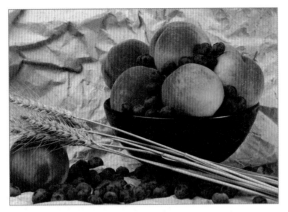
▲ 장수촌에서는 과일을 많이 먹는다.

를 즐긴다.

그들의 식탁은 유산균 덩어리라고 할 정도로 매우 시큼한 요구르트와, 글문드라는 우유 밀떡과, 오슈라는 양고기 볶음과, 야채샐러드가 주종을 이룬다. 조금씩 먹는 빵은 섬유소가 풍부한 통밀을 그대로 갈아서 만들고 요구르트에 찍어 먹는다.

중국의 최고 오지 신장성 역시 우즈베키스탄만큼이나 백세인들이 많다. 이곳은 구대륙의 최고 오지이며 세계의 모든 육지 중에서 바다로부터 가장 멀리 떨어진 산중으로 실크로드가 시작되는 곳이다. 2000년에 실시된 중국 인구조사에서 신장성에는 1541명의 백세인이 있으며, 중국 전체 백세인의 4분의 1을 차지하는 이상향으로 칭송되었다. 이곳의 1인당 평균소득은 300달러 정도지만, 평균 연령은 77세로 선진국 수준을 넘어서고 있다.

신장성 장수인의 특징은 과일 섭취량이 세계 최고라는 것이다. 해마다 1인당 130kg 정도의 과일을 소모한다. 특히 백세인들은 200kg 이상의 과일을 섭취하며, 100세인들의 직업은 대부분 과수원 경영이라는 조사 결과도 나와 있다.

그들은 살구와 복숭아, 오디, 포도, 수박, 사과 등을 많이 먹는다. 겨울에도 말린 살구와 대추를 계속 먹는다. 이렇게 하면 소금을 따로 많이 먹을 필요가 없다는 장점도 있다. 또한 요구르트도 많이 먹는다. 손님에게 대접하는 것도 요구르트다. 큰 대접으로 가득 담아주면 기쁘게 받아서 즐겁게 전부 마셔야 한다. 그들은 쇠고기와 양고기를 넣어 삶아낸 만두를 좋아한다.

과일을 충분히 먹으면 소금을 따로 먹을 필요가 없다.

이와 같은 식습관을 '최고의 장수식단'이라고 말할 수 있는 것은 세계의 다른 한 쪽에 '최악의 단명식단'이 있어서 그것을 더욱 증명하고 있다. 바로 스코틀랜드 식단이 그것이다. 스코틀랜드인들은 전형적으로 육식을 주로 먹는 데다 또 튀겨먹는다. 그래서 스코틀랜드의 심장병 발생률이 세계 최고를 기록하는 데도, 과일과 야채를 먹으려는 노력을 하지 않고 있다.

하지만 이제는 자밀과 신장성에도 문명의 그림자는 여지없이 찾아들고 있다. 장수노인은 있으나 다음 대를 이어갈 장수인은 없을 것 같다는 걱정을 하고 있다. 백세를 넘긴 할아버지, 할머니가 계시

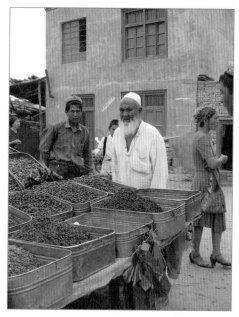

▲ 중국의 최고 오지 신장성에도 백세인이 많이 산다.
(photo by 임성묵)

지만 손자들은 술, 담배, 기호식품에 찌들기 시작했고, 아버지들은 60대에 이미 심장마비로 사망하고 있다. 문명과 편리함, 비만과 성인병, 그것들은 서로 붙어다니며 머나먼 골짜기까지 들쑤셔대고 있다.

암은 없다!
Topic

우유·요구르트는 비만을 해소한다

1. 우유를 매일 200~500cc 정도 마시는 사람은 우유를 마시지 않는 사람에 비해 비만 가능성이 절반 이하다.

2. 요구르트를 매일 한 병씩 1년 이상 마시면 비만이 정상으로 돌아올 확률이 60% 이상 된다.

3. 우유나 요구르트를 매일 먹는 사람은 그렇지 않은 사람에 비해 성인병과 치매 가능성이 현저히 낮다.

4. 그 이유는 우유나 요구르트가 체지방의 연소와 소모를 촉진하고 근육 유지에는 2배의 효과를 갖기 때문이다.

(자료: Readers digest 2008 12 발췌)

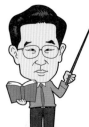

일본인의 특성 VS 한국인의 특성

일 본 인의 특성		한 국 인의 특성
곡식 섭취량이 서양인보다는 많고 다른 동양인보다는 적다	곡물 섭취	곡물 섭취에 편중되어 있다
매일 온천과 목욕을 즐긴다	목 욕	목욕보다는 샤워를 자주 한다
늘 웃는 표정이며 화내지 않는다	표 정	잘 웃지 않고 무표정이 많다
자신의 삶에 순응하는 사람이 많다	삶의 태도	삶을 개선하려는 의욕이 높다
남의 말을 조용히 듣고 천천히 웃는다	대인관계	자신의 의견에 열정이 있다
밥은 조금 먹고 상 위 반찬을 다 먹는다	음 식	밥은 다 먹지만 반찬은 남긴다
주식처럼 늘 많이 먹는다	생선과 해물	지역과 문화에 따라 차이가 많다
전 국민 교육수준이 골고루 높다	교육수준	신세대의 교육수준은 매우 높다
유럽보다 GNP가 높다	국민소득	유럽보다 GNP가 낮다
정갈하고 위생적이다	생활 환경	서구화 경향으로 빠르게 변화되고 있다
대대로 이어온 가업이 자랑스럽다	자 긍 심	창작성과 변화속도가 빠르다
접종률이 세계에서 가장 높다	예방접종	차차 관심이 높아가고 있다
북방계와 남방계가 섞여 있다	인 종 적	북방계가 더 많다

(Ref: Invited Authors Conference)

05

최장수국 일본에서도
또 최장수촌 오끼나와

나이 80이면 어린 아이에 불과하고
90세가 되어 (하늘의)부름을 받거든
100세까지 기다려 달라고 돌려보내라.
우리들은 나이가 들수록 의기가 성하고
우리는 자식들에게 기대하지도 않는다.
– 〈오끼나와 장수선언〉 中 –

일본 사람들은 식사 후 보통 "잘 먹었습니다(ごちそうさまでした).''라고
말한다. 그러나 오끼나와 사람들은 "먹어서 몸에 약이 되었습니다(くゎっち~さ
びたん).''라고 말한다.

일본의 평균 수명은 83세로 세계 최고인데, 그 중에서도 오끼나와는 백세
인구가 10만 명당 40명으로 일본에서도 가장 높은 곳이다. 오끼나와는 일본
의 다른 지역에서는 찾아볼 수 없는 의식동원(醫食同原: 먹는 것이 곧 보약이다)의
믿음이 백세인들의 절대적인 사고방식으로 되어 있다. 그들은 먹을거리를
모두 '꾸수이문(약이 되는 것)' 이라고 말한다. 항상 먹어서 몸에 약이 되는 것을
가려내서, 약이 될 만큼만 선택하여, 약이 되도록 요리하는 습관을 이르는 말
이다.

그들은 평균 수명을 늘리는 데는 별 의미를 두지 않는다. 아프거나 치매에
걸려 누워 있으면서 생명이 연장되는 것을 절대 거부하며 건강하고 인간답
게 즐겁게 살다 가는 건강백세를 추구한다. 그러므로 오끼나와는 바로 그

음식은 보약도 되고
독약도 된다.

'건강장수율' 또는 '건강나이(real age)'가 제일 높은 곳으로 세계의 주목을 받고 있다.

백세가 넘는 500여 명의 고령자들이 늘 밭농사를 하며 원기왕성하게 활동하고 있는 것으로 그 사실이 웅변되고 있다.

오끼나와에서는 노인을 공경하는 문화와 장수를 축복하는 전통이 살아 있어, 노인들에게 큰 힘이 되고 있다. 또한 일 년 내내 따뜻한 아열대성 기후로서 바깥에서 일하기가 편안하고, 그 날씨처럼 느긋하고 여유로운 풍습이 장수에 큰 몫을 하고 있다.

하지만 가장 중요한 요인은 그들의 식습관이 다른 곳과는 매우 다르다는 사실이다. 그들의 식탁에는 거의 매일 세 가지 음식이 골고루 올라오는데, 그것은 돼지고기와 두부와 고야다. 오끼나와는 일본의 다른 지역에 비해 돼지고기를 즐기는 것이 의외의 현상이다. 돼지는 버리는 것이 하나도 없다. 일본 다른 지역과는 달리 돼지의 내장과 머리, 족, 피 등이 모두 요긴하게 쓰인다. 돈육을 볶아먹거나 구워먹지 않고, 대부분 푹 삶아서 먹는다. 오랫동안 푹 삶으면 돼지고기의 좋은 영양소와 단백질은 소멸되지 않고 더욱 흡수 용이한 상태로 변하는 반면, 유해한 독소와 지방질은 많이 걸러낼 수 있게 된다. 이렇게 하여 필수아미노산을 충분히 섭취함으로써 젊음을 유지할 수 있게 되고, 지방을 줄여 혈중지질 증가를 억제하고 노화를 방지

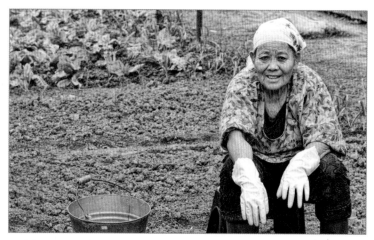

▲ 얼마나 오래 사느냐도 중요하지만 얼마나 즐겁게 사느냐가 더 중요하다.(photo by 임성묵)

오끼나와 식사 재료	음식효과
수세미, 여주	항산화, 항암효과, 비타민 공급
미역, 다시마, 김, 톳, 해조류	단백질, 칼슘, 요오드 등 미네랄 공급
자스민차	심장병 예방, 항암효과, 노화방지
곤약	위장보호, 소화력 강화
쑥, 약쑥	위장강화, 식욕증진

(자료: 《ONE HUNDRED》)

하는 것이다.

돼지고기를 즐겨 먹는 것은 우리나라 제주도를 비롯한 다른 지역 백세인 들에게도 공통적으로 확인되고 있는 내용이다.

두 번째로, 오끼나와인들은 두부를 집집마다 손수 만들어서 매끼마다 먹 는 것이다. 이것은 단백질 식품으로 신체 구조와 재료 성분이 된다. 오끼나 와는 돼지와 콩을 통하여 아시아에서는 가장 충분한 단백질을 섭 취하는 지역으로 확인된 바 있다. 그러나 콩은 지방질도 많다. 하지만 주로 리놀산과 레놀레인 지방산으로 되어 있어 오히려 콜레스테롤을 씻어내 고 혈관벽을 청소하는 효과를 나타낸다. 따라서 뇌와 심장의 혈관질환으로 사망하는 오끼나와인은 매우 드물게 된 것이다.

세 번째 식단인 어린 수세미와 고야(오끼나와 여주)를 비롯한 아열대의 색깔 좋은 녹황색 채소가 노화방지 식품이다. 보통 일본인들은 녹황색 채소 섭취 량이 하루 100g 정도인데, 오끼나와인은 한 끼에만 400g 정도의 녹황색 채소 를 먹음으로써 암이나 성인병을 낮추는 세계 제일의 식단으로 평가된다.

오끼나와에서도 또 최고의 장수촌인 '오기미 마을' 주민들

은 다른 지역에 비해 육류는 2.5배, 녹황색 채소는 3배, 콩은 1.5배 정도를

필수아미노산과 필 수지방산은 장수음 식의 필수품이다.

같은 지역이라도 음식이 바뀌면 평균 수명도 바뀐다.

더 많이 먹는 것으로 조사되었다. 반면 소금과 쌀은 아주 조금만 먹는다. 일본인은 한국인보다 밥 양이 훨씬 적기는 하지만, 그래도 쌀밥을 주로 먹기 때문에 한국인처럼 짭짤한 반찬을 찾는 경향이 있다. 그런데 오기미 마을 사람들은 쌀밥을 더욱 줄임으로써 소금까지 덩달아 줄일 수 있게 되는 좋은 현상은 본받아야 될 점이다.

결국 오끼나와인들은 두부, 해초, 삶은 고기, 생선, 야채 등을 풍부하게 섭취하고 저칼로리 식단을 선택함으로써 장수 챔피언이 된 것이다.

그러나 사실은 노인들과는 달리 그곳 젊은이들의 미래는 별로 밝지 않다. 오끼나와는 2차 대전 이후 27년간 미국의 통치를 받아왔다. 그동안 미국문화의 영향을 받은 젊은이들은 패스트푸드에 입맛이 길들여져 그들의 식습관은 조상들의 것과는 전혀 달라지고 있다. 자동차가 늘어남에 따라 운동량이 줄고, 맞벌이 부부가 늘어남에 따라 여성이 가정에서 요리하는 시간이 단축되고 있다. 전통음식보다는 인스턴트와 통조림, 외식과 가공식품을 더 많이 먹게 되면서 생활습관병(성인병)과 암의 증가율이 수명 연장 속도를 앞지르고 있다.

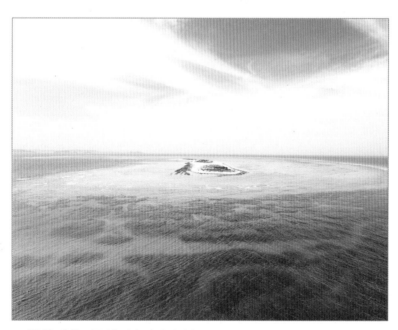

▲ 아름다운 섬에는 아름다운 사람들이 살 것 같다.(photo by 임성묵)

이렇게 된다면 오끼나와도 노인들만 오래 살고, 젊은이들은 더 빨리 도태되는 기이한 현상이 벌어지는 곳이 될 수도 있다. 여기에 우리가 알아야 할 큰 해답이 있다.

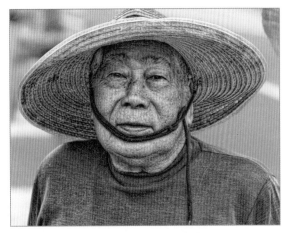

▲ 오끼나와에서는 장수를 축복하는 전통이 살아 있다.(photo by 임성묵)

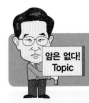

일본이 세계 최장수국이 된 이유

1. 세계에서 가장 자주 목욕하고, 목욕시간이 길고, 가장 많은 온천문화를 즐긴다.
2. 잘 웃고, 좀처럼 화내는 일이 없다.
3. 생선과 해물 섭취량이 많다.
4. 서양인보다 곡물 섭취량이 많고, 다른 동양인보다 곡물 섭취량이 적다.
5. 교육수준이 높고 국민소득도 높다.
6. 생활습관과 생활환경이 정갈하고 위생관념이 높다.
7. 자신과 가족이 하는 일에 자긍심이 높다.
8. 예방접종 수준이 세계에서 가장 높다.
9. 인종적으로 북방계와 남방계의 장점이 잘 섞여 있다.

(자료: 《Medical & Health Annual》발췌)

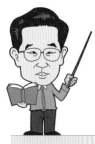

한국 백세인들의 특징

남녀 비율	남녀 비율이 1:11로 여성비율이 월등히 높다
형 제	일반 노인들에 비해 형제자매들이 더 많다
출 생 지	출생지는 대부분 농어촌이나, 노년에 도시로 나간 사람도 있다
음 식	채소 96%, 콩류 89%, 해조류 85%, 과일 81% 순으로 많이 먹음
식 습 관	규칙적인 식사가 습관화 되어 있다. 98%는 하루 3끼
흡 연	67%는 원래 흡연 없음. 22%는 금연 성공. 11%는 흡연
음 주	79%는 원래 음주 안함. 5%는 금주 성공. 16%는 음주
취 침	아침 일찍(6시) 일어나고 저녁 일찍(9시) 잠. 낮잠을 잠깐 즐김
발효식품	된장, 간장, 고추장, 쌈장 등을 거의 매일 먹음 56%
육 류	돼지고기(79%), 소고기(52%)를 즐기되 주로 삶아 먹음
정년퇴직	직업에서 손을 놓은 나이로 남자는 74세, 여자는 불분명
육체노동	집안일(46%), 마을나들이(39%), 밭&화단일(31%) 하면서 지냄
성 격	낙천적이며 인정이 많고 화내는 일이 적고 사교적임
기억력	최근 일은 기억이 적고, 옛날 추억은 많이 기억하고 있음

(자료: 서울대 장수학 연구소)

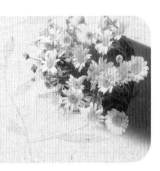

06

한국의 장수촌
산간분지와 섬지방

지자는 물을 좋아하고, 인자는 산을 좋아한다
知者樂水 仁者樂山
知者動 仁者靜 知者樂 仁者壽
– 논어 / 공자 –

머나먼 남쪽 하늘 아래 그리운 고향
사랑하는 부모형제 이 몸을 기다려
천리 타향 낯선 거리 헤매는 발길
· · · · · · · ·

이제 우리는 노래를 부를 수 있지만, 노래속의 정서는 잃어버린 지 오래다. 도시인들의 기억 속에서 잊혀지려는 고향 산골, 순창, 예천, 거창, 산청, 구례, 인제, 화천, 횡성….

그곳이야말로 진정 잊혀져서는 안 되는 산 높고 물 맑은 우리 마을, 논은 별로 없고 그저 밭이나 조금 있는 곳이었다. 그래서 사람들은 더욱 바삐 움직이며 살아간다. 일이 무서워 도시로 떠나는 젊은이들마냥 방황하는 일 없이, 그곳을 꿋꿋하게 지키며 벌처럼 부지런히 온 동네 먼 산과 들을 쏘다니는 분들이 바로 그곳의 터줏대감이시다. 어찌하여 오곡백과 풍성한 넓은 평야보다는, 산이 높고 가팔라 먹을거리가 부족한 산간 분지에 장수인들이 더 많은 것일까? 해발고도와 무슨 관계라도 있는 것일까?

1990년만 해도 장수마을은 경상도와 전라도 해안 '평야지대' 에 더 많았었다. 1995년에는 해발 200-500m '중산간지역' 의 장수도가 평야지대보다 더 높아진 것으로 나타났다. 2000년 이후 조사에서는 600-1000m '고지산간지역' 의 장수도가 매우 높게 증가되었다.

이 같은 현상은 90년대까지 평야와 도시지역이 먼저 개발되어 소득이 높아졌고 의료와 위생환경이 먼저 개선되었지만, 세월이 지남에 따라 이러한 차이가 거의 없어지게 되고, 산간지역의 장점이 더욱 크게 작용되었기 때문으로 평가된다.

그렇다면 바로 그 산간지역의 장점이란 무엇인가?

공해와 스트레스가 적고 느긋하고 자유스럽다는 장점이 있는 것일까?

사실 그런 것은 아주 작은 겉모양에 불과할 뿐이며, 실은 바로 그 가파른

▼ 고지 산간지역에 장수인이 많은 편이다.

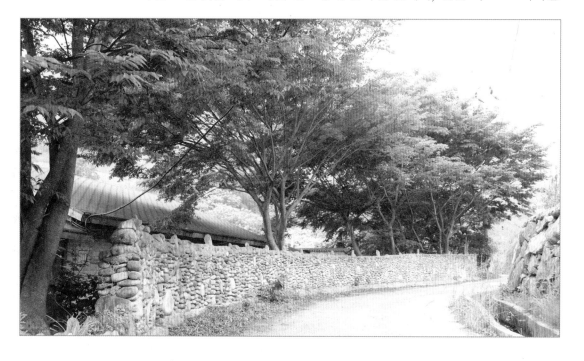

노화와 사망을 앞당기는 요인들	* ( )안은 감소되는 수명
1. 당뇨병 (7년)	6. 비만 (4년)
2. 흡연 (7년)	7. 운동부족 (3년)
3. 과음 (5년)	8. 영양과잉 · 영양부족 (3년)
4. 스트레스 (5년)	9. 고지혈증 (2년)
5. 고혈압 (4년)	10. 수면장애 (2 ~ 4년)

(자료: 서울대 가정의학과)

산간지역의 특성이 장수인을 만들어내는 것이었다.

장수촌에는 평야가 거의 없고 높은 산을 돌고 돌며 비탈진 밭들이 이어진다. 부지런한 자만이 그 밭을 지키며 농작물을 수확하고 입고 쓰고 잠잘 것을 마련하여 불편 없이 살 궁리를 할 수 있게 된다. 거친 땅일수록 더 강한 육체를 요구한다. 그 강한 육체야말로 장수의 기본 틀이 되었다.

스스로 가꾼 농작물이기에 떳떳하고 의기양양하며 부담이 없고 의심도 없이 먹을 수 있다. 자신들 스스로의 힘으로 보란 듯이 살아가며, 자식들은 그러한 부모를 공경하고, 부모는 자식들에게 하고 싶은 말을 다하는 삶이었기에 늘 낙천적이며 사교적이고 두려울 것도 없다. 가끔 우리나라 장수인들 중에는 자신이 너무 오래 살아서 자식들에게 부담이 될까 부끄러워하는 경우도 있다. 그래서 산촌의 장수인들은 대부분 의식주를 자식에게 의존하지 않고 스스로 독립하여 떳떳하게 보란 듯이 살아가고 있다. 정년 없이 계속 자기 일에 열중할 수 있는 사람은 정년퇴직하여 일자리를 잃은 사람보다 15년 이상 더 산다는 통계도 있다.

한국 백세인의 두드러진 특징 중에 또 하나는 남녀 비율이 1:11로 다른 나라에 비해 여성 비율이 월등하게 높다는 것이다. 그 중에서도 제주

장수인들은 자식에게 부담이 되지 않으려고 노력한다.

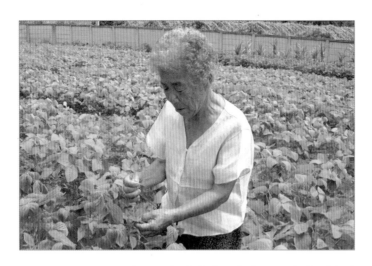

와 신안, 진도, 보성, 영광, 함평 등 남도의 섬과 해안지방에는 특히 100세 할머니들이 더 많이 살고 있다. 왜 그럴까?

100세 할아버지들이 산간지방의 노동력과 가장(家長)의 권위를 끝까지 지키며 당당하게 살아가듯, 섬지방과 해안지역

▲ 자신이 늙은 줄 모르고 일하는 자만이 진정 백세인이 될 수 있다.

의 100세 할머니들에게도 똑같이 적용되는 요소다. 제주 할머니들의 활동력과 독립심은 가히 경탄할 만하다.

제주의 85세 이상 최고령 인구는 인구 10만 명당 710명 수준으로 전국 평균의 2배에 해당된다. 그것도 고령으로 올라갈수록 여성의 비율이 더 높아진다. 제주도에서 할머니의 비율은 65세에서는 70%, 85세에서는 86%, 100세 이상에서는 99%에 이른다. 이것은 할아버지보다 할머니 수가 30배 이상이나 더 높은 수치다.

섬 여성들은 노인이 되어도 농사나 집안일을 당연하게 여긴다. 자식들로부터 대접받는 것을 불편하게 생각한다. 100살이 넘는 할머니들도 자신의 일은 자신이 챙기며, 자기 먹을 것도 자기 스스로 마련한다. 제주 사람들이 즐기는 돼지고기도 스스로 삶아서 자신의 상에 올린다. 된장과 상추, 나물과 고기를 뚝딱 먹고 금방 치우고 또 금방 일터로 나간다.

제주도에는 한 마당 안에 '안거래' 와 '박거래' 라는 것이 있다. 박거래에서는 노부모가 살고, 안거래에서는 자식들이 살며, 노인들은 힘을 다하는 한까지는 스스로의 의식주를 스스로 모두 해결한다.

다른 섬과 해안지역의 할머니들도 대동소이하다. 그분들은 젊은 시절부터 바닷가에 나가 해물을 채집하고 틈틈이 밭일도 하며, 독립적인 경제 능력을 지키며 살아온 분들이 많다. 즉 자신의 삶에 주체성과 경제적 주도권을 스스로 지키며 스스로 책임지는 강인한 분들이었다.

또 어떤 할머니들은 남편이나 아들을 바다에 내보낸 후 사별하고 혼자 살고 있는 경우도 많다. 그분들은 어려서부터 그런 일을 흔히 보고 그러한 가능성을 소화하며 굳세게 살아온 분들이었다. 최근 조사에서는 할아버지를 일찍 잃고 혼자 살아오는 할머니들이 더욱 오래 살고 있는 사례가 많이 보고되어 있다.

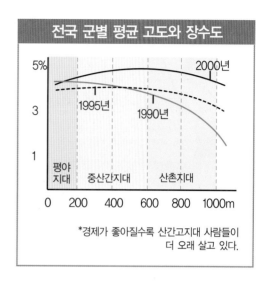

결국 장수란 환경과 음식 습관도 중요하지만 자신 스스로 삶의 주도권을 얼마나 확실하게 잡고 있는가 하는 정도가 장수로 들어가는 문(門)의 열쇠인 것 같다.(2010년에는 서울에 백세인이 가장 많은 것으로 조사되었다. 그러나 이분들 중에는 노인이 된 후 산골에서 서울 자식들 곁으로 상경한 경우가 많았다.)

암은 없다!
Topic

장수인들이 잘 걸리는 병

1. 골다공증, 골절	41.8 %		6. 심장병	9.0 %
2. 백내장	39.7 %		7. 천식 등 폐질환	8.1 %
3. 고혈압	20.6 %		8. 암	5.4 %
4. 뇌졸중	14.0 %		9. 콩팥질환	4.5 %
5. 위장병	9.9 %		10. 전립선질환	4.2 %

(자료: 일본 장수학연구소, 2008년)

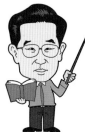

완벽주의자 VS 낙천주의자

완 벽 주 의 자		낙 천 주 의 자
잘 해야 마음이 편하다	마음가짐	마음이 편해야 잘 된다
시간을 철저하게 지킨다	시간관념	융통성이 있어 조급하지 않다
건강에 좋은 것이면 먹는다	음 식	가리지 않고 잘 먹는다
적당량을 깔끔하게 먹는다	식사량	되는 대로 맛있게 먹는다
몇몇 사람을 가려 사귄다	교우관계	대인관계가 넓고 원만하다
웃음이 적고 자주 웃지 않는다	웃 음	자연스럽게 자주 웃는다
단어 선택이 정확하다	언 어	유머가 많고 자신 있게 말한다
자기 일에 자존심을 갖는다	자긍심	일이 잘 될 것으로 믿는다
표정과 몸가짐이 단정하다	태 도	표정과 몸가짐이 편안하다
역경을 자신의 힘으로 관철해낸다	힘든 일	주위 사람들에게 알리고 상의한다
체격이 단단하고 아담하다	체 격	원만하고 관대하게 보인다
계획적 · 의식적 · 엄격함	행 위	순리적 · 자연적 · 수월함
스트레스가 생기지 않도록 노력한다	스트레스	스트레스를 별로 느끼지 않는다
암 · 뇌졸중 · 파킨슨병 · 신경증	잘 걸리는 병	당뇨병 · 통풍 · 동맥경화 · 교통사고

(Ref: Invited Authors Conference)

07

완벽주의자와
낙천주의자의 장수지수

낙천주의는 하나님에게서 왔지만
비관주의는 인간의 머릿속에서 태어났다.
– 코란 / 이슬람 –

철학자의 산책로라는 유명한 길이 있다. 옛 동프로이센의 수도 쾨니히스베르그(Koenigsberg)에 있는 조그만 마을길이다.

칸트(Immanuel Kant 1724~1804)는 귀족의 외모를 갖고 태어나 80년의 훌륭한 인생을 보냈으나 고향 밖으로 나가본 적이 없다. 그는 연미복을 걸치고 등나무 지팡이를 짚고 동네 산책로를 걸어간다. 날씨가 좋거나 흐리거나 비가 오거나 꼭 같은 시각에 같은 코스를 지나간다. 마을 사람들은 그것을 보고 잘못 맞추어진 시계바늘을 바로 잡았다. 후세에 칸트를 기념하기 위하여, 그 길을 '철학자의 보리수길'이라고 명명하였다. 칸트는 당시 나이로는 최고 장수기록을 세우며 타의 모범이 되는 완벽주의자로서의 표본적인 삶을 보냈다. 칸트 철학과 수많은 저서들, 특히 〈3大 비판서〉에서 보듯이 그가 자신의 일생을 행복하게 지냈다는 증거는 별로 없고, 정확한 언어만을 완벽하게 구사하며 빡빡한 일생을 보낸 듯하다.

타의 모범이 되는
완벽주의자는
최소한 평균 이상의
삶을 산다.

헬렌 켈러(Hellene keller 1880~1969)는 앞을 볼 수가 없었다. 미국 터스컴비아에서 태어나 2살 때 맹아가 된다. 어린 시절에 다소의 절망기가 있었지만, 그녀는 매사에 늘 희망을 갖고 자신의 영역을 무한히 넓히며 항상 즐겁게 살았다. 위트와 유머가 풍부하여 한 번 만나본 사람은 곧 친구가 되었다. 레드클리프 대학을 졸업한 후 자신의 저서를 바탕으로 유럽과 아시아 등을 순례 강연하며 세계 곳곳을 돌아다녔다. 불행한 사람들의 교육과 사회교육사업에 정열을 쏟아 당시로서는 드물게 90세까지 살며 종달새처럼 밝은 일생을 살았다. 그는 앞을 볼 수는 없었으나 낙천주의자로서의 표본적인 인생을 보냈다.

현대의 백세인들도 너나없이 마음이 평안한 사람들일 것

이라고 흔히 쉽게 말하고 있다. 하지만 사실은 그렇지 않은 경우를 자주 만나볼 수 있다. 칸트처럼 매일 매순간을 실수 없이 살아가는 장수노인들이 있다.

전남 구례에 김화유(106세) 할머니는 매일 일과가 정확하게 돌아간다. 새벽 5시에 일어나 혼자서 텃밭을 가꾼다. 매일 3끼 식사는 정확한 시각에 꼬박꼬박 찾아 먹지만 기호식품이나 약 같은 것은 절대 먹지 않는다. 매일같이 밭에 나가 일하고, 오후에 한 시간씩 낮잠을 잔다. 기상시간, 일하는 시간, 휴식시간, 청소시간, 빨래시간, 취침시간이 정확할 뿐 아니라 식사량, 활동량, 일의 종류, 일의 강도, 목욕시간도 일정하다. 백세인들 중에는 김화유 할머니처럼 규칙적이고 완벽한 일상생활의 리듬이 장수의 근본임을 증명하는 사례가 많다.

하지만 그렇지 않은 경우도 많다. 실제로 장수인들 중에는 애주가, 애연가는 물론 희귀한 습성을 가진 것으로 소문난 분들도 많다. 러시아의 대문호 톨스토이는 술과 담배를 즐겼지만 당시로선 놀라운 83세까지 건강하게 살았다.

완벽주의와 낙천주의에는 모두 장점이 있다.

52

122세 나이로 세계 최장수 기록을 세우고 1977년에 사망한 쟌 칼망 할머니(사르데니아)는 매일 포도주를 여러 잔씩 마셨다.

강원도 고성군 현내면의 박응섭(103세) 할아버지는 젊어서부터 술친구

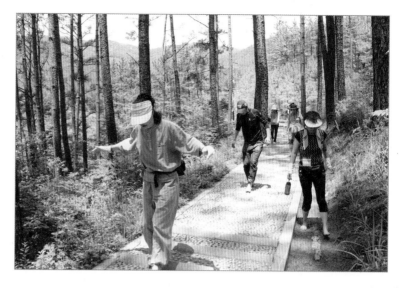

▲ 평범한 체력을 타고 난 사람들은 적절하고 규칙적인 생활을 해야 한다.

들과 술 잘 먹기로 유명하였다. 언덕길도 쉽게 오르지만 매일 2홉들이 소주를 한 병씩 마신다.

강원도 고성 죽왕면 이덕순(101세) 할머니는 매 식사 때마다 막걸리나 소주를 마시지만 집안일, 빨래, 밭일, 청소 등을 젊은 사람들보다 더 빨리 해낸다. 할머니 마음에 안 드는 일이 보이면 큰 소리로 야단치고, 하고 싶은 말도 다하고 산다.

전남 영광 이용애(109세) 할머니는 매일 담배 한 갑씩 피우고 술도 사양하는 법이 없다. 다른 어떤 할아버지는 매일 콜라를 마시거나, 어떤 할머니는 설탕을 쌓아놓고 드시는 분도 있다. 조미료나, 음료수, 드링크제를 매일 여러 번씩 드시는 분들도 계신다.

백세인의 흡연 실태	
처음부터 흡연하지 않았다	67 %
중간에 끊었다	22 %
지금도 흡연한다	11 %

백세인의 음주 실태	
처음부터 마시지 않았다	79 %
중간에 끊었다	5 %
지금도 마신다	16%

(자료: 한국, 2006, 서울대 장수연구소)

그러나 강원도 횡성군 둔내면 추영엽(99세) 할아버지는 기억력이 매우 좋아 근대사를 줄줄 외우고, 혼자서 매일 목욕을 열심히 하고, 체력단련도 하는데 그렇게 체력과 정신력이 좋은 이유는 처음부터 술, 담배를 전혀 하지 않았기 때문이라고 하신다.

백세인들을 보면 간혹 생활이 자유스럽고 술 담배도 하고 다소 이상한 습벽을 가지신 분도 있었지만, 세상 사람들이 말하는 것처럼 그렇게 유명한 술꾼이나 골초 담배꾼은 없다. 대체로 술을 마시지만 스스로 정한 양 이외에는 절대 먹지 않고, 가끔 담배도 피우지만, 실상 백세인이 담배를 피우니 특이하게 보이는 정도였지 담배 골초는 아니며, 담배를 끊으신 분들이 더 많았다.

백세인들의 음식습관이나 일상생활, 음주와 흡연 등은 그들이 살아온 과정만큼이나 다양하고 천차만별이지만, 전체적으로 보았을 때에는, 술과 담배를 그저 조금 하는 것이지 그것을 즐기는 편은 아님이 분명하다. 음주와 흡연을 전혀 해본 적이 없거나 중도에 끊은 경우가 훨씬 많다는 것이 그것을 증명하고 있다. 금주·금연이 철저한 이슬람교도와 신실한 몰몬교도의 수명이 길다는 것 역시 또 하나의 증거가 된다.

다만 아직도 하고 있는 음주와 흡연은 백세인들보다 나이가 더 적은 친구들과 사회와의

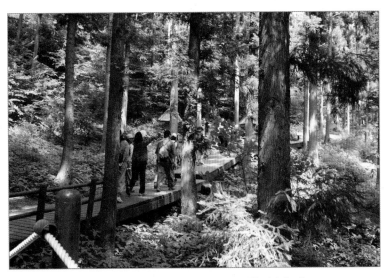
▲ 정확하고 완벽하게 생활하면서도 즐거울 수 있다면 더이상 무엇을 바라겠는가!

소통을 부드럽게 이어주는 매개체이며, 마음의 긴장을 풀어주는 윤활제로서의 역할이라고 볼 수 있을 것이다.

대부분의 사람들은 술 담배에 강한 유전자를 갖지 못하였다.

술·담배를 적당히 즐기거나 이상한 습벽이 있는데도 불구하고 무병장수하는 경우에는 선천적으로 그것에 강한 유전인자를 타고나서 건강을 유지하는 경우가 대부분이다. 그러나 그들마저도 그것을 줄였더라면 보다 건강하고 좀더 오래 살 수 있었을 것이다.

술이나 담배, 기호식품에 강하지 못한 유전자를 가진 사람이 더 많다는 것은 지당한 자연의 이치이므로 평범한 체력을 타고난 보통 사람들은 당연히 자신의 미래를 위하여 적당히 즐기고, 적절한 규칙 생활을 함으로써 장수에 대한 희망을 갖는 것이 최선의 방책임에 틀림없다.

세상에서 가장 좋은 벗은 자신이며, 세상에서 가장 나쁜 벗도 자신이다. 나를 구할 수 있는 가장 큰 힘은 나 자신 속에 있으며, 나를 해치는 가장 무서운 칼날도 나 자신 속에 있다. 이 두 가지 가운데 무엇을 좇느냐에 따라 내 운명이 결정된다.

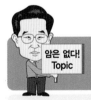

암은 없다!
Topic

장수하는 성격

1. 완벽한 결과보다는 성실한 과정을 좋아한다.
2. 여유 있는 삶을 즐기며 사소한 것을 잊어버린다.
3. 관심의 방향이 넓고 이웃과 삶을 공유한다.
4. 일을 실행함에 주저하거나 고민하지 않는다.
5. 분노나 공포, 초조한 경우가 드물다.

(자료: 미국 존스홉킨스대학)

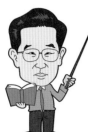

운동 잘하는 사람
VS 운동 안 하는 사람

운동 잘 하는 사람		운동 안 하는 사람
84세	평균기대수명	70세
자신의 몸과 미래를 소중히 여긴다	가 치 관	평안과 현재에 비중이 더 많다
계획한 것을 규칙적으로 실행한다	생활 습관	계획에 얽매이지 않는다
몸이 단단하고 일정한 체중 유지	체중 & 체격	비만, 과체중 또는 저체중 체중이 들쑥날쑥 한다
무엇이든지 잘 먹는다	식 성	식습관이 불규칙하다
취침과 기상이 일정하며 숙면한다	수 면	수면 시간이 불규칙하며 수면에 불만이 많다
감기 등 잔병이 별로 없다	잔병치레	호흡기 · 소화기 · 신경계 등에 잔병이 자주 발생한다
적당한 운동은 건강에 이로우나 격심한 운동은 수명을 단축한다	현 실 성	운동의 필요성은 알지만 뒤로 미루거나 실천하지 못한다
퇴행성관절염, 근육인대염좌, 골절	잘 걸리는 병	골다공증, 근육부족증, 근무력증, 고지혈증, 치매, 불면증, 빈혈
적절한 운동은 암 예방 효과가 있으나 지나친 운동은 신경계와 골격계의 노화촉진과 발암요인이 될 수 있음	잘 걸리는 암	전립선암, 갑상선암, 유방암, 위암, 폐암, 임파암
적당한 운동은 자신감을 부여하나 지나친 경쟁은 우울증을 유발	자 긍 심	운동보다 일이 더 중요하다거나 자신감에 무관심한 경우가 있음
친구가 많고 원활하게 지냄	교우 관계	친구가 적고 교우시간이 부족함
자신의 노력으로 소원을 이루려 함	소 원	성취 조건이 불리하다고 생각한다

(자료: *Everyday Science Explained*)발췌

08

운동 열심히 할수록
더 오래 살까요?

그대와 내가 춤추던 시절은 이미 지나가 버렸나요?
—셰익스피어/로미오와 줄리엣—

그 분은 참으로 훌륭한 춤 선수다. 노래도 아주 잘 하지만 진짜
는 춤꾼이다. 못 추는 춤이 없다. 트로트, 브루스, 지르박, 왈츠, 룸바, 삼바,
맘보, 탱고, 차차차 … 무엇이든 다 끝내준다. 그의 손을 잡기만 하면 안 넘어
가는 여자가 없다.

사모님은 최 사장과 열한 살 차이가 있고 젊은 시절엔 유명한 미인이었다.
자녀들도 모두 미남미녀이고 좋은 직업을 갖고 있다. 아내는 남편 춤 버릇을
잡으려고 별별 수단을 다 써본다. 부인 스스로 춤을 배워 상대해주려 했으나
몸살이 나고 다리가 아파 포기한 지가 오래됐고 울기도 하고 웃기도 하고 싸
우기도 하고 연극도 해보고 가출도 해보고 도망도 가보고 주정도 해보았지
만 별 효력이 없었다.

그렇다고 최 사장이 백수건달로 춤을 추거나, 처자식에게 고통을 주거나,
자신의 사업을 등한시하는 그런 사람은 절대 아니다. 대기업에 중요 부품을
만들어 납품한 것이 거의 30년 되었고, 그 분야에서 잔뼈가 굵은 알짜 부자다.

춤은 완벽한 운동법
이다.

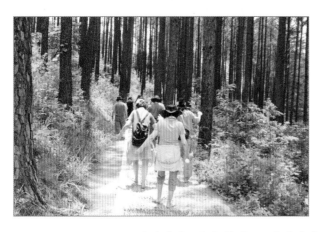

새벽 4시 이전에 반드시 일어나 운동하고 집안일 다하고 목욕하고, 곧 아침식사하고 6시면 공장에 나가 직원들보다 더 일찍 일을 시작한다. 점심시간이 되면 아주 좋은 옷을 정장으로 잘 차려 입고, 아주 좋은 식당에 가서 매우 비싸고 맛있는 것만 골라서 드시는 미식가다. 점심 후에는 여지없이 춤방에 나간다.

월요일부터 토요일까지 보통 3~4시간 정도 환상적인 춤판이 돌아간다. 매일 춤방을 바꾸신다. 삼사십 대의 젊은 여자들이 최 사장을 잡고 안 놓아주어서 불미스러운 에피소드가 발생한 것도 한두 번이 아니고, 그것 때문에 아내와 싸운 일도 한두 번이 아니다.

최 사장은 이제 80세가 되었다. 가정도 지키고 건강도 지키고 춤도 지키고 회사도 지키고 싶은 것이다. 춤이 끝나면 또 공장에 가서 확실하게 하루를 마감한다. 저녁식사는 6시 이전에 일찍 먹고 8시만 되면 잠자리에 든다. TV같은 건 안 본다. 내일 새벽에는 또 시계처럼 일어나 오늘처럼 똑같이 살아갈 것이다.

그는 매년 종합검진 때마다 의사를 놀라게 한다.

"최 사장님 주민등록번호가 잘못 되었나요?"라고 묻는 것이 의사들이 맨먼저 하는 말이다. 누구든지 그를 칠팔십 대로 보기란 불가능한 일이다. 보통 오십 대쯤인 것 같다. 모든 검진 결과는 의사를 더욱 놀라게 한다. 완벽한 정상이다. 폐활량은 젊은이들 보다 더 크고, 심장박동수도 45정도로 같은 나이 또래의 절반에 그친다. 골밀도는 요즘 20대들의 평균보다 더 단단하다.

"최 사장님 뼈는 망치로 때려도 안 부러지겠습니다." 이젠 의사가 그분에게 이처럼 기막힌 건강비결을 배울 차례다.

"뭐 다른 것도 없어. 그냥 일찍 자고, 아침체조 좀 하고, 맛있는 것 있으면 먹고, 추…춤은 가끔, 그냥 바쁘게…."

이때쯤이면 꼭 사모님이 시비를 건다.

"이 양반 춤 좀 못 추게 어디를 좀 절단 내놓든지, 무슨 방법이?"

"예?! 왜 멀쩡한 양반 어디를 절단 냅니까?"

"아이참, 이제는 내가 창피해서 원…나이가 오륙십도 아니고 원 쯧쯧…."

사모님은 싫다는 건지 좋다는 건지? 최 사장은 아무 대꾸도 없이 가만히 웃을 뿐이다. 바로 이것이다.

사회저명인사 직업군별 사망연령 비교

순 위	직 업	평균 사망 나이
1 위	종교인	82 세
2 위	정치인	74 세
3 위	연예인	72 세
4 위	대학교수	71 세
5 위	고급 공무원	70 세
6 위	법조인	69 세
7 위	사업가	68 세
8 위	예술인	66 세
9 위	**체육인**	**64 세**
10 위	언론인 & 작가	63 세

"프로선수는 아마추어보다 수명이 짧다"
대상: 주요일간지 (16개지의 부고 통계)
대상인원: 20만 여 명
기간 :1965년 ~ 1995년 (30년간)

(자료: 〈살만하면 암에 걸린다〉)

최근 10년 직업별 평균수명

직업		평균수명
1. 종교인		82
2. 교수		79
3. 정치인		79
4. 법조인		78
5. 기업인		77
6. 고위공직자		74
7. 예술인		74
8. 작가		74
9. 언론인		72
10. 체육인		69
11. 연예인		65

최근 10년(2001~2010년) 평균 수명
(단위: 세)

(자료: 원광대보건복지학부)

극기를 요구하는 지나친 운동은 인체의 구조를 파괴한다.

운동은 즐겁게 해야만 백 살까지 살 수 있다. 운동을 더 많이 더 격렬하게 할수록 더 좋은 것은 결코 아니다.

'프로선수'는 '아마추어' 보다 수명이 짧다. '프로'의 개념이 맨 먼저 도입된 것은 프로권투다. 그런데 유명한 권투선수라고 하면 거의 모두 일찌감치 불구가 되거나 수명이 단축되어버린다. 왜 그럴까?

두드려 맞아서 그럴 것이다. 하지만 격렬한 운동 자체가 인간의 수명을 단축시키는 요인 그 자체다. 인체 세포의 노화 원인으로 과호흡과 유해활성산소가 가장 큰 원인으로 지목되고 있다. 이것들이야말로 과격한 운동 중에 더 많이 발생된다. 지나친 운동으로 인한 체온 상승은 산소의 과포화상태를 더욱 조장하고 유해활성산소를 많이 만들어낸다. 이런 과산화기들은 DNA에 유해한 활성산소가 되어 세포를 변성, 노화시키고 수명을 단축시킨다.

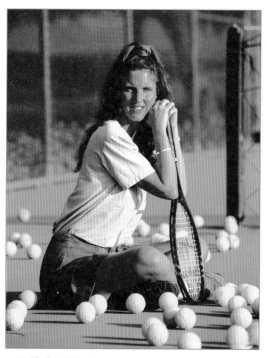

▲ 즐거운 운동이 최고의 보약이다.

운동에 따라 소모되는 칼로리	
운동	칼로리 소모량 (1시간당)
1. 춤	300 ~ 800
2. 미용 체조	300 ~ 800
3. 자전거 타기	200 ~ 700
4. 롤러스케이팅	300 ~ 600
5. 줄넘기	300 ~ 550
6. 배구	200 ~ 400
7. 테니스 공 던지기	200 ~ 300
8. 섹스	150 (1회)
9. 골프	130
10. 천천히 걷기	120

(자료: 《책 속의 책》)

극기를 요구하는 지나친 운동은 인체의 구조를 파괴하고 닳게 하고 찢어지게 하고 DNA를 파괴시킨다는 사실을 알아야 한다.

'유쾌한 DNA, 상쾌한 100年'에 보탬이 되는 것만이 진정 필요한 운동이다.

대한노인병학회가 권하는 노인운동 지침서

1. 매일 30분 이상 움직여라.
2. 매일 태극권, 단전호흡 등 체조를 하라.
3. 매일 가까운 슈퍼마켓, 친구집, 노인정으로 산책하라.
4. 운동 전후 물을 많이 마셔라.
5. 체온 변화가 급격한 시간대는 피하라.
6. 여럿이 함께 운동하라.
7. 준비운동과 정리운동을 철저히 하라.

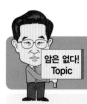

암은 없다!
Topic

운동 중독은 자살 행위?

"박사님, 운동중독이라는 게 정말 있을까요?"

"있지. 왜 운동을 못하면 안절부절 못하는 사람들 있잖아?"

"그런 증상은 왜 생기죠?"

"조깅처럼 강도 높은 운동을 계속하면 두뇌에서 엔도르핀이 분비되거든. 마치 슈퍼맨이 된 것처럼 하늘을 날듯한 기분이 되지."

"그렇게 오래 뛰어도 해가 없나요?"

"뭐든 무리하면 좋을 리 없지. 몸에 유해산소가 잔뜩 생기면 세포 속 DNA가 파손되거든."

(자료: 《내 몸을 망가뜨리는 건강 상식》)

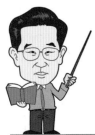

스트레스 자가 진단표

순위	사건	충격지수	순위	사건	충격지수
1 위	배우자의 죽음	100	20 위	승진 또는 강등	29
2 위	이혼	73	21 위	자녀의 독립	29
3 위	별거	65	22 위	친척과의 트러블	29
4 위	징역, 큰 사고	63	23 위	뛰어난 업적, 명성	28
5 위	가족의 죽음	63	24 위	아내의 퇴직, 복직	26
6 위	부상, 질병	53	25 위	졸업, 입학	26
7 위	결혼	50	26 위	습관 바꾸기	24
8 위	실업	47	27 위	상사와의 트러블	23
9 위	배우자와의 화해	45	28 위	취업시간, 조건의 변화	20
10 위	정년퇴직	45	29 위	이사, 전학, 전근	20
11 위	가족 질병 또는 회복	44	30 위	경미한 사고	20
12 위	임신	40	31 위	취미의 변화	19
13 위	성적 불일치	39	32 위	교제 상대의 변화	18
14 위	가족의 증가	39	33 위	1000만 원 이하의 부채	17
15 위	경제 상태의 변화	38	34 위	수면 시간의 변화	16
16 위	친구의 죽음	37	35 위	가족과 함께하는 시간의 증감	15
17 위	인사이동	36	36 위	식사습관의 변화	15
18 위	배우자와 말다툼 증감	35	37 위	휴가 일수의 증감	13
19 위	1000만 원 이상의 부채	31	38 위	가벼운 법률위반	11

(자료: 《책속의 책》)

09

아버지,
당신은 지금 **행복**하십니까?

아버지는 쉽다. 그러나 아버지답기는 어렵다.
– 세링 그레스 –

그는 옆을 보는 일이 없었다. 늘 앞만 보고 열심히 걷는다. 권 사장을 성실하다고 말하는 사람은 아무도 없다. 그런 설명은 어울리지 않는다. 아침부터 저녁까지 쉴 틈 같은 건 생각조차 없다. 그는 오직 자신의 일, 그것에만 몰두하는 전형적인 중년 전문직업인이다.

그 앞에 일이 떨어지면 설령 그것이 안 될 일이라 할지라도 무슨 수를 쓰든지 반드시 성사시키는 사람이다. 그것이 직장과 사회, 가정과 자식에게 떳떳하고 당연한 임무라 믿어 의심치 않았다.

그런데 얼마 전, 권 사장의 아들은 방학 중이었다. 그가 보아하니 아들 한다는 짓을 도저히 눈 뜨고 볼 수가 없었다. 매일 늦잠 자고 걸핏하면 아침식사를 미루고, 인터넷과 휴대폰에 빠져 시간가는 줄 모르고, 뭐를 하는지 늘 헤드폰을 쓰고 흥얼거렸다. 정말 한심하고 열불이 나 참을 수가 없었다. 권 사장 부인이 아들에게,

"아버지 알면 혼 좀 나겠다."고 지적을 하면, 오히려 아들이,

"내가 무슨 큰 죄를 지었다고 화를 내십니까?"라고 말대답하는 소리가 들려왔다. 권 사장은 아들을 불러,

"요즘 너의 하루가 과연 자족할 만한 삶이냐?"

"…?!"

"그러면서도 부모에게 말대답이나 하고 가족에게 부끄러운 줄도 모르냐? 이것이 진실로 자신에게 떳떳한 일이냐?"고 물으며 눈물이 쏙 나오도록 언성을 높였다.

아들은, "죄송합니다."라고 울먹이며, 아버지에게 물었다.

"그런데… 전부터 늘 아버지에게… 묻고 싶은 것이 있었는데요. 아버지는 그렇게 사시는 것이 정말 행복하세요?"라고 물었다. 그는 얼떨결에,

"그래, 나는 행복하다. 그럼 열심히 사는 것이 불행이냐?"라고 대답하였다.

권 사장은 출근하여 또다시 일속에 파묻혀 동분서주 하였으나 왠지 모르게 '이게 아닌데, 뭔가 잘못되었는데…' 하는 생각이 자꾸만 들었다. 아들의 질문에 정답을 말해준 것 같지 않아 꺼림칙하였고, 스스로에게도 위선이 아닌가 하는 자책감이 머릿속을 맴돌며 자신을 괴롭게 하였다.

그는 자신이 진정 행복한가를 난생 처음 생각해보았다. 그리고 자신이 건강한가를 되돌아보았다.

사실 요즘 그 어느 하룬들 편안하거나 피곤하지 않은 날이 있었던가? 아침에 일어나려면 온몸이 부서지는 듯 천근만근이요, 머리가 아프고 눈알이 충혈

긍정적 · 낙관적인 생활 태도가 건강에 주는 이점	
1. 수명을 연장한다.	4. 에너지가 증가한다.
2. 면역력을 높여준다.	5. 사회활동에서 스트레스를 덜 받는다.
3. 통증이 감소한다.	6. 행복감 · 평화로움을 느낀다.

(자료: 미국 메이요클리닉)

되고 앞이 뿌옇고 콧속이 마르고, 입이 쓰다. 치아도 안 좋고 시도 때도 없이 마른기침이 나오고 가슴이 뻐근하고 늘 가스가 차 있고 화장실에 갔다와도 또 가고 싶다. 몸은 무겁고 늘어지고 때가 되어도 입맛이 없지만 살기 위해 억지로 먹어야 하고 어깨, 허리, 옆구리 어디 하나 안 아프고 온전한 구석이 있었던가?

이것이 진실로 행복이란 말인가?

"아뿔사, 아들이 정말로 나의 정곡을 찌르지 않았는가!"

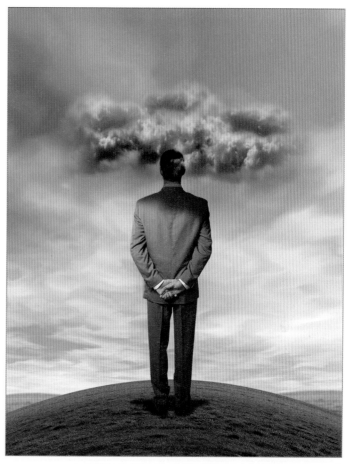

▲ 열심히 사는 당신, 오늘 한 번 자문해보자. '나는 행복하게 살고 있나?'

그는 자신이 그렇게도 자랑스럽게 믿고 몰두하던 일(事業)을 뒤로 미루고, 얼른 병원으로 달려갔다. 불편한 것을 다 말하고 진찰을 받았다. 의사선생님은 매우 친절했지만, 왠지 확실한 진단명을 얼른 말해주지 않고 빙빙 돌리며 이것저것 묻기만 하였다. 한참 후 선생님은 씽긋 웃었다. 그러나 이게 웬일이란 말인가!

최종 진단명은 '폐암Ⅱ기'이므로, 가능한 빨리 수술을 받고 항암요법도 해야 된다는 지시를 받게 되었다. 너무나도 어처구니없는 진단이 아닌가. 내가 왜?

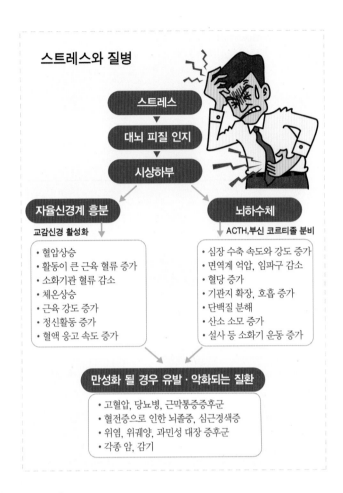

스트레스와 질병

스트레스
↓
대뇌 피질 인지
↓
시상하부

자율신경계 흥분 → 교감신경 활성화
- 혈압상승
- 활동이 큰 근육 혈류 증가
- 소화기관 혈류 감소
- 체온상승
- 근육 강도 증가
- 정신활동 증가
- 혈액 응고 속도 증가

뇌하수체 → ACTH,부신 코르티졸 분비
- 심장 수축 속도와 강도 증가
- 면역계 억압, 임파구 감소
- 혈당 증가
- 기관지 확장, 호흡 증가
- 단백질 분해
- 산소 소모 증가
- 설사 등 소화기 운동 증가

만성화 될 경우 유발 · 악화되는 질환
- 고혈압, 당뇨병, 근막통증증후군
- 혈전증으로 인한 뇌졸중, 심근경색증
- 위염, 위궤양, 과민성 대장 증후군
- 각종 암, 감기

그는 얼른 S병원으로 가서 또다시 거금을 내고 더 정밀하다는 특진을 힘들게 받았다. 그곳에선 더 많은 시일이 경과한 다음에야 겨우 동일한 진단을 내주었다.

자신의 몸은 돌볼 틈 없이 너무 무리하며, 일이 곧 선(善)이라 믿고 살아온 결과가 바로 오늘 이것이란 말인가?!

무엇을 위하여 그렇게도 열심히 일속에 파묻혀 세월 가는 줄도 모르고 지내왔던가? 무엇을 위하여 아내와 자식과 함께 오붓하고 여유로운 여행이나 대화도 못하며, 늘 외롭고 고독하고 힘들게 살다가 이제 이렇게 나이를 먹어버렸단 말인가?

나 자신은 진실로 착하고 행복한 사람이었는가?

결국 아내와 자식들에게 오히려 부담이 되는 악인(惡人)은 아니었던가?

무엇이 진실로 처자식을 위하는 길인가?

권 사장은 오늘도 철학자가 되어 병상에 누워 있다.

플라톤이 '행복(幸福)이야말로 진정한 선(善)' 이라고 하였다는데….

"아버지, 당신은 오늘 진정 행복하십니까?"

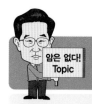

아버지란 기분이 좋을 때 헛기침을 하고
겁이 날 때 너털웃음을 웃는 사람이다
아버지의 마음은 먹칠을 한 유리로 되어 있다
그래서 잘 깨지기도 하지만, 속은 잘 보이지 않는다
아버지란 울 장소가 없기에 슬픈 사람이다
아버지는 아침 식탁에서 성급하게 일어나서
머리가 셋 달린 龍과 싸우러 나간다

아버지는 '내가 아버지 노릇을 제대로 하고 있나?' 늘 자책한다
아버지란 자식을 결혼시킬 때 한없이 울면서도
얼굴에는 웃음을 나타내는 사람이다
아들딸이 밤늦게 돌아올 때에 어머니는 열 번 걱정하는 말을 하지만
아버지는 열 번 현관을 쳐다본다
아버지의 최고의 자랑은 자식들이 남의 칭찬을 받을 때다
아버지가 가장 꺼림칙하게 생각하는 속담이 있다
그것은 "가장 좋은 교훈은 손수 모범을 보이는 것이다."라는 속담이다
아버지는 '아들, 딸들이 나를 닮아 주었으면' 하고 생각하면서도
'나를 닮지 않아 주었으면' 하는 생각을 한다

사람들은 아버지를 이렇게 생각한다
4세 때 – 우리 아빠는 무엇이나 할 수 있다
7세 때 – 우리 아빠는 아는 것이 정말 많다
12세 때 – 아빠는 모르는 것이 많다
14세 때 – 우리 아버지는 아무것도 모른다
25세 때 – 아버지를 이해하지만, 기성세대는 갔습니다
30세 때 – 아버지의 의견도 일리가 있지요
40세 때 – 여보! 우리가 이 일을 결정하기 前에, 아버지의 의견을 들어 봅시다
50세 때 – 아버님은 훌륭한 분이었어
60세 때 – 아버님께서 살아 계셨다면, 꼭 필요한 조언을 해주셨을 텐데…

아버지란 돌아가신 후에야 보고 싶은 사람이다
어머니의 가슴은 봄과 여름을 왔다 갔다 하지만
아버지의 가슴은 가을과 겨울을 오고 간다

아버지! 뒷동산의 바위 같은 이름이다

(자료: www. 아버지…)

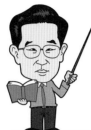

뇌졸중(중풍) VS 치매 · 알츠하이머

뇌졸중 (중풍)		치매 · 알츠하이머
갑자기 발병하므로 예측이 어렵다	관찰 시점	서서히 정도가 심해진다
주로 50세 이후	발생 연령	주로 60세 이후
뇌의 일정 부분 혈류장애	발병 부위	뇌 회백질 세포수 감소 & 위축
남자가 더 많다	남 녀 차 이	여자가 더 많다
기름진 음식을 좋아한다	식 성	채식을 더 좋아한다
체중이 비교적 높다	체 중	발생 초기에는 체중 미달이 더 많다
고혈압, 동맥경화, 고지혈증	과 거 력	편식, 빈혈증, 저혈압
연관성이 매우 높다	음주 흡연	연관성이 없다
경제력이 더 높다	경 제 력	경제력이 더 낮다
가족력과 상관 있다	가 족 력	가족력과 상관이 적다
반신불수, 언어장애, 운동장애	주 증 상	기억력 상실, 문장 구사 능력 장애
심혈관장애, 고혈압, 녹내장	동반질환	영양장애, 골다공증, 치아손실
습관, 가족 등을 알고 있다	기 억 력	습관과 가족을 못 알아볼 수 있다
지적능력을 유지한다	지 능	간단한 덧셈뺄셈을 못한다
가족과 사회적인 부담이 있다	환 경	가족 사회로부터 외면, 고독하다
약물이나 수술치료를 할 수도 있다	예 후	서서히 진행되어 완치될 수 없다

(Ref: Seoul Medical lab, conference)

10

중풍과 치매,
어떻게 비껴갈 수 없나요?

악마도 젊었을 땐 아름다웠다.
– 〈 프랑스 〉 –

옛날엔 환갑을 넘기는 사람은 대단한 인물이었다.

인류 평균수명은 19세기까지만 해도 40대에 이르지 못하였다. 지금도 아프리카 피그미족은 평균수명이 30대를 다 채우지 못한다. 그 시기엔 사람들이 암이나 중풍, 치매에 걸릴 틈도 없이 일찍 떠나갔다. 행여 오래 살면서 정신이 없으면 "노망이 들었다."고 수군거렸다.

하지만 나이가 많아도 젊은이들보다 더 훌륭한 업적을 남긴 천재들도 많이 있다. 바하의 〈부란덴부르그협주곡〉과 비발디의 〈4계(四季)〉는 요즘 말하는 극노인의 시기에 써진 작품들이다. 괴테가 〈파우스트〉를 쓴 것은 80세가 넘어서의 일이다. 그렇기에 비발디는 〈4계〉 속에 인간의 한평생을 담을 수 있었고, 괴테는 파우스트의 일생 속에 모든 인간만상 육체와 영혼의 처절한 희로애락을 담을 수 있었다. 톨스토이와 빅토르 위고, 피카소와 찰리 채플린 등도 70세가 넘어서까지 성적 능력이 매우 활발하였고 만년의 작품들이 더 훌륭하였다. 노벨문학상에 빛나는 헤밍웨이 〈노인과 바다〉의 실제 모델이었

유아 사망률이 높던 시절에는 평균수명이 더 낮아진다.

던 '푸에데스' 옹은 소설 속에서처럼 바로 그 해변에서 103세까지 꿋꿋하고 멋지게 살았다.

우리 역사 속에서도 가장 유명한 정치철학자 황희 정승은 90세가 넘어서도 현직에서 활동하였고, 허미수도 87세까지 정승을 하였다. 그들이 만년에 남긴 필적은 천금을 주어야 얻을 수 있는 명품들이다. '이규태 칼럼'을 집필하시던 당시의 이규태 님 진짜 나이를 알아본다면, 사람들은 믿으려 하지 않을 것이다.

요즘 신문에서는 80대 후반의 나이에도 논스톱 단독 세계일주 비행이나 단독 요트 세계일주 항해하였다는 보도를 종종 찾아 볼 수 있다.

이러한 실례는 꾸준히 머리를 쓰면서 나이가 들면 치매의 위험성이 없음은 물론 더욱 창조적이고 완숙한 안정성이 획득됨을 증거하는 것이다. 머리를 써서 어려운 문제를 해결하며, 새로운 작품을 창조해 낼 때의 기쁨이 곧 중풍이나 치매와는 거리가 멀어지는 것이기 때문이다.

최근, 선진국에서 백세인이 사망할 경우 부검하여 보고한 논문들이 있다. 거기엔 놀라운 현상이 많이 알려지고 있다. 대부분 심각한 뇌 손상이나 알츠하이머병의 증거가 있는데도 불구하고, 그분들의 생전에는 거의 완벽한 정신활동을 하였으며, 집필을 하였거나 악기를 연주하였거나, 사회활동을 할 수 있었다는 보고가 많이 나와 있다. 그것은 비록 뇌가 위축되었다 할지라도 젊었을 때부터 계속 열심히 머리를 써오고, 부지런하게 자기 분야에 적응하게 되면 그것을 충분히 보완하며 살아갈 수 있는 기전 있음을 보여주는 것이다.

꾸준히 머리를 쓰는 건강인에겐 치매가 없다.

우리나라에서도 백세인들은 대부분 신문과 방송, 독서와 종교 등에 열중하며, 매일 영어나 한자쓰기를 빠뜨리지 않는 경우가 대부분이다. 백세인에게는 치매가 없는 경우가 더 많고(70% 이상), 치매가 의심되는 경우는 30% 정도에 불과하다. 또한 인지능력과 청력, 시력이 젊은 사람과 거의 같은 정상 백세인도 많다.

반면, 최근에는 40대에도 치매인 경우가 있고, 85세 이상에서는 절반이 치매인 것으로 추정되는데, 어찌하여 백세인은 30%만이 치매일 수가 있을까? 세계 여러 나라에서도 백세인의 치매율은 80대에서보다 더 낮게 나타나고 있다. 어떻게 그럴 수가 있을까?

그 이유는 간단하다. 치매나 중풍에 걸린 사람은 100세 이전에 대부분 사망하고, 그것을 비껴간 사람만 백세인이 될 수 있기 때문이다.

치 매 예 방 법

1. 젊을 때부터 독서나 창작 활동을 통해 꾸준히 머리를 써라.
2. 감정을 쌓아두지 말고 적극적으로 표현하라. 웃고 싶을 때 크게 웃고,
   울고 싶을 때 속 시원하게 울어라.
3. 골프나 테니스, 바둑이나 장기처럼 승부를 즐길 수 있는 경기를 자주 하라.
4. 나이가 든 후에는 계란이나 고기, 생선 같은 동물성 단백질을 충분히 먹어라.

(자료: 미국 노인 종합 연구소)

치매에 걸린 사람들은 거의가 고독하고 외로운 사람들이다. 가정과 사회, 가족과 친척들로부터 외면을 당하고, 영양상태가 나빠 신체 활동이 저하된 분들이다. 독거노인 1000명당 이미 160명은 치매 증상을 보이고 있으며, 절반 이상에 치매의 위험성이 있다는 조사 보고가 있다.

치매의 40% 정도는 알츠하이머형 치매다. 이것도 학력이 높고 창조력과 활동력이 높은 사람은 비교적 덜 걸릴 확률이 있다. 젊은 시절의 언어능력과 사고능력이 80대 이후의 치매 발생과 밀접한 관계가 있으므로 젊은 시절부

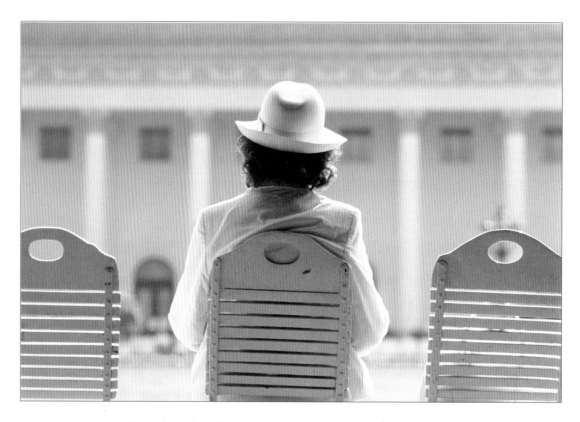

▲ 무료함과 고독함은 치매의 가장 큰 원인이다.

터 지적 능력 향상에 주력하는 것이 치매를 예방하는 방법이다.

치매라는 것이 재수가 나빠 우연히 찾아오는 것이 아니다. 무료함과 고독함이 가장 큰 치매 원인이므로 적극적으로 여러 사람을 만나고 자신의 일생을 주체적으로 살아가야 한다.

치매는 대뇌에서 신경에 명령과 자극을 전달하는 시냅스(synapse)가 줄어드는 현상이므로 독서나 창작도 중요하지만, 자신의 감정에 충실하여 크게 웃거나 울어버리고, 단백질 섭취를 게을리 하지 말아야만 시냅스의 수를 늘릴 수 있다. 고독보다도 더 치명적인 요소가 영양부족이며, 그 중에서도 동물성 단백질 부족은 뇌 발육과 기능을 억제하는 가장 큰 요인이 되는 것이다. 결국 100세도 자기 노력이듯, 치매도 자기 탓이다.

스트레스는 마음에 담아두지 않아야 건강해진다.

최근 서울대학교 장수학연구소 발표(2010年 10月 주요 일간지)에 의하면 소록도에 있는 한센병 남자 평균수명은 일반인 남자 평균수명보다 7년 이상 더 길고 다른 질병도 훨씬 더 적은 것으로 조사되었다. 이것은 비록 불치병이 있다 하더라도 삶에 대한 마음가짐과 종교관, 절제와 신뢰(현대의학 & DDS:항생제 등)가 장수에 절대적 영향을 행사하고 있음을 보여주는 아주 좋은 실례다.

스트레스를 마음속에 오래 담아두지 말고, 욕심 없이 살아야 한다. 다른 사람의 눈치를 보기보다는 자신의 욕구에 더 충실할 수 있어야 한다. 자신의 일을 열심히 하는 것은 좋으나 억지로 하지 말고 오늘 못하면 내일로 넘기며, 사소한 일에 집착하지 말고 유연하게 살아가야 한다. 누구나 친구처럼 생각하며 인생을 즐기는 것만이 치매와 중풍을 피하는 가장 쉬운 길이다. 인생에서 나를 해치는 가장 무서운 적군은 '한가하게 지내는 것' 이다.

암은 없다! Topic 단순한 건망증과 '치매'를 구분하는 방법

1. 음식을 만들거나 옷을 입는 행위 등 습관적으로 반복해 왔던 일들을 어떻게 해야 할지 잘 기억하지 못한다.
2. 제대로 된 문장을 갑자기 구사하지 못하게 된다.
3. 내가 왜 이곳에 와 있는지, 어떻게 왔는지 기억이 나지 않는다.
4. 내가 평소에 잘 쓰던 물건을 엉뚱한 곳에 넣어두는 경향이 있다. 예를 들어, 안경을 냉장고에 넣어두거나 시계를 세탁기 안에 넣어둔다.
5. 간단한 덧셈과 뺄셈을 못하게 된다.
6. 심한 정신적 혼란, 의심, 공포감을 보이는 갑작스런 성격 변화를 겪는다.
7. 뚜렷한 이유 없이 기분이 급작스럽게 변하는 경우가 많다.
8. 뚜렷한 이유 없이 체중이 감소하고 회복되지 않는다.

(자료: 美 일리노이 의대 Loyd Wollstadt, 2009)

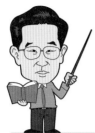

남자 VS 여자

女 Female		男 Male
성염색체 : XX 여성호르몬이 높다 규칙적인 생리와 출산 잘 웃고 잘 운다	유전적 요인	성염색체 : XY 남성호르몬이 높다 규칙적인 생리가 없다 잘 웃지 않고 울지 않는다
자신과 가족에 관심이 많다 규칙적인 식생활 습관 내향적	환경적 요인	지역과 사회에 관심이 많다 불규칙적인 생활습관 외향적
스트레스 적응 능력이 높다 사고위험성이 낮다 운명에 순응력이 높다 종교생활인이 많다 은퇴가 없다	사회적 요인	스트레스 적응력이 낮다 사고위험성이 높다 운명에 순응보다는 투쟁하려 한다 종교생활인이 적다 은퇴 후 좌절한다
외모에 관심이 많다 청결하고 깨끗하게 씻는다 음주 · 흡연율이 낮다 노인이 되어서도 일을 찾아 한다	건강관리	외모에 관심이 적다 여자보다 덜 청결하다 음주 · 흡연율이 더 높다 노인이 되면 거의 일을 안 한다

(Ref: Invited Authors Conference)

11

왜 여자가 남자보다
더 오래 살까요?

여자가 욕심 내는 것은 신(神)도 원한다.
- 中世 Latin -

그는 127세까지는 살아야 한다고 스스로 믿어 의심치 않는다. 그 자신이 아픈 데가 없고 건강하기 때문이기도 하지만, 계산상 그럴 수밖에 없다고 확신한다. 그가 노년이 되었을 때쯤엔 우리나라 평균수명이 90살은 이미 넘을 것이라고 하여, 자신의 원래 수명을 91세로 정하였다. 그렇다 해도 127세는 또 무슨 말인가?

　김 박사의 조부는 83세, 조모는 90세, 백부는 87세에 돌아가셨지만 김 박사의 선친만 49세로 박명하셨다. 그런데 선친께서도 원래는 장수하실 수 있는 분이셨다고 한다. 아주 큰 부잣집 고대 광실에서 태어나신 그 분은 키 크고 잘 생기고 목소리도 좋으셨단다. 일제시대 어려운 시절이었지만, 일본과 영국에 유학하시고, 해방이 되자 한국에 들어와 요직에 계시면서 영어책도 쓰시고 음악책도 쓰셨던 해방 시기의 천재들 중 한 분이셨다. 유럽에서 오페라 주역도 하신 분이라 노래는 물론 대부분의 악기를 다 잘 다루셨다. 그를 아는 모든 사람들은 그분을 부러워하였으나, 본인께서는 정작 한국의 정치

현재의 100세인들은
어려운 시절을 많이
겪은 분들이다.

현실을 한탄하시며 과음하는 날이 많았다.

김 박사는 선친께서 최소한 85세까지는 사셨어야 했는데 36년을 더 빨리 떠나가셨다고 하여, 자기 수명 91세에 36년을 더하니 127세가 되었다. 그렇게 자신이 선친의 몫까지 살아서 아버지를 기쁘게 위로해드리고 싶다는 의지였다.

김 박사가 127세 되면 부인도 120살쯤 되어야 함께 살 수 있다고 부인이 말한다.

"당신은 그때까지 살 거예요. 그런데 내가 그렇게 살 수 있을까요?"

"그럼, 충분히 살 수 있지. 우리 어머니 봐. 아마 100살은 사실 걸. 그러니까 당신 또래로 치면 120살쯤 되는 것이지!"

김 박사 어머니는 지금 90세를 바라보지만 동네에서는 '이쁜이 할머니' 라고 하며, 아무도 그렇게 나이가 많다는 사실을 알지 못한다. 홀로되어 40년 가까이 살아왔는데 어두운 기색이라곤 거의 없다. 남편보다 세상을 두 배나 더 살게 될 수도 있다.

우리나라 100세 이상 노인 수는 실제로는 벌써 1000명 이

상을 넘었는데 남녀 비율이 1:11 정도에 이른다. 평균수명을 봐도 남자 75세, 여자는 83세로 8년 정도의 차이를 보인다. 함께 살다 함께 죽으려면, 연하의 아내가 아니라 오히려 8년 연하의 남편을 얻어야 될 판이다. 세계 최장수국 일본 백세인의 남녀 비율은 1:5 정도이고 세계적으로는 1:7 정도인데, 우리나라만은 매우 특별한 경우다. 65세 이상 노인들의 남녀 비율도 우리나라는 전 세계에서 희귀할 정도로 편차가 크다. 또한 이러한 남녀 비율이 지역에 따라 차이가 많아서, 지역에 따라 적게는 1:5에서 크게는 1:30까지 다양한 분포를 볼 수 있다. 우리나라는 왜 이렇게 세계적으로 드문 차이를 보이는 것일까?

우리나라 100세인들의 남녀비율 차이는 세계에서 가장 크다.

60세 이상 남녀 인구 비교		
60–69세	男 110만 명	女 254만 명
70–79세	男 46만 명	女 122만 명
80–89세	男 9만5천 명	女 35만 명
90–99세	男 5천 명	女 4만 명
100–109세	男 42 명	女 494 명

(자료: 통계청 2001년 총인구 조사)

이것은 각 지역의 관습과 자연환경
의 차이가 수명에 큰 역할을 한다는 증
거다. 우리나라 장수인과 백세인들을
만나보면 남녀 구분 없이 모두 다 쉬지
않고 열심히 자기 일에 몰두하고 있다.
그러나 각 지역의 전통적인 남성 · 여
성의 인습 성향과, 어느 쪽이 더 스스
로 움직여 더 중요한 역할을 할 기회가
더 많은가 하는 내용이 이렇게 큰 편차
를 만들고 있는 듯하다.

노인이 될수록 남성의 육체적 활동
은 줄어드는 반면, 여성은 다소 불편하
고 허리가 구부러져도 자기 할 일을 찾
아 하고 있는 경우가 더 많다. 실제로
강원도 산골처럼 남자의 일이 더 많은
투박한 지역에서는 남성 장수인이 많

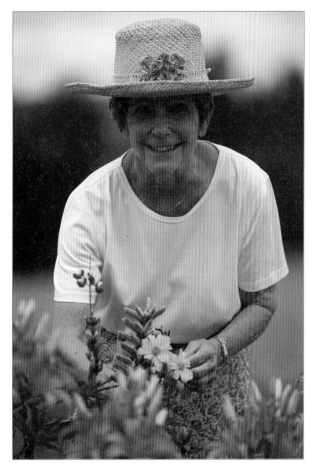

▲ 대부분 민족의 여성들은 남성보다 더 잘 웃기 때문에 더 오래 산다.

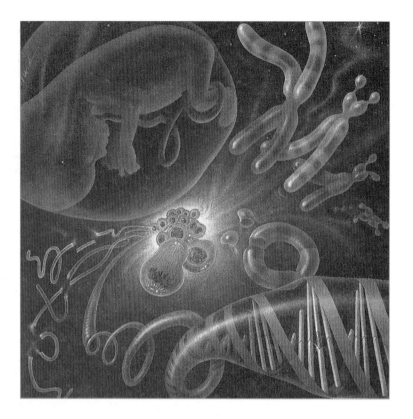

▲ 여자의 X염색체는 남자의 Y염색체보다 더 완벽하여 여성의 장수에 기여한다는 주장이 있다.

고, 여자의 활동력이 매우 높은 제주지역에서는 여성 장수인이 많다는 사실이 그것을 증명한다.

학술적인 면에서는 X염색체를 두 개 가진 여성이 X염색체를 한 개 가진 남성보다 유리하다거나, 에스트로겐의 역할이 장수에 유리하다거나, 매달 생리현상에 의해서 나쁜 물질이 빠져나가고 손상된 조직이 새로 재생되기 때문이라거나, 여자가 남자보다 사고의 위험성이 적다거나, 스트레스에 더욱 유연하게 대처한다거나, 질병에 강하고 운명에 순응하며 음주·흡연율이 낮아서 그렇다는 주장이 있는데도 불구하고, 여자가 남자보다 더 수명이 긴 것은 결국 꾸준한 자기일 습관이 최고의 요인으로 작용하고 있는 것이다.

남자라 하더라도 자기 일을 젊은 시절부터 노년기까지 정년퇴직 없이, 아니 정년이 무엇인지 생각해 볼 틈도 없이 바쁘게 살아가면서 집안일을 잘 거들고 있는 사람들이 모두 백세인이라는 현실적인 증거가 바로 그것이다. 즉 남자도 여자처럼 살면 되는 것이다.

남자라 하더라도 바쁘게 살아가면 백세인이 될 수 있다.

이슬람 문화권과 무슬림 지역인 중국 신장성 위구르지역에는 지금도 남자의 수명이 더 길다. 독일에서도 1950년대까지는 남자의 수명이 더 높았다는 통계가 기록으로 남아 있다. 현재 미국의 유타주 몰몬교도들은 남자가 여자보다 더 오래 살고 있다. 그것은 여자가 남자보다 오래 사는 이유가 따로 있는 것이 아니고, 성별에 따른 장수조건의 차이가 별로 중요하지 않다는 사실을 보여주는 것이다. 100年 장수의 최대 비결은 쉬지 않고 일하는 것이다.

남자냐, 여자냐가 중요한 것이 아니고, 어떻게 사는가 하는 문제에 해답이 들어 있다.

남성에게 더 고통 주는 것	여성에게 더 고통 주는 것
1. 사고	1. 빈혈
2. 암	2. 당뇨
3. 위궤양	3. 고혈압
4. 통풍	4. 편두통
5. 심장질환	5. 류머티스 관절염
6. 간장질환	6. 비만
7. 호흡기장애	7. 골다공증
8. 비뇨기 이상	8. 중증근무력증
9. 약물 오용	9. 담석
10. 결핵	10. 낭창

(자료: 《Text book of internal Med》)

12

지금 내 **건강상태**로
몇 살까지 살 수 있을까?

아담은 930년 살았고, 셀은 920년, 에노스는 905년,
무드셀라는 969년, 노아는 915년 살았고…
그러나 그들의 날은 120년이 되리라.
– 〈구약/창세기 6장 & … 〉 –

"요즘 노인들은 왜 그렇게도 늙은 티를 내려는지 모르겠어."

100세 생일을 맞은 최고의 희극배우 조지번스(1896~1996)가 한 말이다. 그가 81세 때에는 아카데미상을 받았고 그 후 심장수술도 받았다. 이처럼 자기 나이를 잊고 사는 것이 바로 젊음을 연장하는 방법이다.

호적상 나이가 많다고 해서 표정과 마음과 태도까지 몽땅 늙은이 행세를 하면 자기 스스로 더 늙음을 재촉하는 것이다. 2005년 2월 19일 주요 일간지에는 72세 최범식 할아버지가 세계 최고령 메킨리봉 등정 공격조에 들어갔다는 소식이 나와 있다. 그분에게 나이란 그저 숫자에 불과할 뿐이다. 김유경 할머니는 80대 후반에 수영교사 자격증을 땄고, 권필용 할아버지는 92세지만 대형 덤프차를 능수능란하게 운전하고 분해 수리도 하신다.

리얼 에이지(Real age)라는 개념이 있다. 이것은 호적상 나이와 상관없이 몸의 기능을 표시하는 실제적인 신체건강나이를 표시하는 것이다.

이것은 호적보다 10세 이상 높은 사람도 있는 반면, 20세쯤 더 낮은 사람도 있다. 호적상의 나이가 늘어난다고 해도 자신의 노력 여하에 따라 신체적 · 지적 · 기능적인 젊음의 유지 정도는 각각 달라질 수밖에 없다.

석기시대부터 청동기시대까지의 인간 평균수명은 20대에서 그쳤다. 20세기 초반까지만 해도 소위 선진국의 평균수명도 40대에서 그쳤다. 5000년 동안 평균수명 연장은 기껏 20년에 불과했다. 그 후 21세기 초까지 불과 100년 동안에 인체의 평균수명은 거의 두 배로 증가하고 있다.

"나는 과연 몇 살까지 살 수 있을까?"

다음 표는 미국 '항노인의학회'에서 제시하는 '예상수명 계산표' 다. 이것은 자신의 불리한 부분을 파악하여 교정함으로써 예상수명을 연장하는 데 그 목적을 두고 있다. 이 표를 잘 보게 되면 무엇이 수명을 단축하고, 어떤 것이 수명을 연장하는 방법인지 스스로 알게 되어 있다. 그러므로 이것을 매년 한두 번씩 체크해 보며 자신의 결점을 만회하고 수명을 연장하는 기회가 될 수 있다(잘 모르거나 적당한 답이 없으면 0점으로 처리한다).

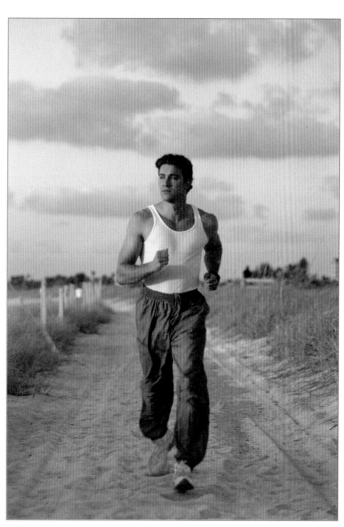

▲ 자기 나이를 잊고 사는 것이 젊음을 연장하는 비결이 된다.

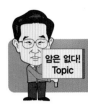

예상수명 계산표

- 미국 '항노인의학회'에서 개발
- 매년 한두 번씩 체크하세요.
- 불리한 부분은 파악 후 꼭 교정하세요.
- 잘 모르거나 적당한 답이 없으면 0점으로 처리하세요.

#1 생물학적 요인

			자기점수
연령	0–29세	+10	
	30–54세	+5	
	55–64세	+1	
	65세 이상	−10	
성(性)	남성	−5	
	여성	+6	
유전	조부모(친가·외가) 중 한분 이상이 80세 이상 생존	+1	
	조부모(친가·외가)의 평균수명 60–70세	+3	
	조부모(친가·외가)의 평균수명 71–80세	+4	
	조부모(친가·외가)의 평균수명 81세 이상	+6	
가족병력	부모 중 한분이 50세 전에 뇌졸중·심장마비 발생	−10	
	조부모·부모·자녀 중 65세 이전에 다음 질병에 걸린 사람이 있습니까?		
	고혈압	−2	
	암	−2	
	심장병	−2	
	뇌졸중	−2	
	당뇨병	−2	
	기타 유전성질환	−2	

합계:

#2 환경적인 요인

경제상태	빈곤층	−10	
	서민층	−5	
	중산층 이상	+1	
교육정도	무학 · 초등 · 중학교 졸업	−7	
	고등학교 졸업	+2	
	대학 졸업	+4	
	대학원 이상	+6	
다른 사람이 말하는 당신의 성격	차분하고 매사에 조심스럽다	+3	
	느긋하고 수동적이다	−3	
	쉽게 분노하고 짜증을 잘 낸다	−10	
직업	전문직	+3	
	자영업	+3	
	보건 관련	+2	
	사무원 · 임시직	+3	
	주야간 교대근무	−1	
	실직	−3	
	직장에서 승진 가능성 큼	+1	
	오염물질 · 독성물질 · 방사선 · 화재 등 위험 노출 가능	−10	
주거지역	도시 산업공단 주변	−4	
	농촌지역	+2	
	대기오염 주의지역	−5	
	범죄율이 높은 지역	−3	
	범죄율이 낮은 지역	+2	
	라돈 검사에서 양성반응을 보인 주택	−2	
통근 소요시간	30분 이내	+1	
	31−59분	0	
	1시간 이상	−1	
	집에서 30분 이내 거리에 병원 · 외상치료센터가 있다	+1	
	집에서 30분 이내 거리에 병원 · 외상치료센터가 없다	−1	

합계:

#3 건강상태

건강상태	〈전반적인 현재의 신체 건강 상태〉		
	매우 좋다 (최근 아팠던 기억이 거의 없다)	+6	
	좋다 (연간 아픈 날이 10일 이내)	+4	
	그저 그렇다 (연간 아픈 날이 11–20일)	−2	
	나쁘다 (연간 아픈 날이 21일 이상)	−10	
혈압	〈최근 1년 이내에 측정한 혈압〉		
	140/90 이하	+3	
	141/91–160/95	−5	
	최고 혈압 161 이상, 최저혈압 96 이상	−10	
	혈압 모름	−5	
콜레스테롤	200 이하	+5	
	201–240	−2	
	241 이상	−10	
	혈중 콜레스테롤 수치 모름	−5	
HDL	29 이하 (HDL은 고밀도지단백, 혈관건강을 돕는다)	−10	
	30–45	0	
	46 이상	+8	
	혈중 HDL 수치 모름	−5	
당뇨병	가족 중에 당뇨병 환자가 있다	−4	
흡연	흡연한 적 없음	+7	
	담배를 끊었음	+3	
	매일 한 갑 이내로 흡연	−7	
	매일 1–2갑 흡연	−10	
	매일 2갑 이상 흡연	−20	
음주	음주 안 함	+1	
	하루 와인 한 잔 또는 맥주 1캔 이내 반주	+5	
	하루 와인 1–2잔, 맥주 1–2캔 음주	−4	
	그 이상 음주(한 잔·한 캔 추가 때마다 −1점)	−5	
운동	〈20분 이상 적당한 유산소운동〉		
	매주 5번 이상	+10	
	매주 4번	+6	
	매주 3번	+3	

합계:

			자기점수
	매주 2번	+1	
	규칙적으로 유산소운동 안 함	−10	
체중	정상체중 유지	+5	
	정상체중보다 2.3–4.5kg 초과	−6	
	정상체중보다 4.6–9kg 초과	−10	
	정상체중보다 9.1–13.5kg 초과	−20	
	정상체중보다 2.3–4.5kg 미달	−5	
	정상체중보다 4.6–9 미달	−20	
허리/엉덩이 둘레 비율	0.8 이상인 여성	+3	
	0.79 이하인 여성(= 뚱뚱한 여성: 심할수록 −1)	−2	
	0.96 이상인 남성	+2	
	0.95 이하인 남성(= 뚱뚱한 남성: 심할수록 −1)	−3	
영양	영양적으로 불균형한 음식 섭취	−3	
	규칙적인 식사	+2	
	불규칙적인 식사	−2	
	밤늦게 스낵이나 야식을 즐긴다	−2	
	아침식사를 거르지 않는다	+2	
	생선 · 닭고기가 단백질 주공급원이다	+5	
	매주 5번 이상 녹색 야채를 먹는다	+3	
	매주 5번 이상 과일과 과일주스를 섭취	+2	
	과일 · 과일주스를 즐겨 먹지 않는다	−1	
	지방음식을 가급적 먹지 않으려고 애쓴다	+2	
	지방음식을 피하려 애쓰지 않는다	−5	
	식사의 절반 이상을 인스턴트식품으로 채운다	−8	
	식이섬유가 많이 든 음식을 매일 먹는다	+2	
	식이섬유가 많이 든 음식을 즐기지 않는다	−3	
	멀티비타민제나 미네랄제를 복용한다	+10	
	칼슘보충제를 복용한다 (여성)	+3	
	매 8주마다 감기 등 감염성 질환에 걸린다	−6	
	감기에 걸리면 2주 이상 앓는다	−8	
	림프절이 자주 커진다	−4	

합계:

#4 생활방식

			자기점수
사고	차에 타면 반드시 안전벨트를 한다	+6	
	안전벨트를 대부분 하지 않는다	−6	
	음주운전을 절대 하지 않는다	+2	
	지난 5년간 음주 문제로 체포된 적이 있다	−10	
	과속이나 교통사고로 교통티켓을 발부받은 적이 있다	−2	
	지난 3년 간 폭행, 싸움 등에 연루된 적이 있다	−2	
	오토바이를 탄다	−10	
건강검사	전반적인 신체검사와 혈액검사를 3–4년 (50세 미만), 1–2년(50세 이상)마다, 매년(65세 이상) 받는다	+3	
〈여성〉	해마다 부인과 검사와 자궁암 조기 검사를 받는다	+2	
	매달 유방 자가 검사	+2	
	유방암 진단을 받는다(35–50세 매 3년, 51세 이상 매년)	+2	
월경 상태	월경 한다	+3	
	41세 이후 폐경	+1	
	40세 이전 폐경	−5	
	40세 이전에 자궁적출수술 받음	−8	
	41세 이후에 자궁적출수술 받음	−4	
〈남성〉	3개월마다 생식기 자가 검사	+1	
	직장 및 전립선 검사 (30세 이후 매년)	+2	
남녀 공통	직장검사와 대변 중 혈액검사(40세 이상 2년마다, 50세 이상 매년)	+2	
	50세 이상인데 직장검사 받지 않는다	−4	
	매일 한두 번 어려움 없이 대변을 본다	+3	
	변비가 있다	−10	
	위나 장에 질환이 있다	−7	
50대 이상	2년마다 직장내시경 검사	+2	
	6주 이상 낫지 않는 피부 이상이 있다	−10	

합계:

사회적 요소	기혼, 장기 교제 관계	+10	
	장기 교제 관계 없음	−6	
	만족스런 성생활 (주 1회 이상)	+5	
	불만족스런 성생활	−10	
	18세 이하 자녀와 함께 거주	+2	
	홀로 산 기간이 5년 이내	−1	
	홀로 산 기간이 10년 이내	−2	
	친한 친구가 없음	−10	
	친한 친구가 1명	+1	
	친한 친구가 2명	+2	
	친한 친구가 3명 이상 (많을수록 더 좋은 것은 아님)	+3	
	자원봉사단체·종교단체 등에서 활발한 활동	+2	
	애완동물 기름	+2	
	규칙적인 하루 일과	+3	
	불규칙적인 하루 일과	−10	
숙면시간	5시간 안됨	−5	
	5–8시간	+5	
	8–10시간	−7	
	일정하지 않다	−5	
작업시간	일정하다	+3	
	일정하지 않다	−5	
휴가	연간 휴가 6일 이상	+5	
	지난 2년간 휴가 안 감	−5	
스트레스 관리	요가·명상·음악 등 스트레스 관리를 활용함	+3	
	스트레스 관리법이 없음	−4	

합계:

#6 마음관리

〈감정 · 스트레스 요인〉	전혀 없다	드물게 있다	가끔 있다	늘 있다	점수
대체로 행복하다	−2	−1	+1	+2	
친척 · 친구와 즐거운 시간을 갖는다	−2	−1	+1	+2	
내 개인적 삶과 경력이 잘 통제되고 있다	−2	−1	+1	+2	
경제적 능력 내에서 산다	−2	−1	+1	+2	
새로운 도전을 좋아한다	−2	−1	+1	+2	
창의적인 취미 활동에 참여한다	−2	−1	+1	+2	
레저시간을 갖는다	−2	−1	+1	+2	
감정을 쉽게 표현한다	−2	−1	+1	+2	
잘 웃는다	−2	−1	+1	+2	
좋은 일이 생길 것을 기대한다	−2	−2	+1	+2	
쉽게 화를 낸다	+2	+1	−1	−2	
자기를 잘 비판한다	+2	+1	−1	−2	
남을 잘 비판한다	+2	+1	−1	−2	
남과 같이 있어도 외롭다	+2	+1	−1	−2	
자제력을 잃을까 걱정된다	+2	+1	−1	−2	
자신이 희생한 것에 대해 후회한다	+2	+1	−1	−2	

합계:

_____

```
    #1〜#6까지의
     점수 총계

  _____
```

(자료: 美國 '항노인의학회' 예상수명계산표)

✳예상 수명 계산법

#1에서 #6항까지 각각의 점수를 모두 다 합산하여, 자신의 나이 항목에 따라 계산한다.

나이별	예상수명
83 세 이상	(점수 × 0.08) + 자기나이 + 1
74 ~ 82 세	(점수 × 0.16) + 자기나이 + 3
62 ~ 73 세	(점수 × 0.33) + 자기나이 + 5
47 ~ 61 세	(점수 × 0.37) + 자기나이 + 10
31 ~ 46 세	(점수 × 0.46) + 자기나이 + 20
1 ~ 30 세	(점수 × 0.67) + 자기나이 + 30

필자의 상태를 대입하여 계산된 예상수명은 120~130세로 나오고 있다. 예상수명이 높게 나왔으면 좋은 일이지만 방심하면 곧 내려갈 수 있으므로 늘 노력하는 삶이 되어야 한다.

예상수명이 좀 낮게 나왔으면, 자신의 불리한 항목을 개선한 다음에 다시 체크해 보면 더 올라갈 수 있고, 당연히 수명도 연장될 수 있다. 바로 그러한 목적으로 본 표를 제공한 것이다.

세상에 정해진 사망연령이란 없다. 자신의 삶이 곧 자신의 수명이기 때문이다.

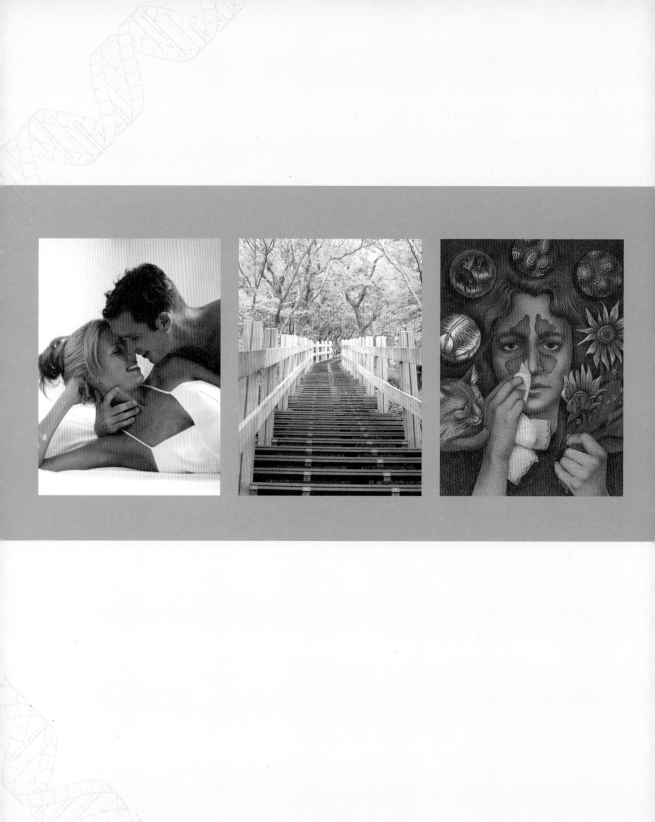

CHAPTER 2

유쾌한 DNA
암은 없다!

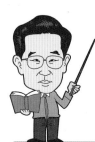

암을 이기는 사람
VS 암을 만드는 사람

암을 이기는 사람		암을 만드는 사람
유머가 풍부하고 낙천적이며 원만하다	성격	화를 잘 내고 주장이 많고 잘 다툰다
규칙적인 생활에 노력한다	습관	규칙적인 생활에 호감이 낮다
취미생활이 다양하며 꾸준하다	취미	취미생활이 불명료하고 부족하다
과일, 채소, 해초, 우유, 생선을 자주 먹는다	음식	폭식, 편식하며 음식조절에 무관심하다
술, 담배, 기호식품을 조심한다	기호식품	흡연, 음주, 이상한 것들을 먹는다
깨끗 단정하며, 적정체중을 유지한다	용모	외모에 무관심, 체중의 증감이 심하다
걷는 것을 즐거워한다	걷기	운동을 다음으로 미루며 걷기를 싫어한다
나쁜 일을 잘 잊어버리고 희망을 갖는다	나쁜일	나쁜 일을 되씹으며 잊지 않는다
자연과 시골 친화적이며 동식물 가꾸기를 즐긴다	자연	유행과 도시지향적이며 동식물을 가꾸지 못한다
자주 따뜻한 목욕을 즐긴다	목욕	가끔 대충 씻고 얼른 나온다
규칙적으로 일찍 자고 일찍 일어난다	수면	불규칙적으로 늦게 자고 늦게 일어난다
스트레스를 쉽게 잊어버린다	스트레스	불안 스트레스 때문에 초조하다
약보다는 생활습관을 고치려 노력한다	약물	여러가지 약을 자주 먹는다
예방접종을 중요시한다	예방접종	예방접종에 관심이 없다
작은 질병이라도 관찰 확인 치료한다	질병관	작은 병을 간과 누적하며 큰병을 만든다

(자료: Seoul Medical lab. conference)

01

오늘 당신 자신이
암을 만들고 있다

운명은 너의 가슴속에서 나온다.
- J. F. 쉴러 -

"그 분은 6개 국어에 능통하다. 아니다. 10개 국어는 잘 한다."
사람들 소문이 설왕설래한다. G 상무가 영어, 일어, 중국어, 베트남어, 러시아어, 우즈벡어를 잘하여 국내외의 수많은 인사들과 안면이 넓은 왕발이라는 사실을 알 만한 사람은 다 안다.

사람들은 잘 생긴 그가 국제통이며 세계인이고, 아마 하버드대학 정도를 나왔으리라고 생각한다. 그런데 왜 그처럼 젠틀하고 목소리 좋고 유능한 인재가 사장님은 못 되고 늘 상무님에서 머물고 있는지 사람들은 의아해 한다.

사실 그는 여러 번 사장님을 해보았지만 모두 실패로 끝났고, 쓸 만한 직장에서는 잠깐 상무 직함을 가져본 시절이 있었으므로 본인은 그것을 늘 자신의 명함으로 소개한다.

그가 실제로 학교에 다닌 것은 초등학교 4학년에 불과했다. 원래 그의 아버지는 매우 큰 부자였으나 사업의 실패로 좌절을 겪은 후 곧 세상을 떠났다. 빚쟁이들이 몰려와 그의 가족은 고향을 떠나야 했고 학교는 더 이상 다닐 수가 없었다. 하지만 그는 강인한 천재였다. 낮에는 차부간(bus terminal)에서 떠돌이 장사를 하고, 해가 지면 영어학원 사환을 하며 바닥청소와 궂은 일을 도맡아 했다. 밤중에는 교실에서 의자를 붙여놓고 새우잠을 잤다.

어깨 너머로 배운 영어실력은 영문과 대학생보다 더 유창하고 실용적인 것이었다. 십대에 이미 그는 외국인과 자유소통(free talking)이 가능할 정도였다. 영어에 자신이 붙자 다른 외국어는 식은 죽 먹기였다. 20대가 되기 전에 일본어, 중국어에 입문했다. 군대에 갈 수 없음은 졸업장이 없기 때문임을 알게 되고, 그는 검정고시를 통하여 금방 초·중·고 졸업 자격을 얻어냈다. 무슨 수를 썼는지 대학 졸업장도 있다. 원래 총기가 밝아 한 번 본 한자는 잊지 않았다. 필체가 워낙 좋아 굵은 만년필로 漢字(한자)를 척척 써주면, 사람들은 그의 수려한 용모와 목소리와 달필(達筆)에 놀라며 그것을 버리지 못하고 소중하게 간직하곤 했다.

산전 수전 해전 육전을 다 거치며 안 해본 일이 없었다. 그는 세계 여러 나라 안 가 본 곳이 드물었다. 비상한 머리에 기민한 창조력으로 실용신안특허도 여러 개 갖고 있다. 큰돈을 벌기도 했지만 크게 잃기도 해서, 그의 저금통장엔 늘 잔고가 부족했다. 그는 사기죄로 감옥살이를 경험하기도 했다.

지인과 친척들은 그를 존경하면서도 두려워하며, 그렇게 양복 입고 큰돈만 쫓아다니지 말고 조그만 구멍가게라도 하며 확실한 생계보장을 하는 것이 좋겠다고 종용하였으나 그는 들은 척도 하지 않았다. 동에 번쩍 서에 번쩍하며, 러시아 어디에 또 남해 어느 섬에다가 사업을 벌려놓았다고 너스레를 떨며, 불규칙한 생활로 신체를 위태롭게 하며 몸을 축내고 다녔다.

"사람이 한 번 죽지 두 번 죽냐! 깨가 천 번 구르는 것보다 호박이 한 번 구

한 그루의 미루나무처럼 성실하게 산다면 행복할 수 있다.

르는 것이 더 낫다!"고 큰소리치며 투지를 꺾을 줄 몰랐다. 하지만 실은 몸이 옛날 같지 않아 내심 불안하기도 했다. 어느 날엔가 매우 어지럽고 두통이 심하고 피곤하여 동네 의원에 들렀다. 몸이 허하고 피가 부족해서 그런 것이니 고기도 잘 먹고 빈혈약도 먹으라 했다. 처방대로 하였으나 별 호전이 없어, 종합검진을 받으니 '췌장선암(pancreatic cancer)'이라는 진단이 내려졌다.

"왜 하필이면 재수 나쁘게 나한테 암이 생기느냐?"고 억울해하며 울부짖었다.

어찌하여 재수 나쁘게 그는 암에 걸려야 했을까?

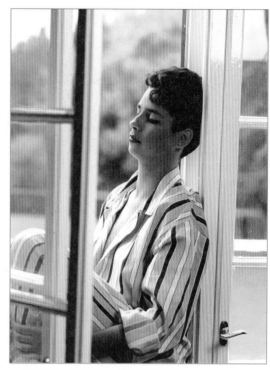

▲ 과욕이 없는 자연인에게는 암이 매우 드물다.

한국인 사망 순위, 어떻게 달라졌나?			
순위	1990년	2000년	2010년
1 위	암	암	암
2 위	뇌졸중	뇌졸중	뇌혈관 장애
3 위	심장병	심장병	심장병
4 위	교통사고	교통사고	자살*
5 위	고혈압	간질환	당뇨*
6 위	간질환	당뇨*	만성폐쇄성질환
7 위	당뇨*	자살*	교통사고
8 위	결핵	만성폐쇄성질환	간질환
9 위	만성폐쇄성폐질환	고혈압	폐렴
10 위	자살*	폐렴	고혈압

* 증가성향

(자료 : 통계청)

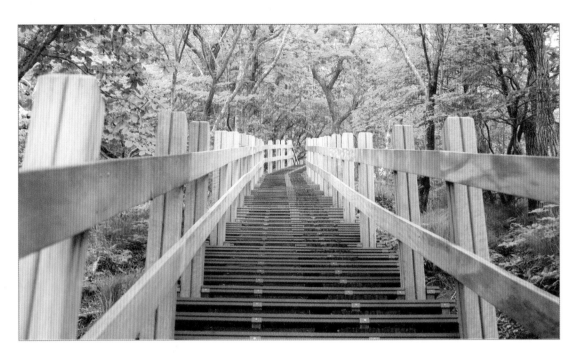

▲ 자족의 삶이 곧 100
세로 가는 지름길이다.

사실 암이란 재수 나쁜 것임에 틀림없다. 그러나 누구든지 재
수가 나빠서 암에 걸리는 것은 아니다. 그의 삶이 그의 암을 만든 것이기
때문이다.

　G 상무가 그때 암에 걸리지 않았더라면 어떻게 되었을까? 개과천선하여
새사람이 되고 분수에 맞춰 살며 다행스런 일생을 보낼 수 있었을까? 그렇지
못할 가능성이 더 큼을 사람들은 다 알고 있다. 그날의 사건이 없었다면 그는
중년이 아닌 노년에 더 큰 사건을 맞이하게 되어, 수술도 못하고 처자식에게
더 큰 부담이 될 수도 있었을 것이다. 그처럼 격정의 삶이 어찌 무난하고 순
탄한 결말로 이어질 수 있겠는가!

인생 일백 년은 너무 짧지는 않지만 너무 길지도 않다. 무
엇인가를 거창하게 해보기 위해선 너무 짧은 순간이며, 무엇인가를 하지 않

고 지내기엔 너무 긴 것이 우리 인생이다. 누구든지 행복을 추구하는 사람이라면 '안정이라는 종착역'에 그냥 멈춰 있을 수만은 없다. 늘 '불안이라는 열차'를 타고 꾸준히 앞으로 달려갈 수밖에 없다. 그러나 사람은 하느님이 아니라서 너무 크게 판을 벌리다 보면 허점이 생기고, 그것이 바로 자신의 목숨을 노리는 재앙이 된다. 자신이 감당할 만한 분수에 맞는 희망을 좇아야 하지 않겠는가.

한 그루의 미루나무처럼 성실하게 살다보면 어찌 불행만 있겠는가. 행복한 날이 더 많이 찾아오지 않겠는가. 불행과 암을 자신이 만들어 낼 수 있듯이, '유쾌한 DNA, 상쾌한 100年'도 자신이 만드는 것이 아니겠는가!

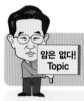

암은 없다!
Topic

젊고 건강하게 살기 위한 13가지 수칙

- 전통식 중심으로 식생활을 개선한다.
- 제철 채소와 과일을 듬뿍 섭취해 유해산소를 줄인다.
- 곡물껍질, 버섯 등을 많이 먹어 면역력을 증진시킨다.
- 해물·어패류·생선 섭취량을 늘린다.
- 우유와 낙농제품을 일정량 즐긴다.
- 음주·흡연·기호식품을 조절한다.
- 잘 웃고 미래에 희망을 갖는다.
- 목욕을 즐기며 규칙적인 수면시간을 갖는다.
- 햇빛 속에 규칙적으로 운동을 한다.
- 작은 병도 자주 검사하고 치료한다.
- 친구를 많이 사귀고 취미생활을 유지한다.
- 외모를 잘 가꾸고 적정체중을 유지한다.
- 신문을 꼼꼼히 읽는다.

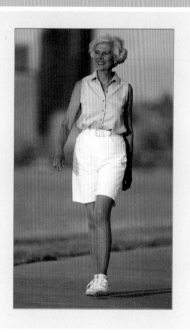

(자료 : 도쿄위생병원)

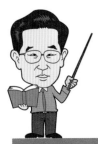

흡연자 VS 비흡연자

흡연자		비흡연자
68 세	평균기대수명	85 세
폐암 · 방광암 · 식도암 · 구강암 · 후두암 · 대장암 · 전립선암 · 임파암 · 난소암	잘 걸리는 암	금연은 암 예방 효과가 있음
폐렴 · 결핵 · 구강염 · 치주염 · 임파선염 방광염 · 폐기관지염 · 전립선염 · 인후두질환	잘 걸리는 질병	알러지성질환 · 신경성질환
담배연기에 발암물질 80여 종, 독성물질 수백 종	발암물질	실내공기 속에 발암물질 5종, 독성물질 10종 이하
비흡연자의 2 ~ 10배	암 발생 확률	흡연자의 1/2 이하
폐쇄성장애 · 혈관장애 · 버거씨병 · 골다공증 · 성기능장애 · 말초신경장애	신체기능장애	스트레스 · 과민성
자기제어에 관심이 적다	자기관리	자기제어에 관심이 높다
자녀들이 부모의 단점을 따라한다	자녀와 관계	자식이 부모의 의견을 존중한다
냉장고에 과일 등이 별로 없다	냉장고	과일 · 요구르트 등이 많이 있다
담배를 피우기 위해 자주 들락거린다	업무 중에	업무에 여유와 휴식을 가진다
흡연자의 주위가 너저분하고 까맣다	주위 환경	주위가 깨끗하고 하얗다
담배 냄새가 나고 호주머니가 더럽다	의 복	옷과 호주머니 속이 깔끔하다
일생동안 담뱃값 총액이 수억 원	담뱃값	일생동안 여윳돈이 수억 원

(Ref: Seoul Medical lab. conference)

옛날엔 **폐암**이
없었다네!

담배 끊는 것은 내가 겪은 일 중 가장 쉬운 일이다.
나는 그것을 천 번이나 끊었었다.
– 마크트웨인 –

사람이 누워 있을 때는 1분에 9ℓ의 공기를 마신다. 앉아 있을 때는 18ℓ를 호흡하며, 걸을 때는 27ℓ, 조깅할 때는 55ℓ 이상의 공기를 호흡해야만 한다. 하루 동안에는 약 1만 8천ℓ, 일 년이면 평균 600만 ℓ의 공기를 호흡한다. 일생 동안에는 40억 ℓ의 공기가 필요하다. 이것은 가로 40m×세로 25m×높이 400m(=140층 이상 = 40평 Apt 1200 세대 공간)인 아주 큰 빌딩의 크기와 맞먹는 용적이다. 그 속을 무슨 수로 맑은 공기만 채워 넣을 수 있겠는가!

　너무나 큰 공간이므로 먼지도 있고 벌레도 있고 병균도 있으리라. 그래서 조물주는 콧속에 보초(剛毛 bristles)를 **빽빽**하게 세워서 공기가 아닌 잡티의 통과를 1차적으로 저지한다. 그래도 날쌔게 빠져 들어간 더 작은 먼지는 콧속의 점막 액에 달라붙게 하여 처리한다. 그런데도 불구하고 더 못 말리는 극성파 미생물들이 들어오면 기관지의 섬모운동과 분비물질에 의해서 녹이거나 멸균하여 가래로 배출시킨다.

20세기 중반까지도
폐암은 매우 드문 것
이었다.

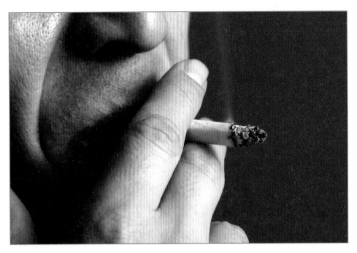

▲ 담배는 공장굴뚝을 기관지에 꽂는 행위와 같다.

이렇게 여러 겹의 방어기전(defense mechanism)이 준비되어 있는데도 불구하고 가끔 역겨운 냄새나 자극성 물질에는 시속 160km의 힘으로 내팽개치는 재채기나 기침을 뿜어내게 한다. 또 콧물과 눈물을 흘리기도 한다. 이것이 더욱 적극적인 배출 방법이기 때문이다.

사실 옛날엔 자연적인 인간이라면 이처럼 훌륭한 정화장치의 역할에 힘입어 백 년을 살아가는 데 큰 문제는 없을 것이다. 하지만 지금은 많이 다르다.

요즘 세상에 자연적인 인간이 어디에 있겠는가. 담배는 물론이고 매연, 오염, 배기가스, 분진, 미세중금속, 환경호르몬, 차량과 도로의 마모 먼지, 공해물질, 귀화식물의 꽃가루 속에 인간의 호흡기는 전생에 학습되지 못한 시련을 겪을 수밖에 없다.

그래서 한 번 들이마신 공기는 6억 개의 폐포(alveolae) 속으로 퍼져 들어가게 되고, 곧 그것을 내쉰다 해도 폐 속에는 언제나 3ℓ 정도의 공기가 남아 있으며, 이 속에 내포되어 있는 각종 악성물질들은 폐를 그냥 놔두지 않는다. 폐포 표면적의 넓이는 피부보다 40배나 넓다. 그러니 허파가 공기의 질(quality)에 어찌 예민하지 않겠는가.

폐포의 성질이 변형되고 틀어지고 커지고 막혀서 전혀 다른 흉측한 형태로 변질될 수밖에 없다. 이것을 우리는 '폐암(Lung cancer)' 이라고 부른다. 그리하여 옛날에는 지구상에 거의 없던 폐암이 산업혁명 이후로 하나둘씩 나타나기 시작하더니, 이제는 선진국 암 사망률의 1위로 등극하고야 말았다. 참

순위	1989년	1999년	2003년	2009년
한국인 10대 암 사망원인 순위 변화				
1 위	위 암	위 암	폐 암	폐 암
2 위	간 암	폐 암	유방암	유방암
3 위	자궁경부암	간 암	간 암	간 암
4 위	폐 암	대장암	대장암	췌장암
5 위	대장암	자궁경부암	췌장암	대장암
6 위	유방암	췌장암	위 암	백혈병
7 위	췌장암	유방암	전립선암	뇌종양
8 위	뇌종양	백혈병	백혈병	임파암
9 위	백혈병	뇌종양	뇌종양	위 암
10 위	골격암	전립선암	자궁경부암	전립선암

(자료 : 통계청)

으로 인간의 문명과 기술이 막강한 힘을 가졌음에는 틀림이 없다.

그 중에서도 담배는 공장굴뚝을 자신과 옆 사람의 기관지에 꽂는 행위와 같다. 담배 1개에 들어 있는 니코틴의 양은 2mg이며, 한 모금 빨아들일 때마다 0.2mg의 니코틴이 목구멍 속으로 넘어간다. 깊이 들이마실 경우에는 그것의 90%가 체내로 흡수된다. 이것은 다시 혈액 속으로 타고 들어가 심장과 뇌에까지 수초 이내에 전달된다. 이렇게 들어간 니코틴과 타르, 살충제와 청산가리 등 80여 가지 발암물질들은 전신으로 순환되어 폐암뿐만 아니라 구강암, 인후두암, 식도암, 간담도암, 위암, 방광암, 췌장암, 난소암의 요인이 된다. 각종 암 유발 요인 가운데 흡연이 단연 으뜸이다.

흡연자는 비흡연자보다 2배 이상의 암 발생률과 4~20배의 암 사망률을 나타낸다. 또한 간접흡연이 직접흡연보다 더 나쁘다는 보고도 있다. 불완전 연소된 담배연기에 더 많은 발암물질이 들어 있기 때

담배는 만병으로 들어가는 대문이다.

문이리라.

담배가 만병의 근원임을 모르는 사람은 없다. 또한 술 담배를 즐기고도 무병장수한 경우가 많다고 장담하는 사람도 있다. 사실 좀더 강한 유전자를 타고난 사람도 있을 것이다. 비록 그렇다 할지라도 절대 금연하였다면 좀더 오래 살 수 있었을 것임은 두말할 나위가 없다. 또한 강한 유전자를 타고난 특별한 사람들보다는 보통 유전자를 타고난 평범한 사람이 더 많다는 사실 역시 두말할 나위가 없다. 사람들은,

"술·담배도 못하며 그렇게 오래 살면 뭐하냐?"

"얼마나 오래 살겠다고 하고 싶은 것도 못하냐?"

"늙어서 힘없이 골골거리느니, 짧고 굵게 살다 가지."라고 말한다. 정말 그럴까? 술·담배 안 하면 정말 세상 재미없게 살다가 골골거리며 죽을까? 오히려 음주·흡연하는 것이 늙기도 전에 힘없이 골골거리게 된다는 사실을 모르는 사람도 있을까?

금연 실천 10계명

1. 금연 초기에는 술자리를 피한다.
2. '평생 끊겠다'가 아니라 '한 달만 끊어보자'고 마음먹는다.
3. 금연 실패를 두려워하지 않는다.
4. 담배를 대신할 운동이나 취미활동을 찾는다.
5. 전문가와 상담해 의학적 도움을 청한다.
6. 주위 사람에게 금연 이유와 금연 사실을 알린다.
7. 담배 피우고 싶은 순간을 넘길 수 있는 방법을 찾는다.
8. 금단증상을 스트레스로 오해하지 않는다.
9. 규칙적으로 운동한다.
10. 담배를 끊은 자신에게 상을 준다.

(자료: 가톨릭대성가병원)

담배는 다른 혈관질환과 버거씨병, 골다공증, 갑상선질환, 말초신경염, 당뇨병 요인, 성기능장애, 발기부전, 기형아, 불임 등의 원인이 된다. 또 중년돌연사증후군(sudden death syndrome)의 최고 요인으로 판명되었다.

이런 것들은 어느 날 갑자기 자기도 모르는 사이에 찾아오는 것이 절대 아니다. 자신이 그것을 예측하면서도 대처하지 않기 때문에 들이닥치는 재앙이다.

세상에서 오직 담배만이 스트레스를 완화시키고, 사랑과 미움의 갈등을 희석하고, 사고의 지평을 개방시킬 수 있는 방법이겠는가? 삶의 더 어려운 순간도 잘 넘어왔는데 어찌 이것이라고 극복하지 못하겠는가?

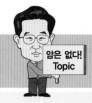

폐암 검진의 필요성	검진 대상자
• 흡연 및 대기오염 등으로 폐암 발생률이 증가 • 조기에 진단하여 완치율이 70% 이상 • 조기진단이 가능한 유전자 검사법이 개발됨	• 10년 이상 흡연한 40세 이상 성인 • 가족, 친척 중 폐암이 발생한 경우 • 과거 폐암으로 치료를 받은 경우 • 원인모를 체중감소, 피로감, 기침, 가래 등이 있는 분 • 환경적으로 분진, 미세먼지 등이 많은 곳에서 일하시는 분 • 그 외에 폐질환의 예방 및 조기 진단에 관심이 많은 성인

(자료 : seoul.co.kr 보수 교육자료)

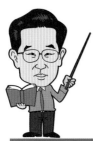

초식동물 VS 육식동물
어떤 차이가 있을까?

초식동물	포유동물 비교	육식동물
위가 4 개 있다 혹위 + 벌집위 + 겹주름위 + 주름위	위	1개만 있다 (사람도 위가 1개)
어금니 종류가 더 많다	이 빨	송곳니 종류가 더 많다 (사람도 뾰쪽한 치아가 더 많다)
복잡하고 길다 : 7 ~ 18m	위 장	단순하고 짧다 : 4 ~ 7m
새끼를 매년 낳는다 새끼가 크고 곧 걷거나 뛰어야 한다	새 끼	새끼를 드물게 낳는다 새끼가 작고 천천히 걸어도 무방하다
양순하고 방어적이다	성 질	빠르고 공격적이다
곡식을 주식으로 한다(동남아인)	인간과의 비교	육식을 주식으로 한다(서구인)
위 암 · 식도암	잘 걸리는 암	대장암 · 직장암
당뇨병 · 골다공증 · 빈혈증	잘 걸리는 병	동맥경화 · 통풍 · 혈관장애
키가 작고 가늘다	성인의 뼈대	키가 크고 두껍다
부지런하고 방어적이다	성 품	계획적이고 도전적이다
신생아가 더 크고 무겁다 출산 후 산모의 몸조리가 필요하다	신생아	신생아가 더 작고 가볍다 출산 후 산모의 몸이 가볍다
등이 굽고 키가 작아진다	노 인	등이 거의 굽지 않는다
죽기 전에 대부분 다 빠진다	치 아	죽은 후에도 치아가 남아 있다
쉽게 공복감을 느끼게 된다	식사 후	오랫동안 든든하고 배고프지 않다

(Ref: Seoul Medical lab. conference)

너무 잘 먹어도 위암,
못 먹어도 위암

무엇을 먹는가 말하라. 그것이 너의 인품이다.
– A. 브리야샤바랭 –

소나 양 같은 초식동물의 주요 식량은 섬유소로 되어 있다.
초식동물은 지푸라기를 먹고도 소화시킬 수 있는 '섬유소 분해효소(cellulase)'
가 있어서 그것을 먹고도 살아갈 수 있는 반면에 인간은 그런 효소를 갖지 못
함으로써 그런 것을 먹고는 살 수 없다고 생각한다.

그러나 사실은 섬유소 분해효소를 가진 동물은 책을 갉아먹는 좀벌레나
늪지식물을 소화시키는 지렁이와 좀조개에서 발견될 뿐 소와 말, 사슴과 코
끼리 같은 고등동물들은 그런 효소를 합성해내지 못한다(Science of Biology 6th.
ed; Purves et al. Sinauer 2009. p908).

그러면 소는 도대체 그렇게 많은 지푸라기를 먹고도 어떻게 살아갈 수 있
을까? 그들은 혹위, 벌집위, 겹주름위, 주름위라는 4개의 위를 갖고 있다. 혹
위 속에는 엄청나게 많은 섬유소 발효 미생물들이 있어 지푸라기를 연하게
발효시킨다. 이것을 다시 되새김질(반추)해서 잘게 부숴 벌집위로 보내면 미
생물 노출 면적이 넓어져 유익 미생물이 무수히 번창하게 된다.

소의 위 속에는 섬유
소 분해 효소가 없다.

그러므로 들소는 풀만 뜯어 먹고도 충분한 당분을 흡수하고, 위장 내 공생 미생물 자체를 소화함으로써 얻어지는 필수아미노산을 통하여 매일 100g 이상 양질의 단백질을 얻어낼 수 있다(Science of Biology 6th. ed Purves et al. Sinauer 2009. p909).

사람은 초식동물이 아니다. 위가 단 1개뿐이라는 사실이 그것을 증명한다. 곡식을 주로 먹는 닭과 조류들도 모이주머니와 모래주머니가 발달되어 있는데 인간은 그것조차도 못 가짐으로써 식도에서 연한 위속으로 음식이 달랑 떨어져버린다.

사람의 위에서는 매일 2ℓ이상의 위액이 쏟아져 나온다. 그 속에는 병원균을 소독하고 음식물의 소화를 돕는 염산(HCl)이 있지만 소화효소는 '펩신(pepsin)'이라는 '펩타이드(단백질)' 분해효소 딱 하나가 있을 뿐이다. 그것은 우리 조상들의 음식이 주로 '단백질' 성분이었음을 증명하는 것이다. 당연히 인류는 대부분의 세월을 '수렵'으로 연명해 왔으니 그것은 지당한 현상이다. 그래서 지금도 단백질을 주로 먹는 서구인들에게서는 위염, 위궤양, 위암이 별로 없다. 반면 곡류를 주로 먹는 동남아인에게는 그것들이 훨씬 많다. 매년 여러 번씩 위염을 경험하며, 위궤양과 가슴앓이

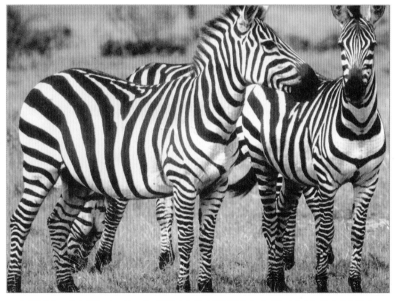

▲ 초식동물은 4개의 위를 갖고 있으며 미생물과 공생관계를 통하여 필요한 단백질을 합성 흡수한다.

		사람의 주요 소화효소	
효소	공급원	기능	기능장소
타액 아밀라아제	침샘	녹말 → 엿당(맥아당)	입
펩신	위	단백질 → 펩타이드	위
이자 아밀라아제	이자	녹말 → 엿당	소장
리파아제	이자	지질 → 지방산 + 글리세롤	소장
트립신	이자	단백질 → 펩타이드	소장
키모트립신	이자	단백질 → 펩타이드	소장
말타아제	소장	엿당 → 포도당	소장
락타아제	소장	젖당 → 갈락토오스 + 포도당	소장

(자료: 《The Textbook of Biology》)

약은 동남아에서 가장 많이 팔린다.

소가 지푸라기를 녹게 하듯이 사람은 단백질을 녹일 수 있다. 사람은 지푸라기만 못 녹이는 것이 아니고, 곡류 속 섬유소 역시 녹이지 못한다. 그래서 이것은 위와 소장·대장·직장을 거쳐 대변 양을 충분하게 함으로써 대장암을 줄여주는 재료가 됨을 우리는 잘 알고 있다. 그리고 섬유소량이 부족한 서양인들에게는 위암 대신 대장암이 더 많다는 사실도 역시 잘 알고 있다.

지금 세상은 너무 빨리 변해가고 있다. 위장의 진화속도가 위속으로 들어오는 음식의 변화속도를 따라가지 못한다. 또한 식사시간도 초특급이다. 그저 빨리 먹고 다른 더 중요한(?) 사건 속으로 얼른 들어가야 한다.

조급한 식사는 당연히 더 자극적이고 맵고 짜게 먹는 것을 부채질한다. 급한 사람일수록 조미료와 첨가제가 많이 든 인스턴트와 가공식품을 더 많이 먹는다. 전생에 이런 것들을 받아 처리해본 기억이 없는 위벽은 그 세포환경이 변화될 수밖에 없다. 성미 급한 사람들은 술도 빨리 마시고 줄

사람은 초식동물이 아니다. 위가 단 한 개 뿐이다.

담배도 마구 피워댄다. 성질이 급하여 땀을 많이 흘릴수록 더 짜고 더 뜨겁게 먹는다. 선진국 사람들보다 몇 배나 더 짜고 더 뜨겁게 더 빨리 먹는다. 소금에 절인 음식과 안주나 염장식품을 무차별하게 먹어댄다. 여기서 나오는 아질산염과 HCA, 나이트로사민 등은 소화기와 호흡기의 내벽세포를 박살내는 공격조이며 발암물질이 되어, 그런 사람에게 위암은 물론 식도암·후두암·폐암·췌장암이 더 많을 것임은 두말할 필요 없는 잔소리다. 또한 그런 사람일수록 정상적인 식사를 등한시한다. 이것은 술보다 더 나쁘다. 이때는 빈속에 위산과 펩신이 과다하게 분비되어 위 내벽 자체를 소화시켜 세포의 악성 변화를 주도하게 된다.

위염 · 위궤양 · 위암은 헬리코박터(Helicobacter pylori)라는 세균과 연관이 있는데, 이제는 그것의 감염 여부를 면역혈청학적 검사로 편안하고 재빨리 진단해내 위암인자를 조기 발견할 수 있게 되었다. 그러나 성미급한 사람들은 "그런 검사 받을 시간이 없다."고 하면서, 그저 지나는 길에 약이나 사먹고 그냥 지낸다. 이런 습관이 바로 위염과 위궤양을 위암으로 끌어올리는 가장 위험한 방법이다.

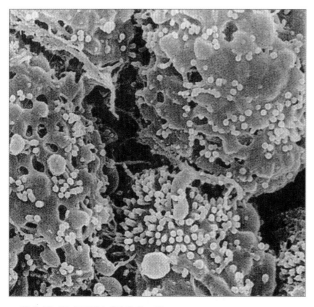
▲ 헬리코박터균에 감염된 사람의 위 조직

위에서는 위액이 나오고 가스트린(gastrin)이라는 물질이 혈액 속으로 방출된다. 장에서는 장액이 나오고 DIP라는 물질이 혈액 속으로 분비된다. 하지만 암세포가 되면 정상세포에서 나오던 그런 물질들 대신 암 특유물질(종양표지자)을 혈액 속으로 방출하게 된다. 이것은 다른 암들도 마찬가지다. 면역혈청검사에서는 바로 이 암 특유 물질인 종양항원(cancer antigen)을 찾아내어 암의 크기가 아직 크지 않은 초기 진단을 가능하게 하고 있다. 위암의 형태와 크기가 확정되면 내시경으로 발견이 가능하다. 그러나 아직 크기와 형태가 확정되지 못한 미시적인 암은 혈액정밀검진으로 확인해 볼 수 있다.

암은 비참한 재난이다. 하지만 더 무서운 것은 암을 불러들이는 무절제한 습관과 무관심이다.

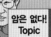

위암 조기 진단이 필요한 사람 | 암은 없다! Topic | 이런 사람은 위암 각별 조심!

- 40세 이상 성인
- 가벼운 소화불량 증상이 2주일 이상 지속되는 경우
- 속이 더부룩하고 소화가 잘 안 되며 식욕이 떨어지는 경우
- 위장출혈로 인한 빈혈이나 짙은 흑색 변, 또는 토혈 등이 있는 경우

1. 만성 위축성 위염을 가진 사람
2. 장 상피 화생 또는 위 용종 등을 가진 사람
3. 악성 빈혈 환자
4. 절인 음식이나 염도가 높은 훈증한 음식, 불에 구운 고기나 생선 등을 많이 섭취하는 사람
5. 가족 중 위암 환자가 있는 사람
6. 방사선에 노출된 사람
7. 헬리코박터 파이로리 세균에 감염된 사람
8. 과거 위절제술을 받은 적이 있는 사람

(자료: 《The Textbook of Oncology》)

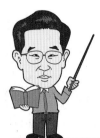

알코올 중독 VS 애주가

알코올중독		애주가
자꾸 술자리를 만들려 한다	**술자리**	일부러 만들지는 않는다
혼자서도 술을 자주 마신다	**혼자 술먹기**	즐거운 상대가 있어야 마신다
술 마실 이유가 많다 "반주로 한 잔" "잠이 안 와서 한 잔" "기쁜 일이라 한 잔" "기분 나빠서 한 잔" "오랜만이라고 한 잔"	**이 유**	술 마실 이유가 있어도 다른 방식으로 돌리거나 다음으로 연기한다
술이 들어갈수록 자꾸 더 마시려 한다	**2차, 3차**	적당히 마시고 곧 일어설 줄 안다
음주 후 필름이 끊긴다	**기 억**	즐거운 기억을 남긴다
안주가 없어도 술을 마신다 안주가 있으면 그 핑계로 또 술을 찾는다	**안 주**	분위기에 따라 술을 즐긴다
정상생활에 지장이 발생된다	**음주 다음날**	정상생활에 지장이 없다
불안하고 우울하고 안절부절 한다	**술을 못 마시면**	다른 것으로 대체할 수 있다
지방간 · 간경화 · **간암** · 위장장애 · 정신장애	**질 병**	한 잔 술은 건강에 영향이 없다
술값과 질병 치료비로 일생동안 수억 원	**술 값**	비용이 크지 않다
금단증상이 심하여 다시 마시게 된다	**금단증상**	특이 증상이 없다

(Ref: Invited Authors Conference)

04

술도 못 먹는데
무슨 간암?

간(肝)은 눈(目)과 통한다.
—황제내경—

프로메테우스는 에피메테우스의 형(兄)이었다. 형은 자연의 일부인 흙을 취하여 인간을 만들었다. 현명하고 앞일을 내다볼 줄 아는 형이 동생에게 말했다.

"올림푸스 신(神)들이 주는 선물은 절대 받아서는 안 된다."

그러나 제우스는 에피메테우스가 도저히 거절할 수 없을 정도로 너무나 아름다운 여인 '판도라'를 만들어 그에게 주었다. 판도라는 신들의 선물을 담은 상자를 가지고 왔는데, 절대로 뚜껑을 열어서는 안 되는 것이었다. 그러나 안 된다는 일은 더욱 해보고 싶은 법인지라, 판도라는 결국 뚜껑을 열어 그 속을 들여다보고 말았다. 그 순간 그 속에 들어 있던 질병과 재앙, 고통과 죄악 등이 세상으로 퍼져나갔다. 깜짝 놀란 그녀는 얼른 뚜껑을 닫아서 가장 게으른 '희망'만이 그 상자 안에 남게 되었다.

프로메테우스는 회향나무 가지를 들고 천상으로 올라가 불(火)을 붙여 가지고 몰래 지상으로 내려와 인간들에게 주었다. 또 글쓰기, 셈하기, 목축, 배

인간은 판도라의 상자와 프로메테우스의 간이라는 두 개의 상처로 고생하고 있다.

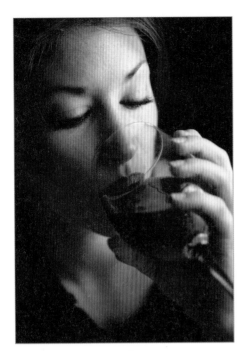

▲ 깜깜한 밤에 전기를 켜고 술을 마시는 것은 좋지 않다.

만드는 법도 가르쳐주었다. 제우스는 인간을 신처럼 만들려는 프로메테우스에게 불을 훔친 죄를 물어 카프카즈 산꼭대기 바위에 묶어 놓고 매일 아침 해가 뜨면 동쪽에서 독수리가 날아와 그의 간을 파먹게 하고, 해가 지고 잠이 들면 간이 새로 돋아나게 하였다. 내일도 또, 또…. 아주 오랜 세월 후에 힘센 헤라클레스가 그를 구해주기는 하지만….

인간들은 아직도 '판도라의 상자'와 '프로메테우스의 간'이라는 두 개의 상처로 고생하고 있다.

사람들은 오늘도 판도라의 상자를 연

다. 제우스의 불을 켠다. 제우스의 불은 번개 즉 '전기'라는 것이다. 사람들은 대낮엔 술을 거의 먹지 않는다. 판도라의 상자 속처럼 깜깜한 밤에 전기를 켜고 술을 먹는다. 해가 지면 곧 잠을 자고 간이 새로 돋아나야 할 판인데도, 제우스의 불을 훔쳐다 밝혀놓고서 판도라의 상자에서 나온 술을 마셔댄다. 그러면 곧 또 독수리가 와서 간을 파먹을 차례다.

한 번 힘센 헤라클레스가 구해주었으면 다시는 유혹에 빠지지 말아야 할 것을, 불과 술·담배·판도라의 상자 속 같은 밤의 유혹은 또다시 자신의 간을 배반한다.

우리나라 40, 50대 중년 남자의 주요 사망 원인이 간암과 간경화라는 사실은 결코 우연이 아니다. 이것은 세계적으로도 드물고 역사적으로도 거의 없었던 매우 희귀한 사건이다.

우리나라 40~50대 중년남자의 주요 사망 원인은 간암과 간경화다.

신화나 전설은 본래 지극히 상징적이며 예언적인 것이리라. 우리 환웅신화(桓雄神話)가 우리 풍토에서 쑥과 마늘의 유용성을 표시한 것이라면, 프로메테우스 신화는 인류에게 무엇을 암시하고 있을까? 그것은 간을 재생시켜야 함을 강조하는 내용이 아닌가! 상자 속 같은 까만 밤에 번갯불(電氣)을 과도하게 사용할 시에는 간에 상해가 됨을 예언한 것이 아닌가!

그러므로 제우스의 불을 훔쳐낸 사건은 올림푸스 시절이 아니었고, 인간이 신처럼 가만히 앉아 아주 멀리도 보고 듣고 통하고 간섭하는 전기, 전화, TV, 컴퓨터, PDA, 스마트폰, 탭 등으로 흥청거리는 지금 시절의 사건이 아닌가!

그러나 이를 어쩌란 말인가! 인간은 신이 아니고, 인간의 간은 독수리가 파먹게 된 것을! 낮에만 파먹던 독수리는 밤에도 계속 간을 파헤치고 있지 않은가! 그래도 사람들은 술 잘 먹는 것이 무슨 능력인 것으로 여기며, 무슨 유명한 술을 정신 나가도록 먹어 보았다고 훈장처럼 자랑한다.

음 주 관 련 통 계

1. 2008년 한 해 동안 우리 국민들은 소주를 30억 병(60만 킬로리터)이 훨씬 넘게 마셨다.
2. 이것은 국민 1인당 70병(음주 인구로는 200병 이상)이나 된다.
3. 또한, 맥주는 1인당 105병이나 된다.
4. 음주로 인한 세금만 1조 원이 넘는 것으로 집계됐다.
5. 과음으로 유발된 간경화 등의 치료에 소모된 비용은 이들을 전부 합한 비용의 10배 이상이 된다.

그런 다음엔 간이 나빠질까 걱정되어 간장약이다, 몸보신이다, 정력제다고 하며 이것저것을 또 먹어댄다. 진짜인지 가짜인지 구분해 볼 틈도 없다. 결국 간은 또 더욱 망가진다. 이것이 소위 '한국의 중년 문화'라는 것이다.

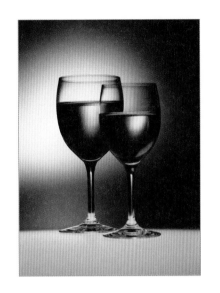

▲ 술은 간의 적이고 야채는 간의 친구다.

사실은 술 이외에도 간염이 너무 오래 지속되거나, 아메바나 간디스토마·간질 등에 걸리거나, 한약이나 양약을 잘못 먹거나, 잘못된 음식과 물질에 노출되어도 간경화나 간암이 되는 수가 많다.

더군다나 어찌된 일인지 간염에는 약이 없고, 약을 쓸수록 간이 나빠지는 것이니 생약이나 담방약이 더 좋다고 하여 간을 아주 망가뜨려버리는 경우도 흔하다. 사실 대부분의 약이라는 것이 간의 해독과정을 거쳐야 하므로 약을 쓰면 쓸수록 간은 나빠질 것이다. 그리고 약의 성분이 단일제제가 아닌 애매모호한 혼합약일수록 간독성이 더 심함은 사실이다.

그러나 사실 간염에는 약이 없는 것이 아니고, 이제는 간염을 치료할 수 있는 여러 좋은 약품들이 많이 나와 있는데도, 그저 옛날에 들었던 헛소리가 지

간 질환 자가 진단법

1. 부모, 형제 중 간질환 환자가 있거나 간질환으로 사망한 사람이 있다.
2. 휴식을 취하는 데도 몸이 많이 피곤하다.
3. 배에 가스가 자주 차고 소화가 안 된다.
4. 입에서 역한 냄새가 계속 난다.
5. 담배 맛과 입맛이 떨어진다.
6. 피부가 거칠어지고 나이에 맞지 않게 여드름이 난다.
7. 생리가 불규칙하고 양이 준다.
8. 오른쪽 어깨가 불편하여 돌아누워 잔다.
9. 쉽게 감기에 걸리고 배탈이 자주 난다.
10. 갑자기 피로해져서 신문을 읽기도 힘들 때가 있다.
11. 이유 없이 잇몸에서 피가 자주 난다.

0~2개: 간을 건강하게 관리하고 있음.
3개 이상: 간의 이상 징후일 수 있어 전문의와 상담 필요.

금까지도 진실인 줄 알고 간염 치료를 미루다가, 비록 간염항체가 생긴다 할지라도 그 세월이 너무 오래되어 간경화와 간암이 되어버리는 경우가 많다.

초음파만 해보면 간암·간경화가 곧바로 진단되는 줄 안다. 사실 초음파나 CT로 간암과 간경화가 진단되는 것은 사실이지만 간암의 크기가 최소한 5㎜ 이상 되어야만 비로소 감별이 가능하게 된다. 그러나 이때는 이미 암세포가 수억 개에 달하여, 암이 이미 전이 되었을 가능성도 배제할 수 없게 된다.

초기 간암은 'AFP'라는 간암 항원을 찾아내는 쉽고 간편하고 정확한 면역학검진 방법이 있는 데도 사람들은 값싸고 부작용 없는 혈액검사를 믿지 않는 경우가 있다.

우리 모두는 간경화와 간암을 피해갈 수 있는 방법을 다 잘 알고 있다. 판도라의 상자를 열지 말아야 된다는 것도 알고 있다. 밤에 제우스의 불(電氣)을 너무 오래 켜지 말고 빨리 자연으로 돌아가 간을 재생시키고 치료할 수 있는 방법도 다 알고 있다. 우리는 모두 그렇게 할 수 있다. 상쾌한 100年을 만들 수 있다.

이제는 간염에 좋은 치료제가 많이 나와 있다.

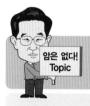

숨쉬기만으로 간질환 검진 가능하다

암은 없다! Topic

- B형 간염, C형 간염, 지방간 등 여러 가지 간질환을 조직 검사 대신 간단한 호흡검사를 통해 탐지할 수 있는 방법이 개발됐다.
- 호주 시드니에 있는 콩코드병원 위장병 전문의 고든 파크 박사가 개발한 이 진단법은 수명이 짧은 탄소 동위원소 꼬리표가 붙여진 카페인을 소량 마시고 1시간이 지난 뒤 호흡검사를 실시하는 것으로 외래에서 오랜 시간 걸리지 않고 간단히 할 수 있다.
- "간에서 카페인을 분해하는 효소의 능력은 바로 간 전체의 기능과 밀접한 연관이 있다."고 밝혔다.

(자료: 《The Textbook of Oncology》)

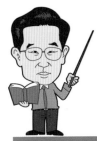

유방암 VS 유방질환 구별법

유방암		다른 유방질환
40세 이후	발생시기	사춘기 이후 가임 연령
자각증상이 거의 없다	초기증상	자각 증상이 심하고 불편하다
초기에는 통증이 없다	통 증	처음부터 통증이 있고 붓는다
멍울이 작고 단단하다	멍 울	멍울이 불확실하며 열이 난다
빨아도 별로 아프지 않다	유 두	빨면 많이 아프다
덩어리가 커지고 종양 부위가 함몰된다	오래되면	유방이 비대칭적으로 커지고 붓고 아파서 만질 수 없다
젖을 안 먹인 경우에 더 많다	수 유	수유 경험이 많을수록 더 많다
자식이 적다	자녀 수	자식이 많다
호르몬제나 스테로이드 등 약물 사용 경험이 많다	약 물	약물과 관계가 적다
서구화 경향이며 외식을 좋아한다	음 식	음식과 무관하다
사회생활이 바쁘다	사회생활	가정생활이 더 많다
늦게 자는 경우가 많다	취 침	일찍 잠자리에 든다
부부 사이에 변화가 많다	부부관계	부부 사이가 가깝다
CA125-3, CA549, Es-Receptor	종양표지자	ESR, CRP, WBC…

(Ref: Seoul Medical lab. conference)

05

유방에 암이라니,
너무 안 어울려?

애! 낙원의 강 언덕이 눈앞에 떠오른다.
— C. P. 보들레르 —

루이 15세의 특별 비서관이었던 브리에는 황태자비 마리 앙뜨
와네트가 스트라볼에 도착하였음을 왕에게 아뢰었다.

"황태자비께서 지금 도착하고 계십니다."

"미인이던가?"

"천사 같은 분입니다."

"살빛이 어떻던가?"

"이루 말로 아뢸 수 없을 만한 분이었습니다."

"눈이 아름답던가?"

"예, 예… 제 눈이, 제 눈이 부셔서, 예, 제 눈이…. "

"에이, 왜 자네 눈이? 그래! 가슴은 어떻던가?"

"화, 황공하오나, 시, 신하의 몸으로 어찌 그, 그런 곳까지 가, 감히 보, 볼,
수가 있겠습니…"

"에이, 자네는 좀 분명치가 못하네 그려. 모든 역사는 그 가슴에서 시작되

모든 역사는 여자의
가슴에서 시작된다.

117

는 법이거늘….”

루이 15세의 표현이 옳은 듯하다. 마리 앙뜨와네트는 얼마나 많은 역사를 모질게 주물러댔던가!

세상에 유방의 아름다움을 어찌 인간의 말 따위로 표현할 수 있겠는가? 신이 창조하신 형상 중에서 가장 도드라지게 훌륭한 작품이 여인의 유방임에는 아무도 이의가 없을 것이다. 그런데 어찌하여 그토록 숭고한 성소에 암 같이 천하에 무례한 도적이 감히 들어올 수 있단 말인가?

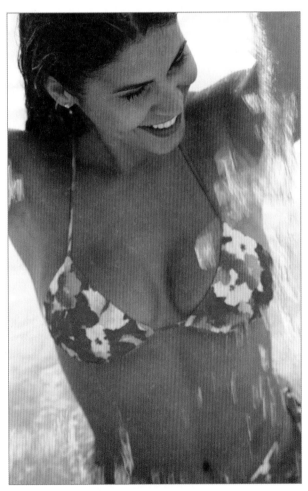

정말이지 유방에는 암이란 것이 정녕 전혀 어울릴 수가 없는 건달이 아닌가? 더군다나 유방은 폐나 위나 간처럼 죄가 많은 것도 아니고 새벽 눈(雪)처럼 결백하여 아무런 죄도 없지 않은가? 실로 인간만사 중 가장 억울한 누명이 아닌가?

정말 그럴까?

유방은 전혀 죄가 없고 그저 결백하기만 할까?

유방이란 본래 아기에게 젖을 만들어 주라는 곳이리라. 그리고 사랑을 위해서도 필요하리라. 그런데 요즘은 어떤가?

자식에게 배불리 젖을 먹이려는 여자가 몇이나 되는가? 아예 없는지도

▲ 여성의 건강한 아름다움은 모든 인간의 고향이다.

모르겠다. 그 대신 다른 쪽으로 더 많이 치켜세우고 있다. 그것도 좋다고 치자. 원래 유방이야말로 가장 아름다워야 하는 곳이니까! 그런데 그렇게도 예뻐야 될 부분이 수난의 시대로 접어들고 있으니 이를 어찌할 것인가?

첫째, 젖을 빨려야 한다는 원래의 목적에 소용되지 못함이 가장 큰 수난이다.

둘째, 그것을 괜히 트집 잡고 불만족하면서 변형시키고 부풀리는 불행이다.

셋째, 자연법칙을 무시하고 이 약 저 약, 인공합성물의 영향을 받아 그 기능과 모양이 변형되고 있음이 억울한 수난이다.

넷째, 현대인들이 너무 바쁘고 쓸데없는 데 시간을 낭비하느라 부부간에 사랑하고 만져볼 시간적 여유가 없는 것 또한 큰 불행이다. 이러한 사건들은 그 자체의 불행으로 끝나는 것이 아니고 곧 유방암의 원인이 되고 있다는 사실이 더욱 가슴을 아프게 한다.

옛날에는 젖 많이 먹인 여성이 아름다운 시대였다. 요즘은 젖 안 먹이고 그것을 크게 부풀려 올리는 것이 더 예쁜 줄 아는 시대가 되었다. 그래도 또 맘에 안 들면 칼로 째거나 구멍을 뚫어서 어떻게 해본다. 어디에 쓸려고 그러는지 알 수가 없다.

유방이란 본래 시감(視感)보다 촉감(觸感)이 더 중요한 곳인데, 뭔가를 끼워 넣으면 촉감이 더 나빠질 게 뻔하고 쓸모없어지는 일인 데도 왜 그런 짓을 하는지 답답할 노릇이다.

원래 유방암은 동양 여성에게는 거의 없던 것이었는데, 생활이 서구화되면서 이것도 서양수준을 따라 이제는 여성암 순위의 맨 꼭대기까지

유방과 다른 장기와의 무게 비교	
종류	무게
유방	180 g*
뇌	1400 g
심장	340 g
간	1450 g
비장	200 g
췌장	90 g
신장	140 g
폐	450 g
고환	25 g
난소	8 g
자궁	60 g
부신	18 g

(자료: 《Text book of Anatomy》)

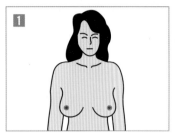

거울 앞에 서서 양쪽 유방을 살펴본다. 유두에 분비물이 묻어 있는지, 피부 함몰이 있는지, 비대칭인지를 살펴본다.

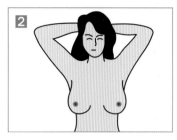

거울 앞에 선 채로 손을 머리 뒤에 얹고 앞쪽으로 기울여 유방을 살핀다.

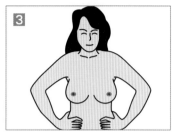

힙에 손을 얹고 몸을 앞으로 기울여 유방을 자세히 살펴본다.

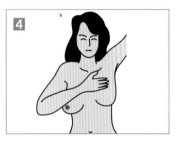

왼팔을 올리고 오른쪽 손 끝으로 동심원을 그리며 시계방향으로 겨드랑이부터 천천히 유방을 약간 눌러서 비비는 느낌으로 만져간다. 원을 좁혀 유두까지 충분히 만져본다.

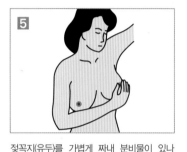

젖꼭지(유두)를 가볍게 짜내 분비물이 있나 살펴본다. 겨드랑이에 멍울이 있는지 만져본다. 반대쪽 유방도 같은 방법으로 검사한다.

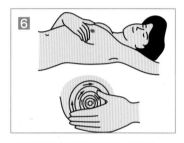

타월이나 베개를 어깨에 받치고 누워서 4, 5번의 동작을 반복한다. 동심원으로 유방을 골고루 만진다.

올라와 있다. 신체 가치관의 변화, 부부 개념의 변화, 식사 내용의 변화, 약물 남용, 피임약, 골다공증 약, 젊어지는 약, 환경호르몬 등이 유방암의 원인임을 모르는 사람은 없다.

또한 요즘 사람들은 늦게까지 일하고, 술 마시고, 교제하고 TV보느라 잠자는 시간이 짧아지고, 부부가 사랑을 나눌 시간도 짧아지고 있다. 옛날처럼 긴긴 밤에 그윽하고 유연한 사랑이나, 유방의 본래 목적에 맞는 선용(善用)이 불가능하게 되었다. 그것을 자세히 관찰하거나 만져볼 기회와 시간이 없으니 유방의 변화와 유두 분비물의 이상을 얼른 알아차릴 수 없게 되었음은 당연한 결과다. 사실 유방이란 자주 만져보고 유두 분비물을 살펴봐야 하는 곳이지만 지금 그것이 그런 대우를 받지 못하고 오히려 천대를 받고 있는 꼴이니 어찌 화가 나지 않겠는가.

유방암은 예쁜 여자, 여자 같은 여자에게 더 잘 생긴다.

초경이 빠르거나, 유방암 가족력이 있거나, 유방이 기대 이상 큰 경우에 유방암은 더 잘 발생될 수 있다. 또한 유방암은 예쁜 여자, 여자 같은 여자들에게 더 잘 걸린다. 세계 영화사상 가장 많이 관람되었고, 오랫동안 사랑을 받았다는 불멸의 명화 '사운드 오브 뮤직'의 주인공 쥴리 엔드류스는 유방암에 걸려 그 목소리와 그 눈빛과 그 아름다운 곡선미를 잃어버렸다. 한국에서도 주옥처럼 아름다운 영화 속의 연인들을 유방암으로 잃어버린 기억이 적지 않다.

정말 유방에는 암이라는 것이 안 어울림에는 틀림이 없다. 이것이 생기기 전에 원래의 목적에 맞게 살며, 좋은 엄마 예쁜 아내가 된다면 그것은 찾아오기 어렵다. 편안한 아내와 성실한 엄마가 세상에서 가장 아름다운 이름(Be a peaceful wife and a faithful mother the most beautiful name in the world! 英國) 이기 때문이다.

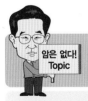

유방암 위험 요인

- 직계 가족 중 유방암 환자가 있었다.
- 한쪽 유방에 유방암이 있었다.
- 초경이 빠르다.
- 폐경이 느리다.
- 45세 이후 체중 증감이 심하다.
- 출산 경험이 없거나, 첫 출산이 늦었다.
- 부부 사이가 가깝지 않다.
- 호르몬제, 보약 등을 많이 먹었다.

(자료: 《The Oncology》)

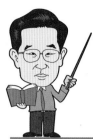

대장암 VS 위암

대장암		위암
50세 이후	**발생 연령**	30세 이후
기름진 음식을 좋아한다 식사량이 많다	**식 성**	기름진 음식을 싫어한다 식사량이 적다
설사 · 변비 · 혈변 · 복통	**과 거 력**	위산과다 · 속쓰림 · 위염 · 위궤양
남자에 더 많다	**성 별**	여자에 더 많다
서양인에 더 많다	**민 족 적**	동양인에 더 많다
뚱뚱한(Fatty) 사람이 더 많다	**체 격**	마른(Lean) 사람에 더 많다
우리나라에서 증가 추세	**경 향**	우리나라에서 감소 추세
부자에게 더 많다	**경 제 력**	중산층 이하에 더 많다
단백질 섭취량이 많다	**단백질 섭취**	단백질 섭취량이 부족하다
담배와 연관성이 더 크다	**기 호 식 품**	술과 연관성이 더 크다
유전적 성향이 매우 높다	**가 족 력**	유전적 성향이 중간 정도
동맥경화 · 고혈압 · 통풍	**동반 병력**	빈혈증 · 골다공증 · 영양실조
CEA, CA125	**종양 표지자**	Gastrin, CA72-4

(Ref: The Oncology)

06

원래 우리에겐
대장암이 없었는데…

폭식은 칼보다 더 많은 사람을 죽인다.
Glut kills more than the sword.
- 영국속담 -

원래 대장암은 우리 것이 아니었다. 서양인들의 것이었다. 구미 선진국에서는 모든 암 발생의 1/4~1/7이 대장암이다. 반세기 전만 해도 우리나라에선 대장암 구경하기가 마른하늘에 날벼락(靑天霹靂)보다 어려운 일이었다.

하지만 이젠 그게 아닌가보다. 이것이 점점 고개를 들고 일어서더니 이미 위암을 젖히고 앞서 달리는 기세다. 이제 부자들이 암 걸렸다 하면 위암이 아니고 대장암이다. 또한 서양에서는 이것이 주로 60대 이후 노년층에 많지만 우리는 40대 중산층에서도 흔히 발생하고 있는 기현상이 벌어지고 있다.

웬일일까? 이유는 너무나도 간단하다. 부자들, 그리고 젊은 사람들이 수입품을 더 좋아하기 때문이다. 우리의 노년층은 아직도 매우 보수적이며 근검절약과 도덕성에 높은 가치를 부여하므로, 수입품보다는 가능한 신토불이 자연적인 의식주를 선호한다. 그런데 우리 중산층 중년층은 지금 어떻게 살고 있는가?

대장암은 원래 서양인들의 것이었다.

서구문물을 신봉하며 생활습관이 너무 빨리 서구화되어 있지 않은가? 수입품을 좋아하고, 옛것을 힘들어 하며, 자연적인 삶을 강 건너 불보기 식으로 생각하지 않은가? 그러니 어찌 수입된 암이라고 말하지 않겠는가?

가난한 사람에겐 대장암이 거의 없다. 그것은 부자들의 것이다. 원래 전통 식생활엔 대장암이 거의 없었다. 매식, 가공식품, 인스턴트식품, 폭식, 과음, 과식하며, 회식이다 하면 2인분, 3인분씩 먹어대는 고기…. 이런 것들에는 우리 육신이 아직 견뎌낼 만한 연습과 적응과 진화가 준비되지 않은 상태인 것이다.

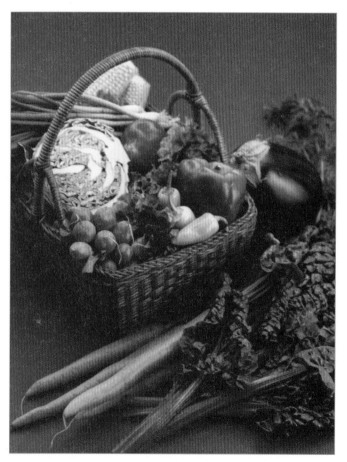

▲ 원래 섬유소를 즐겼던 한국인에겐 대장암이 없었다.

그렇다고 하니 이제 어떤 사람들은 기름지게 먹지 않고 거친 음식을 먹으려고 애를 쓰는 경우까지 생겨났다. 애를 쓰다 못해 아예 몇 끼씩 굶거나, 장을 아주 세척하는 사람까지도 생겨났다. 장 속에 있는 오래된 찌꺼기(宿便)가 암을 일으키며, 그것을 발견하고 제거하는 데 기여한 러시아 의사가 노벨상을 받았다는 소문까지 있다. 정말 그럴 듯하게 들린다. 그것이 진실일까?

위장 수술 전문 의사에게 물어보자. 장을 절단하면 그 속에 정말 숙변이 꽉 차 있는가를. 장수술을 하려면 보통 18~24시간 공복한다. 그 다음에 어디를 자르든 장은 거의 깨끗하게 비어 있다. 물론 작은 세균들까지 모두 빠져나간 것은 아닐 것이다. 하지만 그런 것이 정말 유해하다면 위장수술은 애초부터 불가능한 명제였으리라.

위장관 일부분을 절단해내고 나머지 양 끝단을 이어 붙여놓는 수술에서, 그 연결 부위에 찌꺼기가 있다면 바로 염증이 생기거나, 녹아떨어지거나, 암이 생기게 되므로 그런 수술은 처음부터 발달할 수가 없었으리라.

위장이 청소되어야 할 필요성이 있었다면 태초에 조물주가 그러한 절차를 만들어 주었거나, 수백 수천만 년 포유류의 진화 속에서 그러한 장치가 이미 준비되어 있으리라. 그러한 장치가 필요 없었다면 자연의 이치는 그것을 만들지 않았으리라.

이러한 자연의 이치에 역행하여 위장을 세척하고 씻어내려는 것은 창조의 원리와 자연의 법칙과 진화의 필요성을 매도하는 것이다. 그러한 방법은 대장암의 예방에 도움이 되지 않는다.

소화기관은 뭔가를 규칙적으로 먹고 부단하게 소화시켜 통과되도록 창조·진화·발전되어 온 장치다. 음식이 일정 기간 내에 통과해야만 고장이 나지 않는다. 통과가 차단되거나, 너무 빨리 지나가거나, 천천히 지나가는 것을 '고장 났다.', '배가 아프다.'고 표현하는 것이다.

우리 고유의 음식을 우리 위장에 맞춰 규칙적으로 식사하여

통과시키는 것이 가장 훌륭한 장 청소 방법이다. 그런데도 불구하고 오늘날

> 가난한 사람에겐 대장암이 거의 없다. 대장암은 부자들의 것이다.

대장암 예방법
1. 지방질 섭취를 제한한다.
2. 기호식품, 인스턴트식품을 줄인다.
3. 가공 육류(햄, 소시지 등)를 줄인다.
4. 규칙적인 운동을 한다.
5. 술과 담배는 피한다.
6. 단 음식은 제한한다.
7. 40세 이후에는 정기적으로 대장암 검사를 한다.

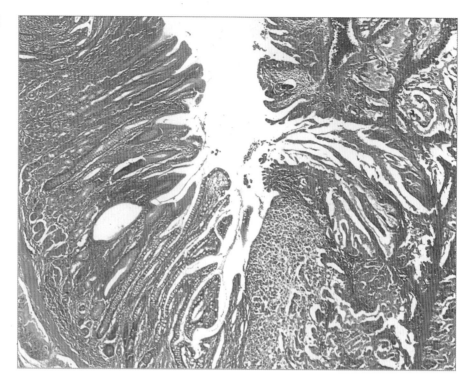
▶ 대장암 현미경 사진을 200배 확대

대장암에 걸릴 확률이 높은 사람

1. 과거 대장의 선종, 대장암 진단을 받았거나 염증성 장질환을 앓았던 사람
2. 가족 중 대장암이나 대장 선종 환자가 있는 사람
3. 가족 중 대장에 과형성 용종이 발견된 사람
4. 지방을 많이 먹고 섬유질은 적게 먹는 사람
5. 과거 유방암, 난소암, 자궁내막암을 앓았던 사람

대장암을 의심해 볼 수 있는 경우

1. 평소 배변습관과 달리 변비나 설사가 상당 기간 계속될 때
2. 배가 자주 아플 때
3. 대변의 굵기가 가늘어질 때
4. 대변에 피가 묻거나 섞여 나올 때
5. 대변을 본 뒤에도 잔변감이 있을 때
6. 암의 일반적 증상인 체중감소, 식욕감퇴, 원인을 알 수 없는 피로감, 빈혈이 있을 때

갑자기 서양음식을 갖다 부어 놓으면 우리 위장은 혼란이 생긴다. 그런 음식은 제때에 통과시키는 훈련이 되어 있지 않으므로 그것이 오래 남게 되어 부패하고, 상하고, 독성이 생겨나서 대장세포를 자극하여 암세포로 둔갑시킨다.

위장관 세포는 다른 조직에 비하여 세포분열 횟수가 많고 속도가 더 빠른데 여기에 변성된 노폐물이나 낯선 음식과 화학조미료, 장 세척제나 숙변 제거제의 자극을 받게 되면 세포는 원래 DNA의 구조가 변경되어 암세포 쪽으로 전환될 수 있다. 이렇게 변성된 DNA는 원래 정상세포에서는 만들지 않던 암 특유 형질(腫瘍標識)을 내뿜는다. 이 물질을 정밀 혈액 분석으로 찾아내어 암을 초기에 진단할 수 있는 시대가 되긴 하였으나, 그래도 처음부터 암에 안 걸린 것만은 못한 일이다.

체중이 많이 나가고 배변이 시원치 않은 사람, 가족 중에 대장암 · 직장암 · 항문암이 있는 사람, 위장관내 용종(polyp)이 있는 사람, 항문 출혈이 있는 사람들은 정규적으로 대장검사를 받아보는 것이 좋다.

대장암을 무서워 해봐야 아무 소용이 없다. 대장암을 만드는 생활습관을 무서워 해야만 비로소 가치가 있다.

멀리 있는 암은 나의 적수가 아니며, 가까이 있는 잘못된 습관이 나의 적수다.

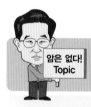

생선에 많은 비타민 D 대장암 예방

1. 생선 비타민 D가 대장암 원인이 되는 폴립 위험을 감소시킨다.
2. 비타민 D 보충제나 우유, 생선 등을 규칙적으로 섭취하는 사람은
   그렇지 않은 사람보다 대장암 위험이 절반으로 줄어든다.
3. 아스피린, 운동, 칼슘, 엽산, 종합비타민 등도 대장암과 용종의 위험성을 감소시킨다.

(자료: 《The Textbook of Oncology》)

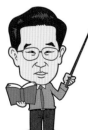

전립선암 vs 전립선염 vs 전립선비대

전립선암		전립선염	전립선비대
50세 이후	발병연령	20 ~ 40세	60세 이후
농약, 환경호르몬 등에 노출	과거력	다른 비뇨기관 염증, 잦은 편도선염	성기능 감퇴
서구인에 더 많다	민족적	동서양인 구분 없다	동양인에 더 많다
체중과다 또는 체중미달	체 격	건강하고 단단한 체격	체중과 관련이 적다
증가 추세	경 향	감소 추세	수명 연장과 함께 증가
경제력과 관련이 적다	경제력	중산층 이상	경제력이 좋은 편
유전적 성향이 있다	가족력	가족력과 무관	각 가정의 문화와 연관
혈뇨 · 배뇨통증 · 회음부 통증 · 하지부종	주요 증상	농뇨 · 생식기동통 불안증	잔뇨 · 빈뇨 · 야뇨증 · 배뇨장애 · 수면장애
폐질환 · 신경계 이상	동반 질병	편도선염 · 치주염	방광질환 · 변비
부부금실과 관련이 적다	부부 관계	부부 사이가 멀다	부부 관계가 거의 없다
흡연과 관련성이 높다	기호식품	음주 등 관계가 있다	커피 등과 관련이 있다
연관성이 매우 크다	음주 흡연	다소 관계가 있다	관계가 없다
PSA, PAP, P52	종양표지자	WBC, ESR, UA	ALP, ACP

(Ref: Seoul Medical lab. conference)

07

전립선비대가
전립선암 되나요?

아아, 그것(性)은 우리 인류의 모든 결함의 근원이요, 원리의 근원이다.
— G. 베르나노스 —

그는 베트남 산악지형을 고향산천보다 더 잘 안다. 월남 파병 청룡부대의 대표적 인물이다. 예비역 소장 박 장군은 여러 개의 훈장을 받았을 때와 마찬가지로 지금도 건강에 자신감을 갖고 살았다. 그런데 얼마 전부터 화장실에 갔다 오면 시원치 않은 느낌이 들었다.

그래서 자신의 연대장 시절에 군의관으로 근무한 바 있었던 P 박사에게 찾아가 진찰을 받았더니, 최근에는 대장암·직장암이 많고 또한 그런 것에 걸릴 수 있는 나이가 되었으니 조영촬영을 받아보라고 권하였다.

암이라는 말에 덜컥 겁이 나서 시키는 대로 대장조영촬영술을 죽을 힘을 다하여 받았다. 촬영 결과 용종(polyp)이 두 개 발견되었다. 직장경 시술로 폴립을 떼어냈다. 조영촬영이나 직장경 시술이나 정말 죽을 수 없어 하는 일이지, 살아 있는 인간이 참아내기는 너무나 힘들고 괴로운 작업이었다. 폴립의 병리학적 검사 결과는 악성이 아니고 '단순선형폴립'이라서 더 이상 걱정할 필요는 없다고 하였다.

그는 괜히 병원에 갔다고 후회하며 수 주일을 지냈는데, 그래도 화장실에 갈 때쯤엔 불쾌하긴 마찬가지였다. 다시 P 박사에게 불평하였더니, 큰 병원에 가서 다시 정밀진단을 받아보라고 권하였다.

큰 병원에 갔더니 또 직장경 검사를 해야 된다고 하였다. 그런 것은 두 번 다시 하고 싶지 않다고 말했다. 그러면 CT 촬영을 해보라고 하였다. 하지만 그 CT라는 것도 당장 해주는 것이 아니었고 며칠 후에야 가능하다는 것이었다. 불안한 마음으로 밤낮을 뜬 눈으로 보내다가 겨우 날짜가 되어 병원에 가서 고독하고 힘들고 불안하게 사진을 찍었는데, 결과는 너무나도 어이없게 아무런 이상도 없다는 것이었다. 암이 아니라면 기분이 좋아야 할 텐데 왠지 심신이 더 불편하였다.

며칠 후 예비역 장군 모임에서 절친한 동기생이 암 진단을 받았지만 초기에 발견하여 치료가 되었다는 강의가 있었다. 그 자리에서 그는 '종양표식자' 라는 것을 처음 알게 되었고 그것을 할 수 있는 병원도 소개 받았다. 그의 혈액검사 결과는 '전립선암' 이었다. 파월 장병 고엽제 후유증으로 나타날 수 있는 암이라고 하였다.

암이라는 진단에는 기분이 나쁘고 승복하고 싶지도 않았다. 그래서 그 당시 신문과 방송에서 유명했던 G 의원에 가 보기로 하였다. 그곳에서는 눈 사진도 찍고, 피도 조금 뽑아 생혈검사라 하며 금방 보여주었다. 진단은 "아래에 어혈이 뭉쳐 생긴 증상이며, 기가 허해서 그런 것"이므로 몇 개월 동안 약 먹고 치료 받으면 좋아질 것이라고 하였다. 몇 개월간이나 하라고 하다니 더 불안해졌다.

그는 다시 비뇨기과가 유명한 J대학 병원으로 갔다. 그곳에서는 두말 할 필요도 없이 종양표식자 검사를 먼저 했다. 혈청면역학 검사 결과 처음과 마

전립선에 실제로 질병이 있는 사람보다는 괜히 걱정하는 사람이 더 많다.

찬가지로 ALP-Ⅳ, ACP, PAP, PSA 등 암표식자가 양성으로 재확인되었고 P52특수검사 결과에서도 '전립선 미분화 암Ⅱ기'로 밝혀졌다.

그는 간단한 수술을 받은 다음, 항암제 투여가 아닌 항체요법과 호르몬요법을 받았다. 이제 그것은 10년도 더 지나간 옛일이 되었다. 지금은 아무런 약도, 호르몬요법도 전혀 하지 않고 잘 지내고 있다. 그는 예비역 장성골프대회에서 금상을 받기도 하였다.

운동하면 전립선암 70% 줄어

1. 65세 이상 남자가 주 3회 이상 유산소 운동을 하면 전립선암의 발병을 70%까지 줄일 수 있다.
2. 미국 하버드대 연구팀이 성인 남자 4만 7620명을 추적 조사한 바에 의하면 일주일에 3시간 이상 유산소 운동을 꾸준히 한 65세 이상 남자들의 경우 전립선암이 발생되거나 악화되어 사망한 비율이, 그렇지 않은 사람들에 비해 70%나 낮았다.
3. 이들이 즐긴 운동은 하이킹이나 조깅, 걷기, 자전거타기, 수영 또는 테니스나 배드민턴 등이었다.

(자료: 하버드 의대 암연구팀)

현재 우리나라의 전립선암은 실태보다도 훨씬 더 침소봉대 되어 있다. 물론 요즘 고엽제나 농약, 제초제, 포장제, 매연, 인공호르몬, 환경호르몬의 영향이 커지는 시대에 살고 있다. 술과 담배 · 기호식품도 전립선암을 부추기는 원인이 되고 있기는 하지만, 소변이 조금만 불

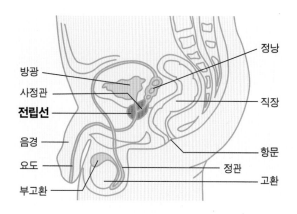

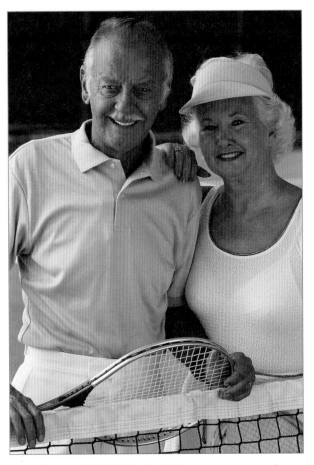
▲ 원만한 부부는 전립선을 걱정할 필요가 없다.

편해도 전립선비대와 전립선암을 지나치게 의식하는 유행이 만연되고 있다. 또한 전립선비대는 60대 이후에 더 많고, 전립선암은 보다 더 젊은 나이에 생기는 것인데도, 거꾸로 전립선비대가 전립선암으로 변형되지 않을까 걱정하는 경우도 너무 많다.

일단 그러한 불안증에 빠지게 되면 빈뇨, 잔뇨, 야뇨증, 배뇨곤란, 회음부 통증과 불편감이 더 심해지고 우울증에도 빠지게 되어 안절부절하게 된다. 더군다나 젊은 시절에 '전립선염'이라는 한마디 말이라도 들은 사람이라면 일생동안 전립선의 늪에서 빠져나오지 못하고 허우적거리며 가정의 평화를 깨버리는 경우도 너무 많다.

전립선염이란 불결한 성 접촉으로 발생되기도 하지만 편도선염이나 치주염, 감기 등 후유증으로 발병되는 경우가 더 많다. 그런데도 그것이 한 번 생기면 절대 치료되지 않는 불사신으로 오해하며, 일생동안이 죄업인양 늘 얼굴을 찡그리고 다니는 사람도 많다. 또 그런 사람들의 아픈 마음을 미끼로 떼돈을 벌려고 출처불명의 무슨 꽃가루나 유지 같은 것을 불법 광고하여 비싸게 팔아먹는 상술도 비일비재하다.

전립선염이나 전립선비대가 전립선암으로 직결되는 것은 아니다.

전립선염이나 전립선비대가 전립선암으로 직결되는 것이

아닌데도 사람들의 과민반응은 별나게 예민하다. 사실 그런 것보다는 약물 남용과 이물질 사용, 남성호르몬, 성욕촉진제 등이 더 큰 원인인 데도 그것은 염려 밖에 있다. 우리는 지금 수도 없이 많은 인공유해물질의 늪에 빠져 허우적거리고 있다. 이런 것들은 전립선암뿐만 아니라 유방암과 피부암, 방광암, 기관지암, 임파암 등을 더 많아지게 하는 빨간 신호등이다. 그리고 원만한 가정생활과 청결한 생활습관, 그리고 규칙적인 건강관리는 그런 것을 비껴갈 수 있는 파란 신호등이다. 파란 신호를 즐기고 빨간 불을 조심하면 저절로 유쾌한 DNA , 상쾌한 100年이 되는 것이다.

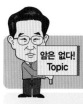

암은 없다! Topic

나이가 들면 저하되는 호르몬과 그에 따른 증상

호르몬	증상
성장호르몬	신진대사의 저하, 비만, 근육량의 감소
성호르몬	당뇨병, 암, 고혈압, 골다공증 위험 증가
멜라토닌	면역력 감소
DHEA	피부 건성화, 식욕 감퇴
갑상선호르몬	성기능 저하 및 성욕 감퇴
흉선호르몬	피로, 변비, 수면장애, 탈모, 불규칙한 월경주기, 폐경

(자료: 팜스프링스생명연장연구소)

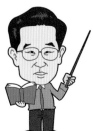

췌장암 VS 간암 VS 담낭·담도암

췌장암		간암	담낭 · 담도암
50대 이후	발생 연령	40대 이후	60대 이후
음주, 바이러스 감염	과거력	음주, 간염, 약물	담석증, 기생충병
남자가 좀더 많다	성 별	남자가 훨씬 많다	담낭암: 여자가 더 많다 담도암: 남자가 더 많다
동양인에 좀더 많다	민 족 적	동 · 서양에 모두 많다	후진국에 훨씬 많다
마른 체격에 더 많다	체 격	과체중에 더 많다	체중과 무관하다
관계가 있다	음주와 관계	관련성이 아주 높다	다소 관계가 있다
증가 추세	경 향	이전과 유사	증가 추세
소아기의 약물 오용, 감염 성인기: 음주, 흡연	약물 관련	술 · 환약 · 한약 · 양약	약물 관련이 낮다
황달 · 복통 · 체중감소	주요 증상	전신피로 · 식욕감퇴 복수(腹水) · 황달	심한 복통 · 어깨 통증 · 황달 · 소화장애
타액선염 · 바이러스 감염	동반 질환	B형간염 · 지방간 · 간경변	요석증 · 담석증 · 고지혈증
주로 다른 질병으로 오진한다	초기진단	진단이 비교적 쉽다	진단이 쉽지 않다
거의 불가능하다	수술 치료	가능하다	어려운 수술이다
옆 장기로 전이되어 다른 암으로 오진된다	전 이	전이되나 오진율이 적다	임파선 전이가 흔하다
POA, CA19-9	종양표지자	AFP, PIVKA	ALP, LDH 분획법

(Ref: Seoul Medical lab. conference)

08

췌장암 진단되면
왜 금방 죽나요?

뱃속엔 귀도 없고 양심도 없다.
－ F. 자일러 －

AM은 정 이사의 별명이다. 아침(AM) 일찍 와서 일을 다해놓고, 다른 직원들이 못하는 일까지 다 잘 알아서 처리하는 만능맨(AM: Almighty Man)이기 때문이다. H그룹에서는 정 이사가 '걸어다니는 백과사전'임을 모르는 사람은 간첩이다.

그는 금년 초에 이사로 승진하여 기분이 좋았었다. 그런데 그것은 잠깐이었다. 언제부터인지 늘 피곤하여 매사에 짜증이 나고, 최근에는 너무 힘들어 늘어지고, 아무것도 재미가 없는 것 같았다. 그래서 보약도 먹고 피로회복제도 먹었지만 별로 도움이 안 되고 틈만 나면 드러눕고 싶었다. 아침에는 팔다리가 아프고 무거워 일어날 수가 없었다. 뻑뻑한 눈을 겨우 떠보면 세상이 뿌옇다.

지난 번 간부 직원 신체검사는 H그룹 부속병원에서 받았는데 이상소견이 없었다. 그런데도 왜 몸이 이처럼 무겁고 답답한 것일까? 동료 이사들은 "정 이사가 과음 과로하여 간 기능이 저하되어 그렇다."고 하여, 꽤나 비싼 간장

> 췌장은 인체의 정중
> 앙에 위치하는 중요
> 한 기관이다.

약을 지어 여러 달째 먹었지만 오히려 몸은 더 가라앉는 것 같았다. 그래서 아주 용하다고 소문난 의원을 찾아갔더니, "황달병인데, 간에 열이 차고 몸이 허해서 생긴 혈액순환장애"라고 진단하였다. 그는 정말 '간이 나빠졌다.'고 믿고 어떻게든 치료되기를 바라며 쓰디쓴 약물을 수 주일 동안 정성들여 먹었다. 그러나 별로 좋아진 것은 없고, 목이 타고 입이 쓰고, 체중이 빠지고, 배도 아프고, 설사도 나고, 소변이 샛노랗고, 성기능은 아예 망가져버렸다. 얼굴과 눈이 노랗게 변했다.

그는 다시 H그룹 부속병원에 가서 정밀검진을 받기로 하였다. 처음에는 매우 힘들고 겁나고 무서운 검사를 여러 날 받았으나 진단은 얼른 떨어지지 않았다. 며칠 후 종양표지항원 POA와 CA19-9가 양성, 즉 췌장암이라는 진단을 받았다.

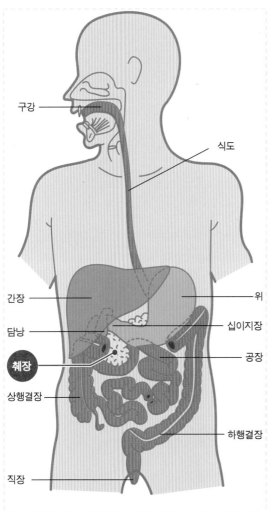

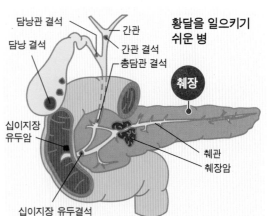

황달을 일으키기 쉬운 병

▲ 췌장은 인체의 정중앙에 위치하는 중요한 장기다.

사람들은 '피곤증은 간이 나쁘기 때문'이라고 여기며 그저 보약이나 간장약이나 먹고 지내다가 정 이사처럼 큰일을 당하는 수가 적지 않다. 특히 췌장암은 다른 병으로 오진되는 경우가 많다. 췌장은 우리 몸 중앙에 위치하며 가장 큰 소화제 공장이다. 또한 인슐린과 글루카곤이라는 호르몬을 만들어내어 탄수화물과 지방, 단백질 대사에 관여하는 대단히 중요한 생명장치다.

췌장의 주요 소화효소와 호르몬	
소화효소	**기능**
아밀라아제	녹말 → 엿당
리파아제	지질 → 지방산 + 글리세롤
뉴클레아제	핵산 → 뉴클레오티드
트립신	단백질 → 펩타이드
키모트립신	단백질 → 펩타이드
카르복시펩티다아제	펩타이드 → 펩타이드 + 아미노산

호르몬	**기능**
인슐린	탄수화물대사에 관여
글루카곤	단백질과 지방대사에 관여

(자료: 《The science of biology》)

이것은 앞뒤, 좌우, 상하로 여러 중요한 오장육부가 서로 근접해 있기 때문에 췌장암이 생기면 곧 인접 장기에 전이될 뿐만 아니라, 옆 장기의 이상이 동시에 나타나게 되어 간암인지, 담관암인지, 위암인지, 장암인지 또는 다른 암인지, 그 증상이 확실치 않은 경우가 대부분이다.

그렇다고 이것의 진단이 무조건 어려운 것만은 아니다. 췌장암에는 우선 '황달과 복통과 체중감소'라는 뚜렷한 3대 증상이 있다. 일반 X선 사진으로는 진단이 어렵지만 단층촬영이나 경험 많은 초음파 전문의는 알아볼 수 있다. 최근에는 혈청면역학 검진을 통하여 췌장암에서 발견되는 CA19-9와 POA와 AN2 같은 종양항원검사를 하면 고통 없이 초기 진단이 가능하게 되었다. 그런데 왜 췌장암은 찾기 어렵고 일단 발견되면 곧 죽는다고 하는가?

오장육부 개념에는 췌장이 존재하지 않는다.

여기엔 몇 가지 문제점이 있다.

첫째 : 췌장은 앞에는 위, 상부로는 간과 담낭, 옆으로는 비장과 십이지장, 뒤로는 대동맥 · 대정맥 · 림프총관 · 척추 등이 복잡하게 위치해 있어서 그 증상이 옆 장기 질환과 혼동되기 때문이다. 그래서 췌장암보다 좀 더 흔하고 특징적인 다른 장기질환을 먼저 생각하게 되어 진단이 늦어진다.

둘째 : 해부학적인 구조 때문에 암의 전이가 빨라서 옆 장기로 전이된 암이 더 먼저 발견되어 어느 것이 원발 부위(original site)인지 구분이 어렵고, 수술도 매우 어렵다.

셋째 : 어지간한 종합검진에서는 췌장암 검사 항목이 없다. 일반적으로 몇십만 원대 검진에서도 췌장암에는 관심이 없다. 이 검사는 매우 비쌀 뿐 아니라 특별한 기술과 시설을 요하기 때문이다.

넷째 : 우리 전통적 신체 개념을 차지하고 있는 오장육부 체계에는 췌장이라는 장기가 아예 존재하지도 않는다. 그래서 그것을 비장이나 신장에 포함시키기도 하고 명문이나 삼초(三焦)로 보기도 하는데, 실상 췌장은 그 구조와 기능, 발생과 위치가 어디에도 포함시키거

각종 암의 1년 이내 사망률

암 종류	사망률
췌장암	78.3
간암	62.8
폐암	62.4
쓸개 · 담도암	58.6
식도암	57.4
백혈병	43.9
뇌 · 중추신경계암	37.2
위암	35.4
림프종	31.3
기타암	28.7
입술 · 구강 · 인두암	26.3
대장암	20.5
방광암	15.7
전립선암	12.4
자궁경부암	7.4
갑상선암	4.7
유방암	3.2

(자료: 보건복지가족부 중앙암등록본부 (2010년도))

나 대체시킬 수 없는 중요하고도 고유성 높은 독립 장기다.

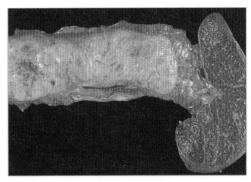

▲ 췌장암 육안 사진 (우측에 붙어 있는 것은 '비장')

그러므로 그간에는 췌장이 없으니 진단도 없고 질병도 없었다. 췌장암은 그 자체를 발견하기가 어려운 것이 아니고, 사고방식이 거기서 멀어져 있기 때문이다.

췌장암이 치명적임은 사실이다. 배가 아프고 눈이나 피부가 노랗게 되고 체중이 떨어지고, 자주 피곤하고 소화장애가 지속되는 경우에는 췌장에 한 번쯤 관심을 가져볼 필요성이 있다.

췌장암은 진단이 쉽다. 빨리 발견만 하면 죽는 병이 아니다.

암은 없다!
Topic

우리나라 사람들의 스트레스 요인과 점수

자식 사망(74점) · 배우자 사망(73점) · 부모 사망(66점) · 이혼(63점) · 형제자매 사망(60점) · 해고나 파면(50점) · 친한 친구의 사망(50점) · 결혼(50점) · 결혼약속(44점) · 중병이나 중상(44점) · 정년퇴직(41점) · 유산(38점) · 임신(37점) · 입학이나 취직 실패(37점) · 가출하거나 군대 간 자식의 귀가(36점) · 새로운 가족의 등장(36점) · 가족 내 환자 발생(35점) · 주택이나 부동산 구입(35점) · 시댁이나 처가 혹은 일가 친척과의 불화(34점) · 학업의 시작이나 중단(34점)

* 한 해에 200점이 넘는 사람은 암이나 질병에 걸릴 확률이 아주 높아진다.

(자료: 서울대병원 정신과)

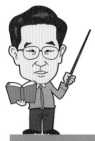

비너스병(VD)의 종류

종류	미국에서의 발병률	원인	전염방법
매독	80,000건/년	스피로헤차 (Treponema pallidum)	성적 접촉(키스만으로도)
임질	80,000건/년	그람음성 구균 (Neisseria gonorrheae)	점막으로 전염
클라미디아	4,000,000건/년	트리코모나스 (Chlamydia trachomatis)	점막으로 전염
생식기 포진	500,000건/년	단순포진(Herpes)바이러스	감염된 표면(점막이나 피부)
생식기 사마귀	성병에 감염된 성인의 25%	인간유두종(HPV)바이러스	성적 접촉, 점막으로 전염
B형 간염	인구의 5~20%	DNA바이러스	성적 접촉 또는 수혈
골반염증	1,000,000건/년	자궁과 나팔관으로 이동하는 다양한 세균	성적 접촉
AIDS	약 9,000건/년	HIV (HTLV)	바이러스가 생식기 내의 작은 상처나 수혈로 감염

(자료: 〈Medical & Health Annual〉)

09

아랫배가 냉하면
자궁암 걸리나요?

여성은 나면서부터 수백 만의 적(敵)을 갖고 있다. 그것은 모두 바보 같은 남자들이다.
– W. 에센바하 –

아프로디테는 미의 여신이며, 아름다운 여성의 상징이다.
로마에서는 베누스, 영어로는 비너스라 불러 관능적인 사랑과 미를 강조하
는 표상이 되었다. 그녀는 바다의 물거품 속에서 태어났다. 계절의 여신 호오
라이는 키프로스 섬 기슭에 밀려온 아프로디테를 맞이하여, 어여쁜 옷을 입
히고 보석으로 단장하여 신들의 잔치에 데려갔다. 이때 사랑의 신 에로스(큐
피드)와 그리움의 여신 헤메로스가 그녀의 곁을 따라다녔다.

　모든 남성 신들은 그녀를 보기만 하면 그 아름다움의 마력에 빨려 들어가
버렸다. 신들이 모인 가운데서, 헤라와 아테네와 아프로디테가 미(美)를 겨루
게 되었는데, 트로이의 왕 파리스는 아프로디테를 최고의 미녀로 판정한다.
그러나 이 최고의 미녀는 아주 못생긴 대장장이의 신 헤파이스토스의 아내
가 되어야 했다. 얄궂은 운명인가? 아프로디테는 남편 몰래 유혈의 신 아레
스와 사랑에 빠지는 등 많은 염문을 뿌리며, 또한 자신의 불륜과 애욕을 다른
여신들과 인간들에게도 부여해준다.

VD는 비너스의
장난에서 비롯되었다.

그 후 이렇게 됨으로써 걸리게 되는 질병을 'VD', 즉 '비너스의 병(venereal disease)' 이라고 부르게 되었다. 지금도 산부인과에서 VD라고 하면, 남녀의 사랑과 연관되어 발생되는 질병을 통칭하는 용어로 쓰이고 있다. 그리고 크든 작든 아프로디테의 선물인 VD에 자꾸 반복 노출되는 사람은 그만큼 자궁암 위험성 앞으로 다가가게 된다.

VD가 아니라도, 다른 작은 염증이나 이상이 자꾸 반복되거나, 너무 어린 나이에 성관계를 시작한 사람, 난산 횟수가 많을수록 자궁암 확률은 높아진다. 불결한 생활습관, 이상한 성습관, 무절제한 성생활도 마찬가지다. 성 접촉 파트너가 다수일수록 암에 더 잘 걸릴 것은 당연한 일이다. 접촉하는 남성이 또 다른 여성과 성관계가 문란한 경우에도 위험성이 높아지며, 얌전한 남편과 평화롭게 사는 부인일수록 안전성이 높아진다. 이것들은 모두 염증의 반복이 곧 암의 접근이라는 공식임을 증거하는 것들이다.

그런데 그 염(炎:inflammation)이라는 것이 곧잘 냉증(冷:cold)과 대하(帶下:Leukorrhea)로 나타나는 경우가 많다. 염(炎)이라는 글자는 불(火)이 두 개나 있어서 더 뜨겁고 열이 나야 할 텐데 왜 차가운 것이 아래로 흘러내리는가?

신체 어느 구석에 염증이 생기면 그것이 온몸으로 퍼져나가는 것을 막기 위하여 제어반응을 나타낸다.

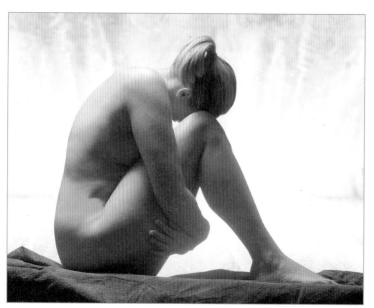

▲ VD(venereal disease)는 원래 가장 아름다운 여신 비너스의 것이었다.

감기가 들었을 때 차가운 콧물이 아래로 쏟아지는 것이나, 자궁(子宮:uterus)이나 질(膣:vagina)에 염증이 있을 때 냉이 흘러내리는 것은 모두 같은 이치다. 인체가 질병을 막아내는 당연한 피드백 메커니즘이다.

바로 그 뭔가가 흘러나오는 것은 세균이나 헤르페스 또는 파포바 바이러스, 켄디다나 다른 곰팡이, 트리코모나스나 아메바, 기생충 등에 의한 염증에 대항하는 인체의 반응현상인데, 사람들은 가끔 이것의 원인 병원체를 제거할 생각은 안 한다. 그 대신 아래가 냉하니 보약 먹고 따뜻하게 해주면 냉이 없어질 것이라는 허무맹랑한 공식으로 대응하며 시간을 보내다가 치료 시기를 놓치고 세포 속 DNA가 변형되어 결국 암(癌 :neoplasm - '새로 생긴 것' 이란 뜻)으로 진행되는 경우가 허다하다.

이렇게 차차 변화되어 암으로 진행되면, 그것은 정작 자신은 알아차리지 못

하고, 옆 사람이 먼저 눈치 채게 된다. 자궁암의 냉·대하는 냄새가 매우 특징적이기 때문이다. 이것이 한참 더 진행되어 통증이 생기거나 혈성대하 (bloody leukorrhea)가 비쳐야만 비로소 본인이 알게 되는 수가 있다.

염증이나 냉이나 대하나 암이나 모두 다 한 선상에 있는 사건이므로, 평소에 자궁과 질의 염증에 관심을 가져야 한다.

남·여의 생리적 차이		
물리적 요소	**남성**	**여성**
두뇌의 무게	1400g	1275g
심장의 무게	283g	227g
혈액의 양	5.7L	3.3L

몸의 구성비	**남성**	**여성**
무게: 물	64%	60%
근육	42%	36%
지방	18%	28%
뼈	18%	18%
폐활량(25세 기준)	6.4L	4.2L
분당호흡수(휴식 중)	14 - 18	20 - 22

(자료: 《The science of biology》)

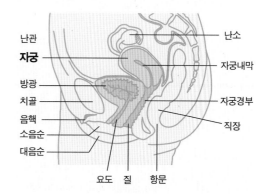

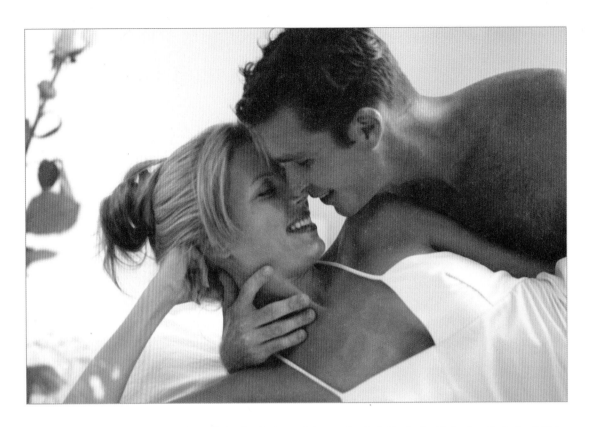

▲ 부끄러울 것 없는 진정한 이성관계만이 아름다움으로 기억될 것이다.

코는 얼굴 가운데 있어 콧물을 금방 알아차릴 수 있으나, 냉이나 대하는 자칫 무관심하는 경우가 더 많다. 더군다나 이것이 염증반응이라는 의식은 별로 없다. 이것을 아래가 냉하여 나오는 것이라고 해석하면 자꾸만 더 큰 재앙으로 다가갈 수밖에 없다. 세상에 무엇이든지 차고 냉하면 더 굳어지고 흘러내리지 못하는 법이다. 오히려 뜨거워져야(炎) 흘러내리는 법이다. 그러므로 평소 스스로 청결한 위생관념을 갖고, 파트너 또한 청결하게 관리하며, 기분이 이상하면 곧 확인해보는 습관을 가져야 한다.

자궁암은 진단이 쉽고 치료 또한 어렵지 않다. 치료 후에도 후유증이 거의 없어 사망률이 가장 낮은 암에 속한다.

몇 년 전만 하더라도 여성의 권익과 중요성이 무시되는 현상이 많았었고 목욕탕과 세탁시설이 미비하며 위생 또한 엉망이던 시절이 있었다. 그때엔 여성암 사망 대부분이 자궁암이었다고 해도 과언이 아니었으나 지금은 아니다. 과거에는 여성 1위의 암이었으나 이제는 겨우 10위 정도에 걸려 있으며, 앞으로는 위생관념이 더 높아지고 여성의 지위 향상이 더욱 가속됨에 따라 자궁암은 더 적어질 것이다.

하지만 암이 아니라도 그 전 단계까지만 가보는 것도 기분 나쁜 일임에는 틀림이 없다. 아프로디테도 되지 말며, 큐피드의 화살도 맞지 말며, 파트너도 늘 깨끗이 씻어 간수할 일이다.

원래 자연의 법칙에 순응하며 DNA(Dancing Nature Ability:타고난 능력을 춤추게 하라) 한다면 자궁암 같은 사건은 거의 없을 것이다.

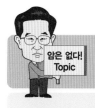

국가 간 성별 평균수명 차이 비교

	남	여	차이			남	여	차이
한국	76.1	83.2	7.1	미국	79.1	84.7	5.6
일본	79.7	86.5	6.8	영국	78.9	83.8	4.9
독일	79.3	85.8	6.5	이스라엘	79.5	83.2	3.7

(자료: 통계청, 2007)

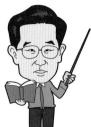

뇌종양 VS 중풍 VS 파킨슨 병

뇌종양		중풍(뇌졸중)	파킨슨 병
유아기 또는 50세 이후	발생 연령	60세 이후	장년기 이후
선천성종양, 다른 장기 종양	과 거 력	고혈압, 동맥경화	중독증, 잦은 감기몸살
남자 〉 여자	성 별	남자 〉 여자	대부분이 남자다
서양인 〉 동양인	민 족 적	서양인 〈 동양인	거의 비슷하다
체격과 무관	체 격	체격이 좋은 편	체격과 관계가 낮다
식성과 관련이 적다	식 성	기름지고 짠 음식	식사와 무관
흡연과 다소 연관	음주 흡연	음주 · 흡연과 크게 연관	농약, 흡연과 관련성이 높다
수명연장과 함께 증가	경 향	크게 증가 추세	중풍과 감별진단으로 증가
경제력과 무관	경 제 력	경제력이 높은 편	경제력과 무관
가족력 연관이 낮다	가족력	가족력 연관이 높다	가족력과 무관
소아 : 유전적 질병 성인 : 다른 장기 악성종양	동반 질환	심혈관 장애, 고혈압	인후구강질환 임파선 종대
뇌압 상승에 따른 증상 신체부위별 다양한 현상	주요 증상	반신불수, 언어장애, 균형감각 상실	운동장애 경직현상 근육무력증
뇌실질 및 뇌막의 종양	병발 부위	뇌 일정부위 혈행장애	중뇌 흑질 손상 도파민 분비 장애
Desmesterol, Metanephrine	종양표지자	CPK, LDH분획법	Dopamine, Somatostatin

(Ref: Seoul Medical. lab. conference)

10

머리가 아프면
뇌종양 전조 증상?

머리가 아프면 온몸이 아프다.
- 세르반테스 / 돈키호테 -

어느 날 정신분석학의 대가인 프로이드에게 깊은 밤중에 전화가 걸려왔다. 갑자기 정신이상이 된 사람이 있으니 곧 와서 치료를 해달라는 내용이었다. 깊은 잠속에서 놀라 깨어난 프로이드는 화가 나서 수화기에 대고 소리를 지르다가 투덜대며 찾아가 보았다.

그는 이전부터 알고 지내던 얀 스타인이라는 바이올리니스트였다. 촛불 속에서 흔들리는 그의 모습은 미친 것뿐만 아니라, 온몸에 고릴라처럼 털이 나고, 눈이 튀어나오고, 눈을 쉴 새 없이 깜박거리고 시선이 빠르게 움직이며, 며칠째 잠을 못 자고 있었다. 손가락 끝이 굵어져 바이올린을 못한 지가 반 년이나 되었다고 포효하였다. 프로이드는 얀 스타인이 뇌종양에 걸렸음을 금방 알아차릴 수 있었으나, 그 시절에 뇌라는 영역은 신성불가침의 성소였다.

"한 오십 년만 더 살게나. 다 고칠 수 있는 날이 올 거야."

프로이드는 봉변을 당했음에 틀림없다. 그 후로 프로이드의 기록에서 얀 스

원래 뇌라는 영역은
신성불가침의 성소
였다.

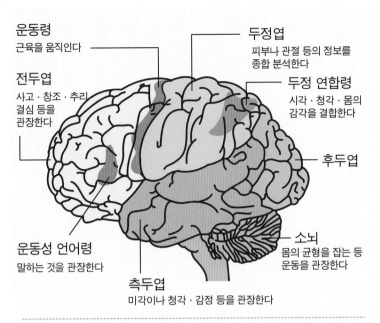

운동령
근육을 움직인다

전두엽
사고 · 창조 · 추리
결심 등을
관장한다

운동성 언어령
말하는 것을 관장한다

두정엽
피부나 관절 등의 정보를
종합 분석한다

두정 연합령
시각 · 청각 · 몸의
감각을 결합한다

후두엽

소뇌
몸의 균형을 잡는 등
운동을 관장한다

측두엽
미각이나 청각 · 감정 등을 관장한다

우뇌: 좌반신에서 창조 · 이미지 등이
손상된다

좌뇌: 우반신에서 논리나 언어 등이
손상된다

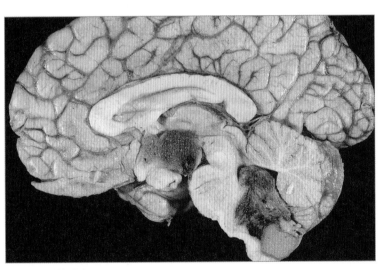

▲ 뇌 중앙(전후) 단면도

타인에 관한 언급을 찾을 수는 없었다.

프로이드는 정신 이상이 뇌의 비정상 활동이라는 정의를 내리고, 많은 환자들을 진단하고 분석하며 치료도 할 수 있었으나, 뇌종양만큼은 도저히 종잡을 수 없는 한계 밖의 영역임을 실토하였다.

그 이유는, 뇌종양이라는 것이 발생한 위치와 크기에 따라서 그 증상이 너무나 크게 다르기 때문이다. 대개는 두통이 있으나, 그것이 단독 증상으로 나타나는 경우는 매우 드물다. 보통 구토증과 안구부종이 함께 나타날 수 있고, 입맛을 모르게 되거나, 청력이나 평형감각에 이상이 오기도 하며, 정신 이상이나 기억력 감퇴가 더 먼저 나타나기도 한다.

어떤 종류의 뇌종양에서는 온몸에 털이 많아지거나, 손·발가락이 더 비

뇌에서 분비되는 호르몬

분비조직/분비샘	호르몬	주요성질 또는 작용
시상하부	방출과 방출억제 호르몬 옥시토신, 항이뇨호르몬	뇌하수체 전엽의 호르몬 분비 조절 뇌하수체 후엽에 의해 저장과 분비
뇌하수체 전엽의 샘 자극 호르몬	갑상선자극호르몬 부신피질자극호르몬(ACTH) 황체형성호르몬(LH) 여포자극호르몬(FSH)	티로신 합성과 분비 촉진 부신피질의 호르몬 분비 촉진 난소, 정소에서 성호르몬 분비 촉진 여성 난자의 성장과 성숙을 촉진 남성의 정자 생산 촉진
뇌하수체 전엽의 기타 호르몬	생장호르몬(GH) 프로락틴 멜라닌세포자극호르몬 엔도르핀과 엔케팔린	단백질합성과 생장을 자극 젖 생산을 자극 피부색소 조절 통증 완화
뇌하수체 후엽	옥시토신 항이뇨호르몬(ADH)	근수축 촉진 출산 유도, 젖 분비 유도 수분 재흡수와 혈압 상승
송과선	멜라토닌	신체의 수면과 규칙성 조절

(자료: 〈Human Biology〉)

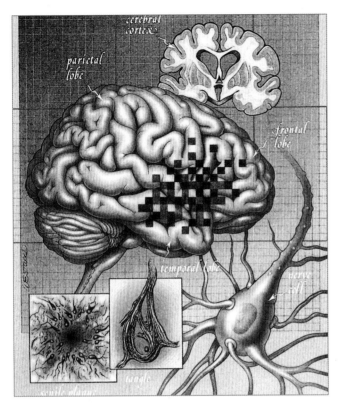

대해지거나, 체중이 급격히 늘어나거나, 소변량이 현저히 증가할 수도 있다. 또한 운동장애나 근육무력증, 반사기능 저하, 균형감각 상실, 경직성 운동장애 등이 나타나고, 언어장애와 시야장애, 지각장애, 입체인식불가능이 동반될 수도 있다. 두개골 내의 압력이 증가되어 혈류장애를 동반하므로 두통과 불안, 불면증, 정신장애가 나타난다.

▲ 뇌는 인체의 기능 모두를 통솔하는 본부 이다.

이렇게 뇌종양의 증상이 다양한 이유는 뇌가 곧 인체 오장육부와 몸통, 사지, 피부, 이목구비와 내분비 기능 모두를 통솔하는 본부(HQ)이기 때문이다. 그래서 뇌의 해당 부서에 이상이 생기면 그 말단 기관에서도 문제가 생기게 마련이다.

뇌종양은 본래 소아기에 훨씬 흔한 종양이며, 성인에게는 비교적 드문 것이지만, 최근에는 성인 뇌종양도 증가 경향에 있다. 이것은 수명 연장과 감염증, 환경호르몬 및 다른 장기에 암이 더 많아짐에 따른 전이 뇌암 때문일 것이다.

뇌종양은 뇌실질과 뇌를 둘러싸는 뇌막에 생기는 종양뿐만 아니라 폐암, 유방암, 혈액암, 임파암, 흑색종 등이 전이되는 경우에도 역시 뇌종양으로 분류된다.

다른 장기에 암이 생기면 간암, 위암, 폐암, 유방암 등이라고 말하지만 뇌에서는 '뇌암' 보다는 '뇌종양' 이라는 용어를 더 많이 쓴다. 그것은 두개골 내의 용적은 오직 뇌를 위한 유일한 공간이며, 어디로 더 넓어지거나 커나갈 수 있는 여유가 없기 때문이다. 그 안에 뭐가 생기든, 그것이 악성(癌)이든 양성(腫瘍)이든 무조건 정상 뇌 조직이 압박되고 밀려서 뇌 본연의 기능에 이상이 발생된다. 그러므로 그것의 현미경적 소견보다는 그 불필요한 것의 크기와 위치가 더 우선적인 뇌압 상승과 두통의 원인이 되기 때문이다. 사람이 살면서 어찌 두통도 없이 지낼 수 있겠는가.

그러나 지레 짐작하여 암이나 중풍으로 되지 않을까 걱정해서는 뇌압이 더 올라가고 두통이 더 심해져서, 뇌종양이 아닌데도 뇌종양과 유사한 증상이 조장될 수도 있다. 두통이 계속되면 진통제로 적당히 때우려 하지 말고, 그 원인을 알아보면 별일이 아닌 경우가 더 많다. 두통의 가장 흔한 원인은 산소 부족이다.

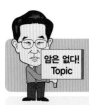

뇌졸중과 뇌종양의 전조증상

- 한쪽 팔다리의 힘이 빠진다.
- 갑자기 발음이 어눌해진다.
- 중심 잡기가 어렵고 비틀거린다.
- 물체가 두 개로 보인다.
- 한쪽 얼굴이 갑자기 저리거나 먹먹하다.
- 갑자기 표현능력이 떨어지거나 말을 잘 이해하지 못한다.
- 치매 증상이 나타난다.
- 한쪽 팔다리가 다른 사람 살처럼 느껴진다.

(자료: 미국의사협회)

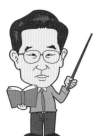

백혈병 · 임파암
위험지대 VS 안전지대

백혈병 · 임파암에 위험		백혈병 · 임파암에서 안전
25세 이하, 55세 이상에 발생	나 이	30 ~ 50세에는 드물다
체중 미달 또는 잦은 체중 증감	체 중	충분하고 안정된 체중
잦은 감기 몸살, 편도선염, 치주염, 임파선염, 만성피로 등	잔병치레	잔병치레가 별로 없음
가족 친지 중 백혈병, 임파암 또는 다른 악성종양 있음	가 족 력	가족 친지 중 악성 종양력 없음
식습관 & 식성 불규칙	식 습 관	규칙적인 식습관
수면습관이 들쑥날쑥함	수 면 습 관	일찍 자고 일찍 일어남
어릴 적부터 발열과 열성경련 경험 있음	발 열 경 험	열성경련 경험 없고 발열 경험도 심하지 않음
방사선, 페인트, 물감, 벤젠, 신나, 용매제 등에 노출 경험 있음	발암물질	발암물질에 노출 경력 없음
스트레스와 사연이 많음	삶	삶이 단순함
바이러스 감염 경력이 많음	감 염 력	감염 경력이 별로 없음
턱밑, 목밑 등에 멍울 가래톳(임파선)이 만져짐	임 파 선	임파선 종대가 없음

(자료: 〈The Textbook of Hematology〉)

11

백혈병
그 불가사의한 소설!

목숨은 그 피에 있는 것이다.
– 레위기 17:11 –

'Love Story' 그것이 진정 사랑의 이야기일까? 정말 행복한 두근거림일까? 그 속에는 늘 눈이 내린다. 눈물(目)이 눈물(雪)처럼 쏟아져 내린다.

세상에서 가장 예쁜 여주인공이 말한다. "사랑은 결코 미안하다고 말하는 것이 아니에요(Love means never having to say you're sorry)."라는 명언을 남기고 백혈병으로 죽어가며 온 세상 연인들의 가슴에 애잔한 여운을 남긴다.

드라마 〈겨울연가〉를 보는 동안 사람들은 주인공이 백혈병으로 죽지나 않을까 걱정한다. 〈가을동화〉의 여주인공은 결국 백혈병으로 죽고 만다. 저자가 알고 있는 몇몇 백혈병 환자들 역시 그네 연인들의 사랑이 남달리 돈독하였음을 알고 있다. 왜 백혈병은 사랑하는 이들에게 찾아올까?

백혈병은 전조증상이 없다. 어제까지 깨끗하던 그이가 오늘 갑자기 백혈병이라고 한다. 상대를 괴롭게 할 틈도 없이 그저 조금 아픈 듯하거나 창백해져서 더 하얗고 더 가련하고 더 예쁘게 보이다가 그냥 소설처럼 종지부를 찍

백혈병은 전조증상 이 거의 없다.

153

는다.

사실은 백혈병(白血病 leukemia)이라는 것이 연인들에게만 오는 것이 아니고, 소아기에 가장 흔한 암이다. 골수기능이 저하되는 노년기에도 또 한 번 많아질 수 있는 혈액암이지만, 요즘에는 나이와 상관없이 산발적으로 나타나며 최근 증가 경향을 보이고 있다.

백혈병은 그 종류가 매우 다양하여, 나이에 따라 발현되는 종류가 다를 수 있다. 그래서 어떤 종류의 백혈병은 한창 사랑을 나누어야 될 젊은이에게 찾아오는 것도 있다. 젊음은 도전과 자유, 모험과 불규칙을 들락거린다. 어찌 피가 끓지 않겠는가? 어찌 피가 마르지 않겠는가? 건강을 돌볼 틈 없이 애태우는 마음속에 어찌 피가 타고 마르는 백혈병이 오지 않겠는가?

백혈병이란 말 그대로 핏속에 백혈구가 많아지는 병이다. 백혈구 수는 원래 적혈구 수의 약 1/1000 정도이지만 그런 규칙이 깨어지는 것을 말한다. 그래서 백혈구만 많아지고 적혈구와 혈소판은 부족될 수밖에 없다. 적혈구

암환자 1년 진료비와 본인 부담액 (단위: 만원)			
암 종류	입원일수	진료비	본인 부담
1. 백혈병	70	2182	580
2. 대장암	41	836	239
3. 폐 암	40	807	216
4. 췌장암	36	780	209
5. 유방암	28	728	197
6. 위 암	35	652	189
7. 간 암	37	680	167
8. 자궁경부암	33	569	154
평 균	37	733	208

(자료: 국민건강보험공단, 2005기준)

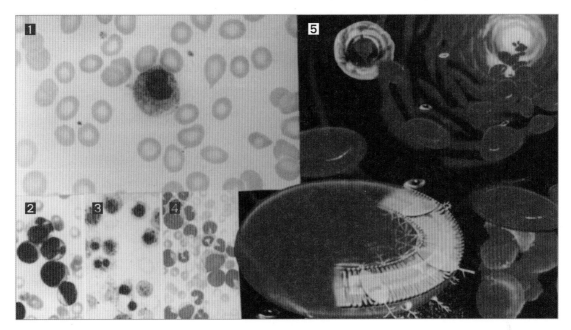

1 정상혈액의 도말표본
2 3 4 백혈병 세포의 형태
5 혈관속을 주행하는 혈구의 모식도

가 적어지면 빈혈증(貧血症 anemia)으로 산소운반 능력이 떨어져 창백하고 가련해진다. 혈소판이 부족하면 지혈기능(止血 hemostasis)이 떨어져서 쉽게 출혈되고 새파랗게 멍들고, 웃으면 입가에서 피가 나고, 딱딱한 걸 씹으면 잇몸에서 출혈이 계속되어 죽음에 이르게 된다.

백혈구도 숫자는 늘었지만 그 기능을 습득할 만큼 성숙되지 못하여 질병 방어능력은 떨어지고 염증에 노출될 수밖에 없다.

이것은 비록 초기에 발견되는 경우일지라도 이미 온몸에 퍼져 있다. 수술도, 방사선 치료도 불가능한 유일한 악성 종양이다. 그러나 다행스럽게도 백혈병은 모든 암 중에서 가장 치료해 볼 만한(curable) 것이다.

몇 십 년 전까지만 해도 이것은 진단만 가능하고 치료는 불가능한 재앙이었다. 그래서 소설과 영화와 현실의 예쁜 연인들은 죽을 땐 몽땅 백혈병을 선

백혈병은 초기부터 온몸에 퍼져 있다.

급성백혈병 **Acute** **Leukemia**	림프성(ALL) Lymphocytic	L1: 대임파구성 (성숙능없는) L2: 소임파구성 (성숙능있는) L3: 비정형임파구성
	골수성(AML) Myelocytic	M1: 골수아구성 (성숙능없는) M2: 골수아구성 (성숙능있는)
		M3: 전골수구성 M4: 골수단구성
		M5: 단구성 M6: 적백혈병
	특이형	1. 비정형성 백혈병 2. 전 백혈병 상태
만성백혈병 **Chronic** **Leukemic**	림프성 (CLL)	만성임파구성백혈병
	골수성 (CML)	만성골수성백혈병
	특이형	1. 성인T세포 백혈병 (ATL) 2. hairy세포 백혈병 등
임파암에서 전이된 백혈병 **Leukemic Dissemination of Lymphoma**		임파암 세포형태에 따라 분류

(자료: 《Hematology》)

택할 수밖에 없었다. 하지만 지금은 다르다.

이제는 효과가 매우 확실한 백혈병 치료약(chemotherapy)이 개발되어 있고, 골수이식기술(BM transplantation)이 고도로 발전되어 그 관해율(remission:백혈병 세포 안 보임)이 다른 암에 비하여 월등히 높아서, 치료 후 5년만 살아 남으면 거의 대부분 자기 수명을 다할 수 있게 되었다.

백혈병 예방법은 별다른 묘책이 없다. 평소 감기나 편도선염 같은 것을 소홀히 하지 말고 급격한 심리변화나 생활혼란을 조심하는 것뿐이다. 물론 가끔은 방사선 노출이나 벤젠, 바이러스, 임파선 비대 같은 원인이 있을 수 있다는 것은 다른 암에서와 마찬가지다.

그저 가끔 몸에 별다른 감이 느껴지면 현미경 잘 보는 의사를 찾아가 보는 것이다. 그래야만 젊음과 사랑, 모험과 환희, 자유와 소설 같은 추억이 오래오래 살아남을 수 있을 것이다.

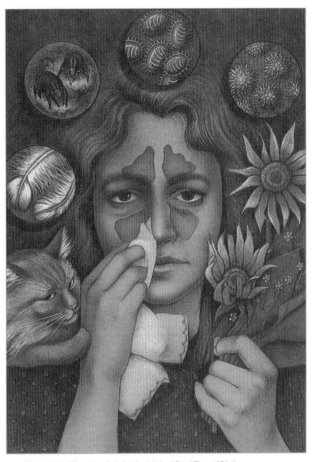

▲ 백혈병 예방법은 평소 감기나 편도선염 같은 것을 조심한다.

암은 없다!
Topic

젊음 유지 건강 10계명

- 균형 잡힌 식사를 한다.
- 꾸준히 운동한다.
- 정기적으로 건강검진을 받는다.
- 담배를 피우지 않는다.
- 차에서 안전띠를 매는 등 안전에 신경 쓴다.

- 사회활동이나 운동을 하며 사람들과 어울린다.
- 햇볕이나 추위에 너무 노출되지 않는다.
- 술은 적당히 마신다.
- 미래에 쓸 돈을 관리한다.
- 삶을 긍정적으로 본다.

(자료: 미국립건강협회NIA제공)

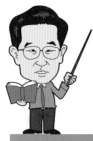

암의 유전성 vs 암의 전염성

	암의 유전성	암의 전염성
그렇다 (O)	• 가족이 같은 암에 걸린다 (ex: 대장암, 위암) • 부모와 같은 암에 걸린다 (ex: 백혈병) • 민족적으로 잘 걸리는 암이 있다 　흑 인 = 임파암 　유태인 = 백혈병 　백 인 = 대장암 • 쌍둥이는 동시에 같은 암이 생긴다	• 간염 만성 보균자가 간암으로 변한다 • 폐렴은 폐암으로, 위염은 위암으로, 자궁염은 자궁암으로 변형된다 • 간염, 폐렴, 자궁염… 예방접종하면 간암, 폐암, 자궁암까지 예방된다
아니다 (X)	• 부모, 조부모 등에 암 병력이 없는 사람도 암에 걸린다 • 같은 형제라도 암 발병이 다른 경우가 많다	• 암 환자와 함께 생활해도 같은 암에 걸리지 않는다 • 콜레라, 페스트 등 격심한 전염병 후유증으로 암에 걸리지 않는다
의문점	• 암 이외의 다른 질병에서도 유전적인 성향이 많다	• 같은 전염병에 걸려도 암에 걸리는 사람도 있고, 안 걸리는 사람도 있다

(Ref: Seoul Medical lab. conference)

12

암은 유전병이에요?
전염병이에요?

쓴 것이 어찌 달콤한 씨에서 나올까?
- A. 단테 -

서양인들은 '황화(黃禍論 Yellow peril)'라 하여 동양의 침략을 두려워하였다. 말 타고 가죽 옷 입은 동양인들이 출몰하여 그들의 역사와 국경을 바꾸어 놓았기 때문이리라.

드물게 서양도 동양을 침공하였다. 알렉산더(Alexander, the Great, BC 356~323)가 동양에 들어와 보니, 털 옷 입은 용사들이 비호(飛虎)처럼 밀어닥쳤다. 아마 가죽옷을 입어서 그렇게 튼튼하고 용감할 것이라고 생각하였다. 그 후 동서양의 길(silkroad)이 열리고 동양의 털가죽이 서양에 전해졌는데, 그때 함께 묻어간 것이 페스트(plaque:黑死病)였다. 동양의 기마민족은 숙달된 면역으로 흑사병을 이겨낼 수 있었지만, 서양의 쑥맥들은 그것을 '신의 저주'라 여기며 이(lice)와 벼룩(flea)에 물려 맥없이 죽어갔다.

한편 콜레라는 그와 반대로 근대 항해술의 발달과 함께 바닷길을 따라 건너 동양을 뭉개버린다. B형 간염은 원래 오스트레일리아 원주민(Aborigine)의 풍토병이었다. 백인이 들어가 원주민과 접촉함으로써 간염은 문명세계로 걸

흑사병은 동양에서 서양으로 전파됐고, 콜레라는 서양에서 동양으로 유입됐다.

어나온다. AIDS 역시 아프리카 오지 탄자니아와 우간다 숲속에 내내 있어왔다. 식민지 쟁탈시대에 그 길을 따라 AIDS도 천천히 외계로 기어 나왔다.

페스트나 콜레라는 암을 일으킬 틈도 없이 순식간에 생명을 걷어가 버린다. 그러나 간염과 AIDS는 서서히 간암과 육종암으로 변형되어 야금야금 생명을 앗아간다.

유럽에서는 어느 집이나 마을에 페스트나 콜레라가 생겼다 하면 그 집이나 마을 전체를 폐쇄하거나 소각하여 전염병을 완전 차단하였다는 기록이 있다. 그러나 그때나 지금이나 간염 바이러스와 AIDS 바이러스에 걸려 결국 간암이나 육종암으로 죽어가는 가정이나 마을을 폐쇄하거나 불태웠다는 기록은 없다. 그것은 암은 전염되지 않는다고 생각하기 때문이다.

그렇다. 간암이나 위암이 전염되었다는 말을 우리는 듣지 못한 것 같다. 그렇다면 진정 암의 전염성은 완전히 배제해버려도 완전무결한 것일까?

어떤 가족은 위암으로 여러 명 사망하였고, 또 다른 집에서는 간암에 걸려 줄줄이 죽어간 사례도 있다. 이것이 전적으로 유전적인 소질 탓이며, 진정 전염적인 요인은 없는 것일까?

위암, 간암, 폐암, 자궁암, 대장암에 걸린 사람들로부터 그 이전에 흔히 위염, 간염, 폐렴, 자궁염, 대장염에 자주 걸려 오래 고생하였던 과거력을 찾아낼 수 있다. 염(炎:inflammation)이 무엇인가? 세균이나 바이러스 같은 병원체에 전염(傳染:infection)되어 일어나는 현상이 아닌가. 전염된 균이 염증을 일으키고 또 암이 되었으니, 암의 원인도 결국은 전염이 아닌가!

위염, 간염, 자궁염에 걸렸던 사람이 위암, 간암, 자궁암에 걸린다.

물론 말기 암이 옆 사람에게로 옮겨가서 똑같이 암 환자가 될 수는 없다. 암세포 자체가 전염되는 것은 아니다. 그러나 그 원인은 얼마든지 전염될 수 있다. 그러면 어떻게 해야 할 것인가?

이미 그것이 들어와 있다면 이제는 커지지 못하도록 암으로 변환될 빌미와 기회를 주지 말고 조신하게 살아야 할 것이다.

'아닌데? 진정 모범적으로 살았어도 암에 걸리던데?'

그렇다면 그것은 무엇일까?

영웅 나폴레옹은 일찍 죽었다. 유폐되어 사약을 받은 것이 아니었다. 그도 그의 아버지와 형제 남매들처럼 위장암으로 사망하였다.

앵글로 색슨족은 대장암과 유방암이 많고, 흑인은 임파암, 유태인은 백혈병, 한국인은 위암이 많다. 일란성 쌍둥이가 매우 다른 환경에서 멀리 떨어져 살아도 비슷한

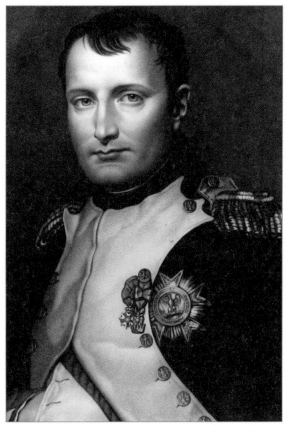

▲ 자신을 혹사했던 나폴레옹은 30대에 암으로 사망했다.

시기에 같은 암에 걸려 사망하는 예가 많다. 이러한 현상들은 소위 암이라는 것이 모두 민족적, 유전적, 가족적 성향이 있음을 말하고 있지 않은가!

이것은 암에만 대입되는 공식이 아니다. 세상의 어느 질병이 유전적인 소양(genetic tendency)과 무관할 수 있겠는가! 다만 그것이 발현될 수 있는 기회(機會要因 : trigger)가 주어질 때에만 출현 가능한 것이다. 발생 인자가 억제 인자를 능가할 수 있는 기회를 만들어줄 때에만 표현되는 것이다.

그렇다면 그 발현기회라는 것은 또 무엇인가?

그것은 각 개인이 애써 만드는 것이다. 스트레스, 수면부족, 과음, 과로, 흡연, 편식, 기호식품, 약물, 불결, 환경호르몬, 전염병 등 바로 우리 곁에서 늘 우리를 유혹하는 것들이다.

세상에 암만 유전되거나 전염되는 것이 아니다. 다른 질병과 불행도 유전되고 전염된다. 마찬가지로 행복과 장수, 재능과 습관, 유쾌한 DNA와 상쾌한 100年도 유전되고 전염된다.

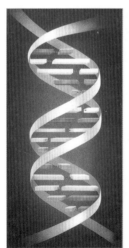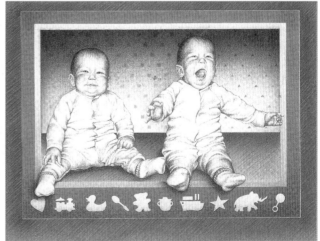

▲ 유전자 속에 있는 정보라 할지라도 기회를 부여할 때만 표현된다.

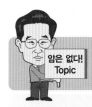

암에 걸리지 않는 노인들의 심리적 특징

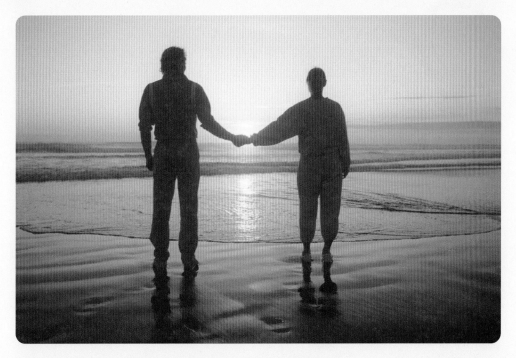

- 타고난 지능이 높고 현재에 대한 관심이 많으며 기억력이 좋다.
- 초조하지 않고 병이 거의 없으며 큰 걱정이 없다.
- 직업 선택에 있어서 독립적이고 자신이 우두머리가 되려는 성향이다.
- 대다수가 일찍 은퇴하지 않았다.
- 상당히 낙관적이었고 유머감각이 뛰어났다.
- 어린 시절의 소중한 기억들을 간직하고 있으며, 변화 속에서 살기를 더 좋아한다.
- 그들은 죽음의 두려움에 사로잡혀 있지 않았다.
- 넓은 의미에서 모두 종교적이나 극단적인 정통성을 주장하지는 않았다.
- 음식을 절제하였으나 새로운 음식을 기꺼이 맛보는 성격이며, 특별한 식이요법은 없었다.
- 모두가 일찍 자고 일찍 일어났다. 평균 수면시간은 일곱 내지 여덟 시간이었다.

(자료: 《일본 장수학회지》)

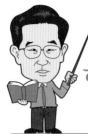

한국인 연령별 사망원인 (2010년 기준)

	1위	2위	3위
0세	출산사고	선천성기형	유아돌연사증후군
1~9세	교통사고	익사	선천성기형
10~19세	교통사고	자살	익사
20~29세	자살	교통사고	심장병
30~39세	간질환	자살	교통사고
40~49세	간질환	교통사고	뇌졸중
50~59세	암(신생물)	뇌졸중	간질환
60~69세	암(신생물)	뇌졸중	심장병
70세 이상	**뇌졸중**	심장병	당뇨

(자료: 통계청)

13

암 걸린다고
다 죽는 건 아니다!

살아있는 한 우리는 절망하지 않는다.
-어니스트 셰클턴-

인도로 가는 길, 사람들은 그 길 위에서 인도인이 되고 만다.
힌두교 최대의 성지인 '바라나시'에 '베나레스대학'이 있다. 미국인 병리학 의사 Sanford Conway는 인도를 여행하다 인도인이 되어 베나레스대학에 정착하고, 이름도 '마하발람'이라고 바꾼다. 그가 미국 펜실바니아대학 근무 시에는 두통과 관절통으로 고생하였으나, 인도에서는 자신이 전혀 다른 우주에 와 편안해져 있음을 알게 되며 인도인이 되기로 결심한다.

같은 대학 정신과 교수였던 그의 부인은 전에도 늘 그랬던 것처럼 심하게 불평하며 빨리 귀국하라고 그를 닦달하였다. 그는 부인에게 말했다.

"Sanford Conway는 죽었고, 나는 마하발람이오. 남편이 죽으면 '사띠'(아내도 따라 불속에 던짐)가 마련이오."

그는 인도를 사랑하며 108세까지 살았다. 그는 죽기 전에 그의 제자들에게 당부하였다.

"내가 수일 내에 저승으로 갈까 하오. 힌두교의 장례법에 따라야 할 것이나, 그 이전에 내 몸을 완전히 부검하여 기록으로 남기고 세계병리학계에 보고한 다음 그것이 인정된 연후에 화장하여 겐지스강에 던져주오."

그는 정말 수일 내에 숨을 거두었다. 제자들은 주임 교수의 명에 따라 철저히 부검하였다. 놀라운 사실이 벌어졌다. 임파암, 신장암, 간암, 대장암, 뇌종양, 부신암 등이 발견 되었으나, 그 암들이 오직 각 장기 한 곳에 국한되었을 뿐 다른 기관으로 전이되어 퍼져나간 흔적이 없었고, 신체 각 부위는 매우 청결하였다. 이것은 20세기 중반 세계암학회에 큰 논쟁거리가 되었다. 그러나 최근에는 그와 유사한 다른 보고들도 나와 있고, 학문적인 이해도 진척되는 상황에 있어 그것을 논쟁거리로 삼지 않는다.

사실 암세포란 것이 전혀 색다른 외계인의 것이 아니다. 정상세포가 살아남기 위해 세포분열을 수없이 반복하는 동안 그 DNA 형태가 조금 변화되어 생겨난 것일 뿐이다. 지금 글을 쓰고 있는 저자나 이 글을 읽고 있는 독자나 이 순간에도 신체 내에서는 단 일 분 동안에도 수백만 번의 세포 분열이 일어나고 있다. 그중 몇 개는 '불량 DNA'가 만들어져 '불량세포'가 발생될 수밖에 없고, 이것을 '암세포'라고 부른다.

그러므로 인체 내에서는 하루에도 수많은 암세포가 생겨나는 셈이다. 그런데 왜 암에 걸려 죽지 않을까? 우리 몸에는 항상 면역감시체계(immune surveillance system)가 작동되고 있어서 그런 불량세포들을 곧 찾아 없애버린다. 이때 그 인체의 주인이 자신의 면역감시체계를 방해하는 절차를 행하게 되면 암세포는 제거되지 못하고 분열 증식되어 인체를 점령하는 떼강도가 되어버린다. 이런 상태를 우리는 암환자라고 부른다. 이것은 순전히 각 개인의 취향에 달려 있는 것이다. 삶의 방식과 환경이 곧 암의 속성과 직결되기 때문이다.

정갈한 삶으로 노인의 나이에 이른 사람은 암에 잘 걸리지 않는다.

신체의 면역능력이 정상화되어 있으면 암이든 병이든 그것은 성립되지 않는다. 그런데 면역이란 한 국가의 국력과 같은 것이어서, 얼른 한 눈으로 파악하기 어려운 것이다. 오장육부 어느 장기가 커지거나 작아지거나, 없어지거나 새로 생겨나는 구체적인 사건이 아니다. 신체 성분의 미묘한 불균형일 뿐이다. 이것은 거시적 형태적 변화가 아니고 미시적이고 기능적인 사건이다. 크나큰 붕괴도 작은 균열이 누적되어 이루어지는 것이다. 암도 마찬가지다.

인체내에서는 하루에도 수많은 암세포가 생겨난다.

정갈한 삶으로 노인의 나이에 이른 사람은 암에 잘 걸리지 않는다. 그리고 혹시 암에 걸리게 된다 할지라도 그것이 잘 퍼져 나가지도 않는다. 노인의 암은 천천히 진행되거나, 진행이 없이 그냥 존재할 뿐 전이가 없고, 암과 싸우지 않고 마하발람 교수처럼 원하는 만큼 살아가는 경우도 많다. 세계의 백세인들 중 사후 부검 결과 암이 있어도 삶에 전혀 지장이 없었다고 보고된 논문이 많이 나와 있다.

그렇다고 해서 젊은 사람이 암에 걸리면 무조건 다 죽게 된다는 법칙도 없다. 일찍 발견되어 치료하고, 잘 먹고 잘 자며 정갈하게 살면서 자신의 수명을 다하는 사례(考終命)도 많이 있다.

잠이 부족하면?

1. 한국인은 세계 3위의 올빼미족이다. 밤 12시 이후에 자는 사람이 68%에 달한다. 1위는 포르투갈(75%), 2위는 대만(69%).

2. 캘리포니아대학 과학자들이 36시간 동안 잠을 못 잔 사람들의 두뇌를 촬영해 보니 두뇌 구조 자체가 바뀌는 것으로 나타났다. 전두엽은 기능이 정지됐고, 두뇌 다른 부분이 대신 비정상적으로 많이 가동했다.

3. 이런 상황이 장기화되면 IQ가 바닥으로 곤두박질치며, 병이나 암에 걸릴 수도 있다!

(자료: 2008. 1. 주요일간지 발췌)

이것은 특별한 방법이 따로 있는 것이 아니고 자연인으로서의 삶을 충실히 이행하는 것이다. 특히 잠을 잘 자야 한다.

인체는 깨어 있는 동안에 체성분을 소모하고 고장 내고 흐트러지게 하며, 잠자는 동안에 그것을 다시 보충하고 보수하고 개선하고 정리하여 원상태로 환원시키는 것이기 때문이다.

그래서 옛날에는 "밤 12시(자정)가 되면 귀신이 나와서 사람을 잡아간다."고 하며 반드시 자야 하는 것으로 인식되어 왔으나 요즘에는 "무슨 귀신 씨나락 까먹는 소리냐?"고 하면서, 새벽 1시고 2시고 불규칙한 수면을 점철하며, 아침에는 겨우 일어나 똑같은 생활을 반복한다. 그런데 실은 자정이 넘어 깨어 있으면 정말로 귀신이 나와서 생명을 조금씩 조금씩 잡아가는 것이다. 어느 날 다 잡아가고 나면 그날은 암에 걸리는 날이다.

죽지 않을 사람은 아무도 없으나 잠이야말로 죽음을 연기하는 최선의 방책이며, 암을 피해가는 비법인 것이다. 가장 자연스러운 것이 가장 건강한 것이며 또한 가장 아름다운 것이기 때문이다.

살아 있는 한 우리는 절망할 필요가 없다. 생명이 있는 한 희망도 있기 때문이다. 살아 있음이 곧 놀라운 기적이기 때문이다(The Living is Just an Amazing Miracle!).

美 포브스誌 '오래 살기 위한 10가지 방법'

1. 하루 6-8 시간 잠자기
2. 긍정적으로 생각하기
3. 부부관계 자주 갖기
4. 장수 집안 배우자와 결혼하기
5. 절대 담배 안 피우기
6. 스트레스에 둔감하기
7. 노년 여유 자금 마련하기
8. 음식 골고루 먹기
9. 콜레스테롤, 당뇨병 등 정기검진 받기
10. 꽃나무, 애완동물 기르기

(자료: 美 포브스誌)

대한암예방학회가 추천한 암을 이기는 한국인의 음식 54가지

1. 주식을 바꿔라 현미콩밥
2. 선조가 즐겨 먹던 오곡밥의 비밀 잡곡
3. 유방암 세포 증식을 억제하는 미강
4. 결장암에 탁월한 항암효과 율무
5. 하루 반 개로 대장암과 폐암을 예방하는 고구마
6. 유방암과 전립선암에 좋은 콩
7. 성인 남자 간암에 효과가 큰 작두콩
8. 암을 이기는 탁월한 효과 청국장
9. 콩의 발효과정에서 더욱 높아지는 항암효과 된장
10. DHA로 암을 예방하고 장수한다 등푸른생선
11. 면역력을 증강시켜 암을 예방한다 새우젓
12. 녹색 밥상을 차려라 녹황색 채소
13. 녹즙으로 즐겨 먹는 항암식품 케일
14. 유방암, 대장암에 효과 큰 설포라판 풍부 브로콜리
15. 어리지만 효능 뛰어난 새싹채소
16. 식이섬유 풍부한 십자화과 채소 배추와 콜리플라워
17. 위·대장·직장암 등에 좋은 양배추
18. 항암음식의 총체 김치
19. 흡연자의 항산화 효과 높이는 신선초
20. 손상된 DNA 복구할 암 예방성분 풍부 시금치
21. 끓는 소금물에 데치면 효과가 2배 미나리
22. 저공해 산나물의 힘 곰취
23. 일본에서 먼저 주목한 가지
24. 암세포의 소멸을 돕는 도라지
25. 폐암과 유방암을 억제하는 당근
26. 위암을 억제하는 고추
27. 미 국립암연구소가 선정한 으뜸 항암식품 마늘
28. 매운 맛이 항암효과의 핵심 생강
29. 껍질 부분에 항암물질이 풍부한 양파
30. 주황색 식물의 대표주자 호박
31. 부추가 들어가면 항암효과가 두 배 부추
32. 양지바른 언덕에 항암효과 가득한 쑥
33. 경제적인 암 예방 식습관 버섯
34. 초기 위암, 폐암, 후두암에 효과가 높은 차가버섯
35. 가공식품에 항암효과가 풍부한 토마토
36. 암세포의 성장과 전이를 막는 알로에
37. 바다에서 나는 최고의 야채 다시마
38. 풍부한 섬유질이 발암물질 배출 미역
39. 해조류 중에 암 예방 효과 최고 김
40. 포도껍질과 씨에 풍부한 레스베라트롤 포도
41. 발암물질의 배출을 돕는 배
42. 구강암, 식도암 등을 예방하는 딸기류
43. 일반 포도보다 10배 뛰어난 항암효과 머루
44. 암 없는 장수 비결 요구르트
45. 대장암 예방에 확실한 효과 유산균
46. 한국인이 많이 먹는 항암식품 들깨
47. 생산량 적어 더욱 귀하다는 아마씨
48. 지중해에서 온 기적 올리브오일
49. 세계적으로 발돋움한 항암식품 인삼
50. 가까이 있으면서 몰랐던 항암효과 홍삼
51. 전립선암과 유방암에 예방 효과 감초
52. 하루 2잔만으로 암 예방 효과 보는 녹차
53. 카레의 색소성분으로 암을 예방하자 커큐민
54. 최근 가장 주목받는 항암물질 셀레늄

(출처 : 대한암예방학회)

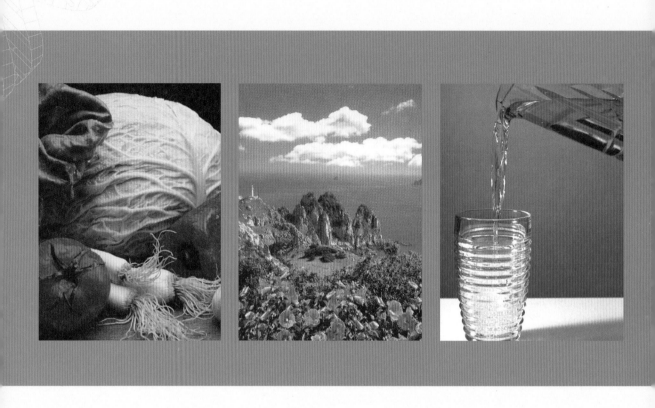

CHAPTER 3

청년으로 100세까지~
잘 먹고 잘 웃어라!

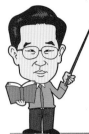

색깔 (color)이 곧 생명의 색 (health&sex)이다

Color	五行	인체장기	음식물	성 분	효 과
빨강 Red	火	심장 소장 혀 혈액	토마토, 사과, 감, 고추, 딸기, 오미자, 팥, 소고기	라이코펜 캠페롤 **캡사이신*** 구연산 주석산	항암효과 고혈압 · 동맥경화 치료 노화방지 항산화 효과 비만치료
노랑 Yellow	土	비장 위 입	단호박, 귤, 오렌지, 바나나, 당근, 카레, 닭고기	**베타카로틴*** (카로티노이드) 비타민 A 비타민 C 필수아미노산	항산화작용 위장기능 강화 면역증강 · 혈당강하 치매예방 · 노화방지 식욕촉진 · 신체발육
백색 White	金	허파 대장 코 피부	마늘, 양파, 감자, 무, 양배추, 도라지, 버섯, 계란, 우유, 요구르트	**안토크산틴*** 퀘르세틴 플라보노이드 사포닌 설포라페인 비타민 A · B · E · K	항암작용 · 면역증강 세균 · 바이러스 살균 고혈압 예방 기침가래 해소 소화촉진작용 피부미용
보라 Pruple * 검정 Black	水	신장 방광 귀 뼈 내분비계	검은콩, 흑임자, 포도, 블루베리, 가지, 해물, 오골계, 흑염소, 돼지고기	**안토시아닌*** 플라보노이드 로돕신 불포화지방산	혈전억제 · 치료 심장병 · 뇌졸중 예방 뼈 관절 보강 · 치료 활성산소 제거 · 항산화작용 발육 · 생식기능 보강
녹색 Green	木	간장 담도계 근육 눈	배추, 상추, 샐러드, 시금치, 쑥갓, 브로콜리, 올리브유, 고등어, 꽁치	**클로로필*** (엽록소) 엽산 설포라페인 인돌 루테인	상처치료 · 세포부활 조혈작용 혈압 · 동맥경화 치료 항알레르기 작용 항암 · 항독소 작용 위염 · 위궤양 치료

*대표물질

(자료: Neal Barnard's 《Foods that Fight Pain》)

色(color)을 잘 써야
色(sex)이 오래 간다

색(色)은 모든 말을 하며 늘 조화를 부린다.
– J. 에디슨 –

G 변호사는 요즘 신바람이 났다. 세상이 모두 자기 것이다. 하는 일마다 척척 맞아 떨어진다. 사건을 맡아 재판에 나갔다 하면 속속 승소(勝訴)한다. 그러나 짐짓 진짜로 살판 난 것은 그것 때문이 아니다. 그러니까, 그것은 자신이 '아버지' 라는 사실 때문이라는데….

그는 이미 50세(智天命)를 넘겼다. 그의 무남독녀 외딸은 이제 겨우 유치원에 다닌다. 그런데 도대체 뭐가 그리 대단한 아버지라고 그렇게도 뻐긴단 말인가?

사실 그는 결혼을 매우 늦게 했다. 그는 경남 마산의 유명한 만석꾼(萬石君) 김 부자의 오대독자 장손이다. 완고한 그의 본가에서는 "얼른 장가 가서 선영봉사 할 아들을 생산하라."고 열불 나게 재촉했지만, 기실 그가 선보는 여자들은 두 번 다시 그를 만나주려 하지 않았다.

어디가 불구이거나 야수처럼 생긴 것도 아니다. 단지 좀 크고 충분히 뚱뚱한 것뿐이었다. 그리고 자신만이 아는 비밀이 조금 있다. 피곤하여 검진 받으

색(Color)이 곧
색(혈색)이며,
색(기색·건강)이며,
색(Sex)이다.

173

면 고혈압과 고혈당증이 있고 백혈구 수가 다소 부족하다는 것이었다. 그가 맞선을 수십 번씩이나 보고, 이래저래 결혼을 포기하려고 마음을 굳혔을 때쯤, 아주 섹시하고 하얗고 늘씬한 팔등신 미인을 만나게 된다. 그녀는 색색깔의 화려한 의상을 걸치고 기세 좋게 등장하였다. 그녀를 보는 순간 첫눈에 반해버렸지만 마음을 표현할 용기가 없었다. 가슴이 마구 두근거리고 혈압이 올라 머리가 화끈거렸다.

'저 여자도 뚱뚱한 나를 두 번 다시 만나주지 않겠지.'

기대가 크면 실망도 큰 법인데, 그러나 기적도 있는 것일까? 그녀는 웃었고, 데이트하자는 연락이 왔다.

그녀는 국어 선생님이었다. 마산이 고향인 청마 유치환 선생님을 가장 좋아하는데, G의 고향이 마산이라서 더욱 기쁘다고 했다.

사랑한다는 것은
사랑을 받느니보다 행복하나니라
오늘도 나는
에메랄드빛 하늘이 훤히 뵈는
우체국 창문 앞에 와서
너에게 편지를 쓴다

그녀가 청마의 '행복' 이라는 詩를 외웠다. G는 그 다음 구절을 따라 외웠다.

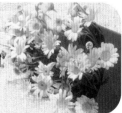

먼 고향으로 또는 그리운 사람에게로
슬프고 즐겁고 다정한 사연들을 보내나니
오늘도 나는 너에게 편지를 쓴다

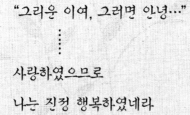
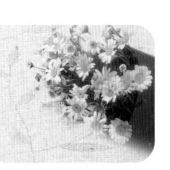

"그리운 이여, 그러면 안녕…"
⋮
사랑하였으므로
나는 진정 행복하였네라

그들은 한 쌍의 원앙새였다. 찰떡궁합이었다. G는 그녀와 곧 결혼하였고, 2년이 지나서는 아주 늘씬하고 스마트한 젠틀맨이 되었고, 결혼 3년째에는 딸이 생겼다. 그 외딸이 지금 유치원에 다니고 있는데, 아주 오랜만에 또 임신이 되었다 한다. 아내는 틀림없는 아들이라고 장담하였다. G 역시 그 사실을 의심하지 않는다. 아니 무엇이든지 아내의 언어는 종교처럼 믿고 따른다.

"우리 색시가 술좌석에 가지 말라고 했어."

"우리 색시가 오늘은 붉은색 Y셔츠에 보라색 넥타이를 매랬어."

"우리 색시가 오늘은 빨리 들어오래."라고 말한다. 그럴 땐 친구들이 놀려댄다.

"아예 색시님으로 한 등 더 올려드리시지."

"그래, 우리 색시님이 오늘은 色色요리 party한다고 했거든."

아내의 말은 G 변호사의 법전보다 더 큰 효력을 갖고 있었다.

왜 그렇게 되었을까? G는 어려서부터 몸이 컸다. 진취적이고 활동적이고 성취욕이 강했다. 그래서 땀도 많이 흘렸다. 가족 주치의께서 "G는 태음인(太陰人) 체질이므로 기름기 많은 육류를 먹여서는 안 되고 채식해야만 된다."는 진단을 내렸다. 그때부터 어머니는 절대로 고기를 못 먹게 하고 주로 곡식과 채소를 많이 먹였다. 몸이 크므로 밥 양도 많았다. 그것이 수십 년 연

체질은 세월에 따라
계절에 따라 변한다.

습이 되었고 당연한 진리로 받아들였다. 그런데 어찌된 일인지 그는 점점 더 옆으로 자꾸만 더 퍼지고, 선보는 여인들마다 그에게 퇴짜를 놓았다.

하지만, 그녀는 그를 선택하였고 그에게 정말 놀라운 선물을 주지 않았던가! 사실은 그녀 역시 한때는 고도비만으로 수년 동안을 고생했었다. 그리고 G처럼 음식 조절도 했었다. 하지만 세월은 점점 더 절망만 안겨주었다. 그녀 역시 선을 보면 곳곳 퇴짜를 맞고 삼십 대 후반의 노처녀가 되었다. 결혼을 포기하고 세계일주 배낭여행을 떠나기로 결심했다.

그녀는 세계의 전통생활양식과 장수촌에 흥미가 있었다. 지구촌 오지여행에 관심이 많아 작은 섬지방과 산악지역에도 여행하였다. 특히 지중해의 크레타(Kreta)와 사르데니아(Sardengna)를 방문하였을 때, 그녀는 인생이 달라지는 체험을 하게 된다. 그곳 사람들은 모두 늘씬하고 건강하며, 대가족이 함께 모여 살고 있었다. 한 부부가 열 명 이상의 자녀를 둔 경우도 흔했다. 그곳에는 90세 이상의 노인이 아주 많았는데, 100세 할머니, 할아버지도 색색깔로 예쁘게 치장을 하고, 화려하게 단장한 젊은이들과 함께 섞여 축제의 빠른 템포 음악에 맞춰 춤을 추었다.

지중해의 하늘은 에메랄드였고 바다는 비취색이었다. 색색의 과실들은 눈부시게 반짝거렸고, 모든 먹을거리들은 찬란한 색깔들을 내보이며 유혹하는 듯했다. 사람들은 화려한 옷을 입고 색색깔의 음식을 골고루 배불리 먹었다.

그곳 땅은 모두 바위투성이라 농토는 거의 없었다. 그래서 주민들은 주로 목축업에 종사하고 있으며, 어업과 과수 재배도 발달되어 있

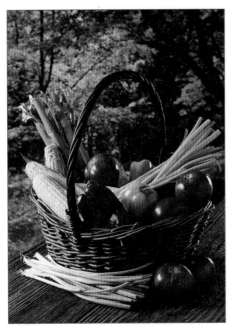

▲ 골고루 먹는 것이 최고의 보약이다.

었다. 과일과 해물을 주로 먹지만 낙농제품과 육류도 가리지 않았고 올리브 유를 많이 먹었다. 곡식류에는 별로 관심이 없었다. 사람들은 항상 웃는 낯이 었고, 그녀 또래의 여자들은 모두 허리가 쏙 들어간 팔등신 미인들이었는데, 여자가 보기에도 너무 예쁘고 섹시한 몸매들을 뽐내고 다녔다. 그녀는 그곳 에서 그 미인들의 식단을 배웠다. 처음엔 좀 이상했으나, 나중엔 아주 간단한 공식임을 알게 되었다. 여러 가지 색색깔의 음식을 배불리 먹되, 어떤 한 가지 주식을 많이 먹지 말고 음식을 가리지 않으며 곡식을 줄이고, 맑은 물을 자주 마신다는 간단한 것이었다.

일 년 후 귀국하여 집에 돌아오니, 가족들이 모두 놀랐다. 완전하게 세련된 딴 사람이 된 그녀를 보고 가족들은 아연실색을 했다. 그녀도 자신이 좀 날씬 해진 듯하다고 느끼긴 했으나, 이렇게 몰라보게 완벽한 몸매가 될 줄이야!

그녀는 비만인 친구들에게 자신의 색색깔 음식체험을 교육시켰다. 친구들 역시 효과를 나타내곤 감탄해 마지않았다. 그녀는 자신감이 있었기에 G를 선택했던 것이다.

G 변호사도 아내의 처방에 따라 밥을 많이 줄인 대신 다른 것들을 색색들 이 골고루 먹도록 강요당하였다. 그러다가 체중이 차차 줄어들자 이젠 스스 로 밥을 줄이고 여러 가지 색색깔 음식을 골고루 먹고 물 자주 마시기를 열심

주식을 줄이고 물을 자주 마시면 몸매가 좋아진다.

히 노력하였다.

결혼 첫해엔 부부관계가 욕심처럼 이루어지지 않았다. 땀만 나고 숨이 차고 머리가 아팠다. 고혈압과 당뇨가 걱정되어 정력이 형편없었다. 아내에게 창피하기도 했다. 하지만 아내는, "이제 체중이 빠지면 차차 잘 될 거예요."라고 속삭이며 용기를 주었다. 이듬해엔 정말 많이 좋아져 있었다. 혈압과 혈

오장육부와 5가지 색깔 음식

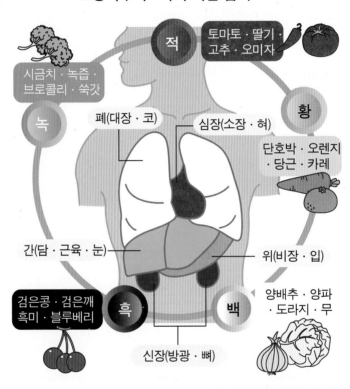

시금치 · 녹즙 · 브로콜리 · 쑥갓

녹

토마토 · 딸기 · 고추 · 오미자

적

황

폐(대장 · 코)

심장(소장 · 혀)

단호박 · 오렌지 · 당근 · 카레

간(담 · 근육 · 눈)

위(비장 · 입)

검은콩 · 검은깨 흑미 · 블루베리

흑

백

양배추 · 양파 · 도라지 · 무

신장(방광 · 뼈)

- 심장(소장, 혀): 적색음식이 좋다. 토마토, 포도, 고추, 오미자
- 간(담, 근육, 눈): 녹색음식이 좋다. 시금치, 녹즙, 브로콜리, 쑥갓
- 폐(대장, 코): 백색음식이 좋다. 양배추, 양파, 도라지, 무
- 위(비장, 입): 황색음식이 좋다. 단호박, 오렌지, 당근, 카레
- 신장(방광, 뼈): 흑색음식이 좋다. 검은콩, 검은깨, 흑미, 블루베리

당이 정상화 되었고 백혈구 수도 증가했다. 정력이 좋아져서 아내에게 칭찬을 들을 수 있었다. 결혼 삼 년째에는 힘이 너무 좋아 아내가 힘들어 할 정도였는데, 덜컥 임신이 되어 너무나 기쁘고 행복이 무엇인가를 비로소 알게 되었다.

그런데 이번에 또 아들이 생겼다니 그는 정말이지 色이라면 사족을 못 쓰게 되었고, "이 세상이 모두 내꺼다."라고 하였는데, 도대체 그 色色이 어찌 그리 힘이 세단 말인가?

자연이 인류에게 내려준 아름다운 色色의 선물 속에는 가지각색의 건강 필수성분과 항암제와 성인병 치료제가 들어있기 때문이다.

라이코펜(Red)이라는 항암제와, 베타카로틴(Yellow)이라는 항산화 · 노화방지제, 클로로필(Green)이라는 고혈압 · 성인병 치료제, 플라보노이드(Purple)라는 혈전 · 비만 치료제, 안토크산틴(White)이라는 항균 · 항암제 등이 바로 그것이다. 色(Color)이 곧 色(Sex)이며, 色(혈색 Health)이라는 지극히 자연스럽고 건강한 선물이다.

자연이 인류에게 준 색색의 선물 속에는 건강 필수성분이 들어있다.

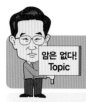

암은 없다!
Topic

"물은 가장 훌륭한 메뉴"

1. 지구상의 모든 동물이 먹는 모든 음식물은 대부분이 물로 이루어져 있다.
2. 오이는 96%, 수박은 92%, 우유는 87%, 사과는 84%, 밥은 약 80%, 감자는 78%, 쇠고기는 74%, 치즈는 40%, 빵은 35%, 크래커는 30%가 물로 되어 있다.
3. 인간의 몸은 최소한 60% 이상이 물일 때에만 그 생명이 유지될 수 있다.
4. 물은 가장 많이 쓰이는, 가장 중요한, 가장 부작용이 없는 치료약이다.
5. 인간이 실제로 마실 수 있는 물은 지구에 있는 물의 0.009%에 지나지 않는다. 97%가 바다의 짠물이고, 2%는 눈과 얼음이며, 1%는 대기 중에 존재한다.

(자료: 《책 속에 책》)

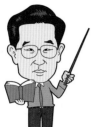

일생동안 일어나는 사건들

"모든 생명현상은 음식(에너지)이 있음으로써 가능하다."

일생 동안		하루 동안
50,000ℓ	물을 마신다	1500㎖ /日
39,000ℓ	소변을 본다	1400㎖ /日
50톤	음식물을 먹는다	1800g/日
38,000ℓ	땀을 흘린다	1350㎖ /日
2,700,000,000번	심장이 뛴다	90,000번/日
330,000,000ℓ	심장에서 피를 내보낸다	11,000ℓ /日
1,200,000,000회	숨을 쉰다	36,000회/日
90톤	노폐물을 내보낸다	3000g/日
600,000,000ℓ	호흡 공기량	18,000ℓ /日
2,000,000,000,000마리	정자 생산량	70,000,000마리/日
450개	난자 생산량	가임연령; 매월 1개/月
300,000,000회	눈을 깜박인다	11,000회/日
전체머리카락 총 560,000m	머리카락이 자란다	머리카락전체합 2,000cm/日
한 손가락에 3.7m	손톱이 자란다	한 손가락에 0.15cm/日
120,000번	꿈을 꾼다	4~5번/日
4,000번	운다	성인:한달: 1.4(男), 5.4(女)번/月
500,000번	웃는다	성인:하루: 20(男), 100(女)번/日

(자료:《Everyday science》)발췌

02

물을 잘 먹어야 청년 100살 !

물은 생명의 소리, 존재하는 것의 소리,
영원히 생성하는 것의 소리다.
– 헤르만 헤세 / 싯다르타 –

그는 어렸을 때 개구쟁이였다. Y자형 나뭇가지로 만든 새총을 잘 쏘았다. 처음엔 주로 전신주에 대고 쏘았지만 나중에는 남의 집 대문이나 출입문, 유리창, 호박, 감나무에도 쏘고, 샘가에 물 길러 온 처녀들의 물 항아리나 물통에도 쏘아댔다.

동네에 장사 나온 간장 장수의 큰 유리 항아리에도 쏘아 깨버렸다. 간장 장수에게 쫓겨 집으로 도망가면 어머니에게 매 맞을 것이다. 옆집으로 달아나는 것이 최고다. 옆집 큰 닭장 속으로 숨어버리면 아무도 못 찾는다. 닭장은 제법 큰 산 언덕에 걸쳐 있었다. 큰 나무들이 많았고 한쪽 편엔 대나무 숲도 있었다.

닭장 가운데로 작은 골짜기 물이 흘러 닭들에게 물을 따로 줄 필요가 없었다. 닭장 아래쪽 연못에 물이 고이면 오리와 거위들 차지가 되었다.

이북에서 월남한 옆집 할아버지와 할머니는 자식이 없어서인지 많은 가축을 키우며 사랑으로 돌보셨다. 소도 있고, 돼지도 있고, 거위, 오리, 화초닭,

칠면조 등도 있었다. 모르는 사람이 들어오면 큰 거위(떼까우)들이 꽥꽥거리며 물려고 덤비지만 김 개구쟁이에게는 절대로 복종하는 착하고 하얀 친구들이었다. 그 이유는 할머니, 할아버지에게 김이 최고로 반가운 존재였기 때문이었다.

"아이고 내 새끼 왔능감!"

그 집에 있는 것은 생물이든 무생물이든, 크든 작든 모두 다 김 개구쟁이 것이었다. 동네 사람들은 그 부부를 구두쇠라고 하지만 김 개구쟁이에게만은 전혀 아니었다. 할머니, 할아버지는 늘 맛있는 것을 준비해 두었다가 꼭 내놓곤 하셨다.

남의 피해를 배상해야 될 일을 저질렀어도 어머니에게 이르지 않고 할머니 돈으로 배상해 주셨다. 그 많은 간장과 간장병 값도 쥐도 새도 모르게 할머니 쌈지 돈으로 무마해 버렸다. 김 개구쟁이는 닭집 할머니가 남이라는 걸 몰랐다.

그는 그렇게 행복한 어린 시절을 보냈다. 김 박사는 개업한 후 곧 그 할머니와 할아버지를 모셔다 종합검진을 시켜드렸다. 할아버지는 혈압이 높았고 전립선비대와 당뇨병, 담석증까지 있었다.

할머니 역시 고혈압과 부정맥, 현기증, 귀울림(이명) 현상과 안구건조증, 방광염, 가려움증, 관절염 등이 있었다.

그러나 할아버지는 불편한 증상을 전혀 느끼지 못하셨고, 할머니는 안구건조증과 가려움에 대해서만 다소의 불평이 있는 정도였다.

그 당시에는 의약분업이 아닌 때라서 약을 직접 챙겨 드렸는데, 나중에 확인해보니 약을 그냥 놓고 가셨단다. 김 박사는 즉시 전화를 해서 왜 그랬는지를 물었다.

"에이 참, 나도 할매한테 뭣 쫌 첨으로 해 줄라고 했는디 왜 약도 안 갖고 그냥 가버렸는디!?"

"응, 우린 그저 약을 쫌 안 좋아혀. 인자껏 약이라곤 먹어본 적이 읎써. 그 많은 약을 봉게 겁이 덜컥 나서 얼른 내빼부럿찌."

"그럼 어떡 헐려고 그런데!?"

"아이, 전부가 물 땜에 생긴 뱅이라매."

"예? 예–! … 그랬어? 내가?"

김 박사는 두 분에게 평소 물이 부족했었고, 물을 자주 마시면 좋아질 수 있다는 말을 한 것 같기도 했다.

"사실 우리가 그동안 물 같은 거 모리고 그냥 바쁘게 살아왔응게. 그래서 인자부텀 물얼 더 잘 먹어 볼라고 혀. 우리 닭이나 오리가 아조 잘 크고 번쩍번쩍 허고 깨끗허다고 비싸게 팔리는디, 모다 긍게 물 때문이라고 말허는 것얼 알면서도 그릿어. 우리 물은 닭장 밖 우에 골짜기 샘에서 나오는 거 알디? 물맛이 아주 좋아. 동네 사람들이 새벽마둥 우리 마당에 와서 줄줄이 물을 받아강께. 그런디 왜 우리는 진작 그 좋은 물얼 잘 안 묵었는지 모르것어…."

"아, 그래요? …그래도? 불편하면 곧 오든지 전화 하든지…."

"응, 그려. 참 말 고마와 잉."

"뭐가 또 고마와? 내가 그동안 너무 무심해서 미안허지."

"아녀, 아녀, 무신 소리! 애릴 때도 우리 때까우헌텐 새총 한 번도 안 쏘고, 인잔 이렇게 잘 커서 우리 소원얼 풀어주었응게 얼매나 고마운 일인감…. 훌쩍, 훌쩍."

그것이 그렇게 되는 것인가?

물은 수많은 질병을 완충하고 조절한다.

183

물은 신체 기능의 주역
1. 세포의 형태를 유지하고 대사작용을 관장한다.
2. 혈액과 조직액의 순환을 원활하게 한다.
3. 영양소를 용해하고 흡수, 운반하여 세포로 공급 해준다.
4. 체내에 불필요한 노폐물을 체외로 배출시킨다.
5. 혈액을 약 알칼리로 항상 유지시킨다.
6. 체내의 열을 발산시켜 체온을 조절한다.
7. 체내에서 일어나는 모든 기능의 매개체와 완충제가 된다.

(자료 : Textbook of Physiology 발췌)

몇 달 후에도 할머니, 할아버지한테선 아무런 연락이 없었다. 김 박사는 닭도리탕을 먹다가 문득 두 분 생각이 났다. '아차, 벌써 몇 개월이 지나갔는데 …왜 그냥 무심코…' 즉시 전화를 했다.

"할머니, 할아버지 내일 꼭 병원에 오세요!"

"왜? 무신 존 일이라또 있으신 감?"

"왜, 왜라니. 고혈압, 당뇨병, 담석증, 방광염, 가려움증… 다시 검사해봐야 될 거 아녀!?"

"아녀 아녀, 그거 퍼얼써 다 나섰어."

"무슨 소리여. 내가 다 나섰다고 해야 나슨 것이지 할매 맘대로 다 나서?"

"아녀 아녀, 이젠 머리도 안 아프고, 눈도 편안하고, 가렵지도 않고, 귀에서 소리도 안 나…. 할아버지도 모다 더 좋아졌다고…."

"아이, 웬일이여?"

"증말이여, 물얼 한 시간마다 한 고뿍씩 먹기로 약속허고 매일 조석으로 지컸드니, 사람들이 다 놀래. 신수가 훤히졌다고."

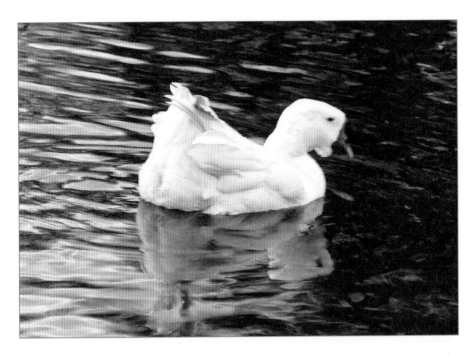

◀ 물이 건강한 곳엔
생명도 건강하다.

"그래요, 진짜? 나도 좀 볼랑게 당장 올라와."

할머니와 할아버지는 며칠 후 선물을 잔뜩 싸들고 올라오셨다. 옛날에 간장 값 항아리 값 물어줄 때처럼, 맛있는 것 감춰 놨다 주실 때처럼 꼭 그 표정이셨다.

검사 결과 또한 놀라운 것이었다. 두 분 재검 결과는 지난 번 것과는 전혀 달랐다. 고혈압도 거의 정상화 되었고, 혈당도 정상, 당뇨도 전혀 없고, 소변도 시원하게 잘 보신다고 하며, 이명도 없어졌다 하고, 눈도 편안하고 피부염도 거의 다 좋아진 상태였다. 정말 아무 약도 안 드시고 맑은 물 자주 드시고 목욕도 자주 하시고…그런 결과가 그것이었다.

그것은 사실이었다. 진리였고 생리학적인 절차였다. 질병의
대부분은 물과 관련이 있다. 그래서 병원에 입원하면 우선 물(링거액)부터 준다. 적당한 물이 적절하게 공급되기만 한다면 수많은 질병을 치료하거나 예

질병의 대부분은
물과 관련이 있다.

방할 수 있다. 물은 몸 구석구석에서 필요로 하는 물질을 운반해주고, 불필요한 노폐물과 질병 원인들을 배출시키는 가장 중요하고 절대적인 매개체이기 때문이다.

사실 물이 충만되어 순환하고 있는 것을 '생물'이라 칭하며, 물이 바짝 말라 정지되어 있는 것을 '무생물'이라 한다. 즉 물이 충만되어 있는 것이 곧 '생명'이며, 물이 말라갈수록 병든 쪽으로 기울어진다는 뜻이다. 물의 순환이 아주 정지된 것이 죽음이다.

늙었다, 흉하다, 피곤하다, 병들었다, 말랐다, 부자연스럽다는 곧 물이 부

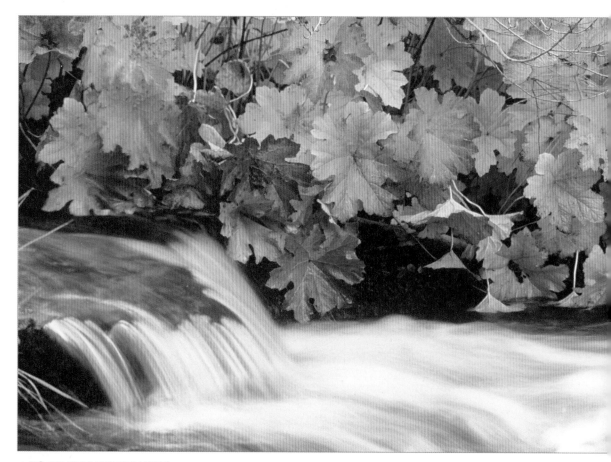

▲ 물은 모든 생명과 아름다움의 시작이다.

족하다는 의미다. 그런 반면 젊다, 예쁘다, 휜하다, 보기 좋다, 건강하다, 섹시하다, 자연스럽다는 곧 물이 충분하다는 뜻이 된다.

잘 웃는 사람은 물이 많은 사람이다. 찡그리는 사람은 물이 적다. 아니다. 물이 많아 잘 웃는 것이고, 물이 적어 찡그리는 것이다.

그러므로 나이가 들수록 자신의 몸을 돌보기 위하여 더 많은 물이 필요하다. 그것을 실천하는 사람만이 젊은 DNA로 청년 100살을 가질 수 있게 되는 것이다.

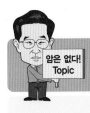

물은 만물의 근원이며 인체의 근원

1. 인체의 70%가 물로 되어 있다.
   - 뇌 : 75%
   - 심장 : 75%
   - 폐 : 86%
   - 간 : 86%
   - 신장 : 83%
   - 근육 : 75%
   - 혈액 : 83%가 물로 되어 있다.
2. 물을 1%만 잃어도 갈증을 느끼며, 2%를 잃으면 질병에 걸리고 4%를 잃으면 혼수상태에 빠지며, 8%를 잃으면 사망한다.

(자료 : 《The Science of Biology》 발췌)

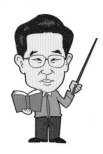

물이 충분할 때

물이 부족할 때…

물(H₂O) 충분 상태		물(H₂O) 부족 상태
혈액의 순환이 순조롭다	순환기	혈액순환이 지연된다
임파액의 순환과 활동이 원활하다	淋巴系	임파액 순환이 억제된다
산·염기의 평형조절이 용이하다	pH 7.4	산·염기 평형이 쉽게 흔들린다
체온조절과 항상성 유지가 잘 된다	체 온	쉽게 더워지거나 추워질 수 있다
세포 신진대사가 원활하게 이루어진다	세 포	세포가 수축되고 기능이 위축된다
모세혈관 작용이 촉진된다	모세혈관	모세관 혈행속도가 늦어지거나 막힌다
연동운동과 세척작용이 증가한다	내장기관	연동운동과 세척작용이 지연된다
독성물질의 중독해소가 용이하다	중독해소	중독해소가 늦거나 중독이 강화된다
변비가 예방, 완화된다	배변작용	변비가 심해지고 치질이 유발된다
설사가 치료되며 독성물질이 배출된다	설사치료	설사의 원인이 배출되지 못한다
구토와 기침이 완화, 치료된다	기 침	구토증과 기침이 더 심해진다
피부에 함수량 증가, 노화를 방지한다	피 부	피부가 건조되어 가렵고 터진다
음주가 희석되고 간장 부담이 경감된다	음 주	취기가 오래가고 간독성이 증가된다
성인병 예방과 치료에 효과가 크다	노화현상	오장육부의 노화작용이 촉진된다
신체의 과도(항진)기능과 과소(저하) 기능을 중간(정상)정도로 유도, 완충한다	완충효과	신체의 과도(항진)기능과 과소(저하) 기능을 더욱 악화시켜 질병을 만든다
암·혈관질환·통풍 등이 예방된다	면역기능	발암물질·독성물질 배출이 지연된다

(자료:《Textbook of Internal Medicine》)발췌

산성수, **알칼리수**, 육각수, 증류수, π워터 ?

물은 사람의 몸과 마음을 세정한다.
물은 인간의 영혼까지도 접촉한다.
– R. 타고르 –

세상에는 지금 물 전쟁이 났다. 이제 석유전쟁이 아니라 물 전쟁이 터지고야 말 것이다. 지금도 이미 각국의 물 회사들이 죽기 살기로 물 전쟁을 치르고 있다. 세상에는 계속 별의별 물이 다 나오고 있다. 알칼리수, 산성수, 육각수, 증류수, 심층수, α수, β수, γ수, π워터, 암반수, 천연탄산수, 온천수, 자화수, 빙하수…. 그리고 그런 걸 먹어서 고질병을 고쳤다는 책들도 있다. 모두 일리가 있는 듯하다.

병에 걸리면 열이 난다. 열이 나면 더운 날 빨래가 더 잘 마르듯 탈수증이 심해진다. 그래서 입원하면 수액제(물)부터 놓는다. 그 속에는 가끔 특별한 약을 섞는 경우가 있으나 대부분 단순한 링거액으로서, 수분을 보충하여 생명을 보전하는 데 그 목적을 두고 있다. 그런데 바로 그 생명수라는 것이 실상은 산성수도 아니고, 알칼리수도 아니고, $\alpha\beta\gamma$… π워터도 아니고, 심층수나 육각수, 암반수는 더욱 아니다. 왜냐하면 인체는 거의 정확하게 pH 7.4로 유지되어야 하는데, 만일 특별한 물을 공급했다가 pH와 성상이 급변하면 생명이 위

석유전쟁보다 물 전쟁이 더 심각하다.

189

험해지기 때문이다.

하지만 신체 중에서 혈액·신장·대장·전립선·방광 등은 알칼리 쪽에 가깝고, 피부나 위·십이지장·여성의 질 등은 산성에 가까우니, 그런 장기의 산도에 적절히 대응하는 물을 가려 쓰는 것이 더 유리하지 않을까? 그럴 듯한 말이다.

인체가 그런 물들의 속성에 쉽게 영향을 받는다면 우리는 결코 살아남지 못하였을 것이다. 포유류의 신체 산도(pH)나 항상성(Homeostasis)은 그렇게 쉽게 변하지 않는다. 아니, 변해서는 결코 살 수가 없다. 우리가 먹는 음식과 음료수가 우리 몸과 똑같이 맞춰진 것은 하나도 없다. 김치나 주스, 요구르트 등은 산성이고, 두부나 계란, 우유 등은 알칼리성이다. 하지만 무엇을 먹든, 그것은 곧 인체화(人體化)되어서 흡수하는 것이지, 그것들의 속성이 그대로 흡수된다면 매우 위험한 결과를 초래할 것이다.

그렇게 흡수된 물이 오직 pH 7.4 유지에 조화되며 우리 몸 전체의 60% 이상을 차지하고 있을 때에만 생명유지가 가능하다. 건강인은 70% 정도가 물이고, 어린이는 80%가 물로 되어 있다. 노년이 되면 차차 수분율이 떨어지므로 점점 정상 신체기능에 어려움이 생긴다. 이것을 노화와 질병이라고 하는 것이다.

그래서 목이 마르기 전에, 몸이 마르기 전에 충분히 자주 물을 마시라 권한다. 그렇게 하면 우리 몸속에 바로 그 물성분이 저장되는가?

정답은 꼭 그렇지는 않다는 것이다.

우리 몸속에 전체 수분의 67% 이상은 세포 속에 존재(세포내액: ICF)하고, 오직 33% 정도만 세포 밖을 순환(세포외액: ECF)하다가 점차적으로 배출된다. 즉 체수분의 대부분은 세포 안에 있으며, 그것은 마시는 물의 영향을 거의 받지

수분 부족 현상을 노화 또는 질병이라고 한다.

않는다. 아니 받아서는 좋은 일이 아니다. 인체에서 가장 많고 가장 중요한 성분인 세포내액(ICF)은 우리가 먹는 영양분이 분해되어 생성된다.

$$C_6H_{12}O_6 \rightarrow + \left(\begin{array}{c}6O_2 \\ 호흡\end{array}\right) \rightarrow \rightarrow \rightarrow \quad 6H_2O + 6CO_2 + 열$$

영양분 → (호흡) → → → 물(세포내액) + 탄산가스 + 칼로리

이렇게 생성된 세포 안의 물은 늘 넘쳐서 세포 밖으로 밀려나간다. 그러나 세포외액이 미달될 때는 세포 안에서 필요한 물이 세포 밖으로 이동되어 결국에는 세포 자체가 위축되고 노화, 질병, 사멸에 이르게 된다.

그러므로 음료수는 세포외액 순환을 도와 간접적으로 세포내의 항상성에 기여하는 것으로서, 그저 맑고 깨끗한 자연수를 마시면 되는 것이다.

특정한 성분의 물을 마심으로써 신체 성분이 쉽게 변화되는 것을 기대해서는 안 될 일이다. 우리가 피부를 비누(알칼리)로 씻어도 잠시 후 피부 산도를 측정해보면 씻기 전과 동일한 산성으로 돌아와 있는 것을 알 수 있다. 그것은 평소 느끼지 못하는 땀(insensible sweating 不感發汗)이 나와서 피부를 보호하기 때문이다. 그런데도 미리 산성으로 처리해 놓는다면 피부 기능이 퇴화되고 더 둔탁한 피부로 변화될 것이 자명하다.

위산을 중화시키는 알칼리수도 마찬가지다. 맑은 물(중성)로 희석하는 것은 무

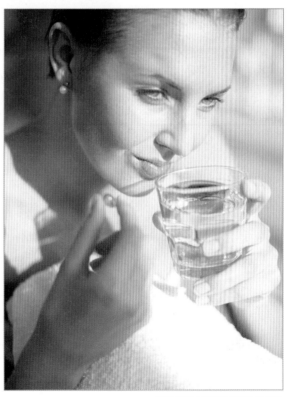

▲ 물은 인간과 자연을 편안하게 한다.

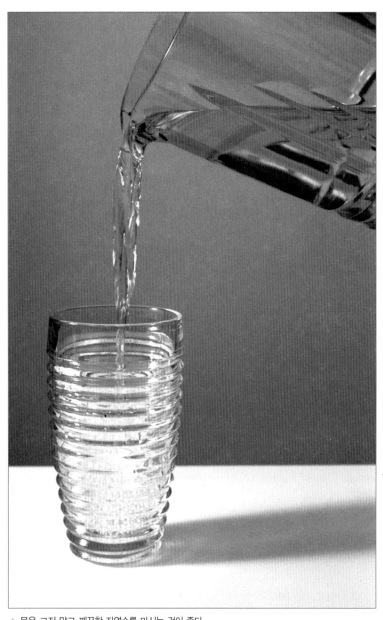
▲ 물은 그저 맑고 깨끗한 자연수를 마시는 것이 좋다.

리가 없으나 산성 분위기의 위속에 갑자기 알칼리수를 자꾸 부어주게 되면 오히려 더 높은 가역반응(rebound phenomena)이 유발된다. 그 결과 더 짙은 산도의 위산이 더 많이 분비되어 속이 더 쓰릴 수도 있다.

여성의 뒷물도 마찬가지다. 모두가 보통 알칼리성인 비누로 거침없이 목욕하지만 냉이나 대하라는 것을 모르는 경우가 더 많다. 스스로 알아서 산성 환경으로 얼른 환원되기 때문이다. 그런데 이런 절묘한 조화에 섣불리 간섭하면 오히려 균형이 깨지고 고질적인 질염이 유발될 수 있다.

음료수로 '증류수'나 '정제수'를 고집하는 사례도 있다.

'맑은 물'이 좋다는 데는 반대가 없다. 그러나 여기서 '맑은 물'이란 병원균이나 독소가 없다는 뜻이지, 순수한 H_2O일수록 좋다는 의미는 절대 아니다. 원래 우리는 높은 산 눈 녹은 물이 여러 골짜기를 거치며 자연스럽게 흘러내려온 산골 물을 받아먹으며 수백 만 년을 살아왔다. 모든 자연상태의 생물들은 지금도 그렇게 살아가고 있다. 이것을 자연수라고 하며, 이것이 곧 육각수가 되고 자화수, 암반수, π워터도 될 수 있는 것이다.

　사람들이 말하는 '약수' 라는 것은 사실 그 속에 뭔가 포함되어 있다는 말이다. '물맛이 좋다.' 는 것은 물속에 적절한 불순물이 녹아 있다는 표현이다. 그 속에는 갖가지 전해질과 미네랄이 녹아 있어 인간의 골격과 진화의 재료가 되었던 것이다.

　인체에 물이 넉넉하면 암과 혈관질환, 중풍이 예방되고 해독기능이 강화된다. 원만한 땀 배출을 통하여 체온을 조절하고, 피부를 보호하고, 신장 기능을 개선하고, 전립선암과 방광암을 방지하는 효과가 있다. 발암물질이 희석되어 인체에 머무는 시간을 단축함으로써 암 예방에 큰 도움이 된다. 뇌 순환을 개선하여 치매를 예방하고, 뇌혈관의 탄력성을 높이는 것이 상쾌한 100년으로 가는 안전한 길이다.

암은 없다!
Topic

물의 경이성과 신비성

1. 상온 상압에서 물질의 3태(態:액체 · 고체 · 기체)가 모두 존재하는 우주 유일의 물질
2. 천연적으로 바다를 이룰 만큼 다량 존재하는 유일한 무기 물질
3. 지구상 모든 물질 중 비열이 가장 커서 지구 기온을 생물이 살 수 있도록 조절하는 유일한 온도 조절 완충물질
4. 고체(얼음)의 밀도가 액체(물)의 밀도보다 작아서 고체가 액체 위에 뜨는 유일한 물질
5. 물은 모든 천연물질을 녹일 수 있는 가장 훌륭한 용매물질

(자료 :《Everyday Science Explained》)

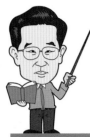

고지혈증 VS 저지혈증

고 지 혈 증		저 지 혈 증
Hyperlipidosis Hypercholesterolemia	원 명 칭	Hypolipidosis
혈중 cholesterol, triglyceride 등 지방성분이 과다한 상태	정 의	혈액 중 지방량이 부족한 상태
육류 · 곡식 등 고칼로리 과다 섭취	원 인	평소 칼로리 섭취 부족 상태
맛있게 먹는 것을 즐긴다 음식에 대한 절제력이 약하다	생활습관	많이 먹는 것에 거부감이 있다
비만 또는 복부비만 · 과체중	신체상태	체중부족 · 조기폐경 · 성욕감퇴
한국 성인의 15 ~ 20%	인구비례	한국 성인남성의 10 ~ 15% 성인여성의 20 ~ 25%
집안 여기저기에 먹을 것이 많다	먹을거리	주위에 먹을 것을 많이 두지 않는다
고혈압 · 동맥경화 · 지방간 · 당뇨병 · 심혈관장애 · 뇌혈관장애 · 통풍	잘 걸리는 질병	골다공증 · 빈혈증 · 피곤증 · 치매
빈혈증 · 골다공증 · 체중미달	잘 안 걸리는 병	지방간 · 동맥경화 · 통풍
대장암 · 담낭 · 담도암 · 췌장암 · 신장암 · 유방암 · 전립선암	잘 걸리는 암	위암 · 임파암 · 백혈병 · 갑상선암
술 · 커피 · 음료수 등 기호식품 육류 · 곡식 · 가루음식 · 과식 · 보약 등	줄여야 될 것	비만공포증에서 벗어나야 한다
물 · 채소 · 해초 · 나물 · 버섯 · 과일 · 우유 · 요구르트	늘려야 될 것	음식을 가리지 말고 골고루 충분히 먹는 습관

(Ref: Seoul Medical lab, conference)

곡식은 좋고, 육식·해물· 콜레스테롤은 나쁜 건가요?

음식 때문에 탈이 나는 사람은
먹을 줄도, 마실 줄도 모르는 인간이다.
— A. 브리야샤바랭 —

그들 부부는 모든 습관과 모양새가 지극히 대조적이다. 부인이 식품회사 최 사장이고, 남편 정 선생님은 고등학교 생물교사다. 부인은 키가 크고 체중이 많고 목소리도 굵고 대범하다. 남편은 보통 키에 호리호리하고 얌전하다. 최 사장은 골프도 잘하고 헬스클럽에도 다니고 찜질방에도 잘 간다. 식사시간에는 남들이야 뭘 어떻게 먹든 밥그릇을 잡으면 숟가락으로 크게 떠서 뚝딱 먹어 치운다. 밥을 얼른 먹고 한 그릇 더 먹는 경우도 많다. 너무 빨리 먹다보니 본인 자신도 무엇을 먹었는지 잘 기억하지 못한다. 얼른 먹고 다른 일을 해야 된다고 서두른다.

남편 정 선생님은 운동을 거의 하지 않고 헬스클럽이나 찜질방에 가본 적은 더군다나 없다. 학교까지 오고 가고 40~50분 거리를 걸을 뿐이다. 무엇이든 많이 먹지 못한다. "먹성이 나쁘다."고 아내에게 지적받는다. 식사를 천천히 하면서 반찬은 골고루 먹으며 육식과 해물도 좋아하는데, 최 사장은 "그런 건 콜레스테롤이 높아 나쁘다."고 하며 내놓지 않는다.

가장 나쁜 식단은
음식을 가려 먹는
것이다.

어쩌다 가끔 육류를 먹게 되어도 최 사장은 거의 먹지 않는다. 하지만 검진을 받아보면, 최 사장은 늘 비만에 고지혈증, 고혈당증, 고혈압, 관절통이 심하고 백혈구가 부족한데, 정 선생님은 인후염이 조금 있을 뿐 지적사항이 거의 없다. 최 사장은 불평을 한다.

'고기는 저 양반이 많이 먹는데, 왜 나만 살이 찌고 콜레스테롤이 높을까요?'

그 정답은 이미 그들의 삶 속에 있었다.

'이미 십수 년 전부터 단골로 다니던 의원에서는 고기를 먹지 말고 채식을 해야 된다고 하지 않았던가? TV에서도 늘 말하지 않았던가? 고기를 안 먹는 것이 잘 먹고 잘 사는 방법이라고. 나는 늘 그랬는데, 왜 나만?'

인류(Homo sapiens)라는 종(species)이 지구상에 출현한 것은 수만 년에서 수백만 년 전의 일이다. 그동안 우리 조상님들의 먹을거리는 주로 수렵(狩獵hunting)에 의해서 충당되었다. 수렵과 채취(採取collection)를 병행한 것은 그 이후의 일이고, 수렵과 채취와 농사(農事agriculture)를 병행한 것은 아주 최근 겨우 수천 년 전의 에피소드다.

그러므로 인간 신체에는 아직도 곡식이 가장 낯선 먹을거리인 것이다. 농사는 잉여농산물이 생겨나게 하였고, 일부 계층에서는 처음으로 배부르게 많이 먹을 수 있었다. 그 이전에 인간은 늘 배고픈 존재였다. 수렵 채취로 얻은 음식은 저장해 놓았다가 두고두고 먹을 수 있는 것이 아니었기 때문이다. 농사야말로 인간을 인간답게 만들고, 수렵과 채취가 아닌, 목축과 과수농장과 어업에까지 눈을 뜨게 만든 시금석이었다.

곡식을 배불리 먹어본 습관은 목축 생산물도 배부르게 먹는 타성을 만들었다. 이때부터 인류는 배고픔에서 오는 질병만큼이나 배부름에서 오는 질병이 만연하게 된다. 고기를 많이 먹어서가 아니고 곡식을 많이 먹어도 비만과 동맥경화, 고지혈증이 온다. 아니 한국에서는 오히려 전자보다는 후자 쪽이 훨씬 더 많다. 누구든지 지금 비만인 사람을 붙잡고 잘 물어보자!

'당신 고기를 더 많이 먹습니까? 곡식(밥)을 더 많이 먹습니까?'

뚱뚱한 사람일수록 오히려 고기를 안 먹는다. 고기를 안 먹으니 더 쉽게 배가 고프고 곡식을 더 많이 먹어야 견딜 수 있고, 체지방량만 자꾸 증가한다.

소위 선진국이란 곳에서는 고기를 많이 먹어 동맥경화가 많다고 알려져 있다. 하지만 그것은 단편적인 시각일 뿐 객관적인 통계라고 볼 수는 없다.

첫째, 소위 선진국이라고 하는 나라들의 평균수명이 채식을 더 많이 먹는 나라들의 평균수명보다 더 높다는 사실이다.

둘째, 최근 각종 학술지의 보고에 의하면 1960년대에 비해 2000년대에는 선진국의 비만율이 3배나 증가하였는데, 그동안 선진국의 지방과 단백질 섭취량은 오히려 더 줄었고, 탄수화물 섭취량은 두 배나 더 증가되었다는 사실이다.

셋째, 우리나라도 평균수명과 청소년의 신장이 더 늘어난 것은 그동안 일인당 탄수화물(밥) 섭취량은 줄었고 단백질 섭취량이 늘었기 때문임을 누구나 다 잘 알고 있는 사실이다.

채소와 과일을 많이 먹는 것은 좋으나 곡식까지 많이 먹는 것은 좋은 일이 아니다. 그런데도 현재 우리나라 사람들의 의식 속에는 곡식이 은근슬쩍 채식으로 둔갑해 있다. 곡식은 곡류일 뿐 채식이 아니다. 채식은 엽록소를 먹기 위한 것이고 녹말이 거의 없다. 곡식은 녹말을 먹기 위한 것이고 엽록소가 거의 없다. 현대 생활습관병 중 가장 골칫거리인 당뇨병은 곡식을 거의 먹지 않는 민족에게서는 전혀 발견되지 않고 있다.

우리나라엔 곡식 섭취량이 필요 이상인 사람이 30%에 달하며, 이들은 대부분 비만이다. 우리나라엔 단백질 섭취량이 필요 이하로 부족한 사람이

당뇨병은 곡식을 거의 먹지 않는 민족에게서는 전혀 발견되지 않고 있다.

콜레스테롤은 나쁜 것이다(×)
콜레스테롤은 꼭 필요한 것이다 (O)

남자 (mg/dℓ)		콜레스테롤	여자 (mg/dℓ)	
정상범위	평균	나 이	평균	정상범위
115 ~ 200	155	0 ~ 19	160	120 ~ 200
125 ~ 220	165	20 ~ 24	170	125 ~ 230
135 ~ 245	180	25 ~ 34	175	130 ~ 235
140 ~ 255	190	35 ~ 39	185	140 ~ 245
145 ~ 270	200	40 ~ 44	195	145 ~ 255
150 ~ 270	205	45 ~ 49	205	150 ~ 270
160 ~ 275	215	50 ~ 54	220	165 ~ 285
150 ~ 270	205	55+	230	170 ~ 295

(자료 : 《*Laboratory Medicine*》)

30%에 달하며, 이들은 대부분 영양실조, 기력저하, 빈혈증, 골다공증, 관절통, 치과질환, 치매의 범주에 속한다.

원래 엄마의 모유 속에는 탄수화물이 거의 없다. 단백질과 지방이 주성분이다. 탄수화물은 먹지 않고도 살 수 있다는 증거다. 그러나 단백질 즉 필수아미노산과, 지방 즉 필수지방산을 먹지 않고는 살아갈 방법이

초저지방 식사의 문제점

1. 필수지방산 섭취 부족
2. 지용성 비타민 흡수가 안 됨
3. 당질 섭취가 늘어서 중성지방이 상승하고 인슐린 저항증 발생
4. 섬유소 과잉 섭취에 따른 복부 팽만감
5. 미량영양소 흡수 장애 & 영양실조증 발생

(자료 : 국민건강보험공단)

없다.

곡식 속에도 단백질과 지방질이 조금 들어 있으나, 그것은 인체가 필요로 하는 필수마이노산과 필수지방산과 미네랄, 지용성비타민 등을 공급할 수 있는 재료로서는 턱없이 부족하고 또 부적합하다.

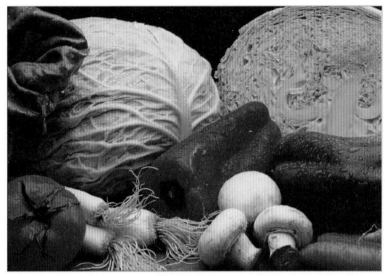

▲ 채식은 채소를 먹는다는 뜻이지 곡식을 먹는다는 뜻이 아니다.

탄수화물이든 지방질이든 단백질이든 어떤 한 가지를 편중해서 주식으로 많이 먹는 것은 반드시 부작용이 생길 수밖에 없다. 주식을 줄이고 부식을 골고루 먹어야 최 사장과 같은 비만과 성인병을 비껴갈 수 있다.

채식과 곡식이 필요하듯 육식과 해물도 꼭 필요한 것이다.

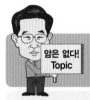

답은 없다!
Topic

생선은 사고력 증진에 도움을 준다

뇌는 인체에 공급되는 전체 영양분의 20%를 필요로 한다.
따라서 굶거나 편식을 하면 맨 먼저 사고력과 기억력이 저하된다.

생선 : 뇌기능을 활성화시키기 위해 지방이 풍부한 생선을 많이 섭취해야 한다. 연어, 고등어, 참치는 뇌의 윤활유 역할을 하며 사고력을 높여준다.

레시틴 : 대두, 계란, 명란은 뇌의 주요 신경전달물질인 아세틸콜린이 충분히 생성될 수 있도록 돕는다.

(자료 : 《Leben bis 100》)

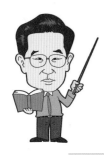

노화방지(칵테일요법)에 사용되는 주요 호르몬

호르몬의 종류	• **성장호르몬**: 뇌하수체에서 분비 • **에스트로젠, 프로제스테론**: 여성 난소에서 분비 • **테스토스테론**: 남성 정소에서 분비 • **DHEA**: 부신에서 분비 • **멜라토닌**: 뇌에서 분비되는 수면조절 호르몬 • **갑상선호르몬**: 신진대사 항진 호르몬 • **흉선호르몬**: 면역 향상 호르몬
효 능	지방을 줄이고 근육을 늘린다 신체활력을 증진시키고 우울감을 줄인다 골밀도를 높여 골다공증을 막는다 기억력을 높여 치매를 예방한다 모발을 재생하고 피부탄력을 높인다 안면홍조 등 갱년기 증상을 줄인다 숙면을 유도해 불면증을 치료한다 세균과 바이러스에 대한 저항력을 높인다
부 작 용	암환자의 경우 암세포 증식을 자극할 수 있다 유방암과 전립선암 등 내분비계 암 발생률을 높인다 관절염과 부종 등이 생길 수 있다 뇌졸중과 심장병 발생률이 높아질 수 있다 다른 약들이 잘 듣지 않을 수 있다

(자료: 미국 항노화병원)

05

정력제, 회춘제, 보약…
뭐 더 좋은 것 없어요?

생명을 황금으로는 살 수 없다
– 호메 로스 –

어느 화창한 날 한려해상국립공원에 나가보라! 통영 앞바다에서 배를 타보라! 생각만 하여도 가슴이 확 트이며 후련해질 것이다. 거기서 배를 타고 가슴 두근거리며 남(南)으로 남으로 내려가다 보면, 그 이름도 아름다운 '소매물도'라는 등대섬을 만날 수 있다. 세상에 그처럼 해맑은 비경이 또 있을까!

깎아지른 절벽 위로 푸른 하늘을 향해 영원처럼 솟아난 신비의 등대를 우러러보면 눈물이 나온다. 그 눈이 시리도록 아찔한 경관 중에서도 또 불가사의한 것은 등대 주위섬에 위치한 '글씽이 봉'과 '글씽이 굴' (글쓴이의 굴)이다. 좋은 배가 아니고서는 가까이 접근해 볼 수가 없는 선경 중에서도 비경이다. 그곳에는 중국 대륙을 최초로 통일했던 진시황의 사절단이 와서 써 놓았다는 친필이 각인되어 있다. "천하의 주인 시황제의 명으로 이곳에서 불로초를 구한다."는 내용이다. 정말로 BC 200년경에 불로초를 구하러 삼신산으로 동남동여 수백 명이 온 듯하다. 그들은 불로초를 구하여 진시황에게 바쳤을 것

불로초가 있었다면 황제들은 수백 년을 살았을 것이다.

장수에 좋은 향신료와 허브		
	건강상의 좋은 점	사용방법
계피	혈당을 낮춘다.	오트밀, 머핀, 쌀, 콩 요리
마늘	콜레스테롤을 낮추고 암(특히 위암)을 예방해준다.	스튜, 수프, 볶음요리와 파스타 소스
생강	구역질을 진정시키고 암 예방에 도움이 된다.	과일샐러드, 볶음 요리, 콩수프, 야채요리
오레가노	암과 심장병 예방에 도움이 된다.	파스타 소스, 수프, 샐러드드레싱
로즈마리	염증과 종양을 막아준다.	닭구이, 생선구이, 야채볶음, 수프

(자료 : 《Readers Digest》)

이다. 하지만 진시황이 장수를 누렸다는 기록은 없고 단명하였다는 기록이 있을 뿐이다.

동서고금을 막론하고 정력제와 회춘제, 보약, 명약, 불로초에 대한 관심은 끊일 날이 없었다. 그러한 비방이 있었기에 오늘날 수많은 치료약들이 탄생될 수 있었다. 중의학 의서 중 으뜸으로 삼는 〈황제내경〉에는 보약에 관한 기록이 있다. 그 책은 진시황 시절보다도 또 천 년은 더 이전에 쓰인 책이다. 그 시절에는 사람들의 먹을거리가 부족하여 영양 부족이 대부

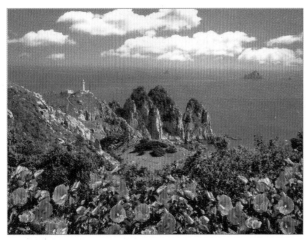
▲ 진시황의 사절단이 불로초를 구하러 왔던 섬 소매물도

분이었으며, 수명도 짧았다. 보약이 반드시 필요한 시기였음에 틀림이 없다.

그러나 지금은 어떤가? 보약 먹을 만한 사람 중에서 영양실조가 과연 있을까?

사실은 영양 부족이 아닌데도 보약을 먹으려고 덤벼든다. 영양 과잉인 사람이 오히려 몸이 허하다고 하며, 보약

과 회춘제, 정력제를 더 먹으려 애쓰고 있다. 그렇다보니 이제는 아예 보약과 회춘제, 정력제의 개념이 달라져 버렸다.

그 첫째가 요즘 유행하고 있는 '호르몬요법' 호르몬칵테일이라는 것들이다. 이것은 나이가 증가함에 따라 감소될 수 있는 호르몬을 공급하는 요법이다. 성장호르몬이나 에스트로젠, DHEA, 멜라토닌 등을 공급하는 것이다. 이 방법은 매우 확실한 효과를 나타내, 피부를 팽팽하게 해주고 젊음을 되살린다는 장점이 보고되었다. 근육이 발달되고 지방이 줄어들고 체중이 감소하고 우울증이 사라지고 성기능이 살아남으로 인하여 갱년기 무기력증을 단번에 극복할 수 있는 묘법으로 떠오르고 있다.

그런데 웬일인지 유명한 대학병원이나 저명한 교수들은 그 방법을 채용하지 않고 있다. 부작용이 더 클 수 있고, 숨어 있던 암이 더 빨리 퍼질 수도 있으며, 수명연장에는 별로 효과가 없다고 말한다.

하지만 그 용법의 신봉자들은 말한다. 삶의 길이(Quantity)보다는 삶의 질(Quality)이 더 중요하다고 한다. 어느 쪽이 더 옳을까?

두 번째로 미세영양소요법이 있다. 이것은 인체에 필요한 3大 영양소, 즉 단백질·지방·탄수화물과 같은 거대영양소가 아닌, 수 mg만 먹어도 충분한 미량물질들을 말한다. 요즘 가장 인기 있는 것이 Zn(아연)과 Mg(마그네슘)과 Se(셀레늄)과 V(바나듐) 같은 것들이다. 물론 비타민과 칼슘 같은 무기질, 코엔자임-Q나 카르노신 같은 미량 아미노산도 미세영양소에 속한다.

이런 것들은 거대영양소 대사의 촉매제로서 중요한 역할을 하며, 실제로 그것이 부족하다고 진단된 사람에게 해당 영양소를 공급하면 곧 눈에 띄는 개선 효과를 입증할 수 있다. 그러나 세계에서 가장 많이 읽혀지고 있는 리더스다이제스트와 뉴욕타임스(April, 2008)에서 "인위적인 미량원소 공급은 효과

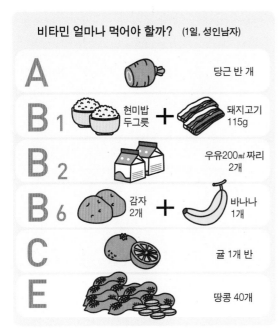

비타민 얼마나 먹어야 할까? (1일, 성인남자)

A	당근 반 개
B₁	현미밥 두그릇 + 돼지고기 115g
B₂	우유 200ml 짜리 2개
B₆	감자 2개 + 바나나 1개
C	귤 1개 반
E	땅콩 40개

(자료: 한국영양학회)

보다는 부작용이 더 위험하다."는 연구논문을 게재하였다.

예를 들자면, 셀레늄은 통증 감각을 떨어뜨리고 머리카락과 손톱이 빠질 수 있다거나, 비타민 E는 근육 약화와 소화장애 요인이 된다거나, 아연(Zn)은 오심과 경련의 원인이 되고, 베타카로틴은 폐암 위험성을 높인다는 사례 등이다. 자, 이제 우리는 어떤 주장을 따를 것인가?

셋째는 세포재생요법이 있다. 아직 태어나지 않은 포유류의 태아(fetus)나 태반(placenta) 추출물을 접종 받으면 동물의 수명이 두 배까지 증가하며, 질병이 저절로 예방되는 높은 면역력을 얻는다는 것이다.

이것 역시 유럽과 남미, 일본과 아시아의 부호들이 선호하는 요법이며 효과도 입증되고 있지만, 유명대학병원에서는 실시하기를 꺼려하고 있다. 왜 그럴까?

그 이외에도 인삼과 은행잎, 알로에, 마늘, 포도씨 추출물 등은 수명을 연장하고 암을 이기게 하며 농약과 중금속을 해독한다는 보고도 있다. 또한 올리브기름과 적포도주가 최고의 항암제이고 성인병 예방약이며, 토마토가 최고의 영양제이며 회춘 효과가 높다는 논문도 있다. 발효식품, 그 중에서도 요구르트가 가장 우수하다는 보고는 이미 수백 년 전에 나온 것이다. 앞으로 10년 안에는 반드시 현대판 불로초 회춘약이 나올 것이라고 장담하는 주장도 만만치 않다.

국내외 백세인 중에서 불로초와 회춘제를 복용했다는 사례는 찾아볼 수 없다.

그럼에도 불구하고 너무나 확실한 사실은 국내외의 백세인들 중에서는 그렇게도 이론이 질서 정연한 불로초와 회춘제를 복용하였다는 사례를 별로 찾아볼 수 없다는 현실은 무엇을 말하고 있는 것일까?

왜냐하면 그분들은 이미 최상의 보약을 잘 알고 있기 때문이 아닐까?

그것이 무엇일까?

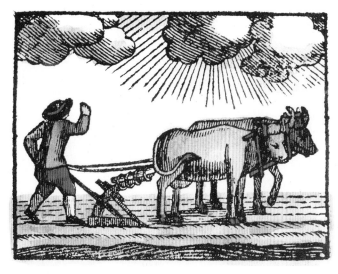

▲ 불로초는 늙는 줄 모르고 일하는 곳에 있다.

옥스퍼드 대학 추천! 장수의 비결

1. 은퇴한 이후에도 지속적으로 일을 하라.
2. 은퇴 이후에 정신생활을 충분히 지배할 수 있는 취미를 찾아라.
3. 늙어간다는 사실을 대화의 주제로 삼지 말라.
   늙었다고 의기소침해 있거나 우울해 하는 사람들과의 만남을 피하라.
4. 술과 담배를 적당량으로 조절하라.
5. 충분한 수면을 취하라.
6. 어떤 형태의 스트레스와도 담을 쌓아라.
7. 자녀들에 대하여 근심하지 말라.
8. 적어도 하루에 2km 정도 걸어라.
9. 한꺼번에 고기(육류)를 많이 먹지 말라.
10. 자연식품을 충분히 섭취하고, 가공식품은 될 수 있는 한 적게 섭취하라.

(자료: London University College)

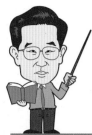

각국의 체질분류 실례

나라별	주창자	이론서	발행연도	체질분류
조선	이제마	동의수세보원	AD 1901년	태양인 · 소양인 · 태음인 · 소음인
중국	황제	황제내경	BC 2000년	木형 · 水형 · 土형 · 金형 · 火형
	섭천사	임중지남의안	AD 1766년	목화질 · 습열질 · 간울질 · 양허질 · 음허질 · 비약질
	장개빈	의종금란	AD 1624년	양장인 · 음장인 · 평장인
인도	현자	아유르베다	BC 1500년	베타(氣)타입 · 피타(火)타입 · 카파(土)타입
서양	갈레노스	의학서설	AD 160년경	다혈질 · 점액질 · 담즙질 · 흑담즙질
	크레치머	정신신체의학	AD 1921년	미만형 · 세장형 · 투쟁형
	셸던	배엽기원설	AD 1940년	내장긴장형 · 신체긴장형 · 두뇌긴장형
	슈프랑거	유형론	AD 1914년	이론형 · 경제형 · 심미형 · 종교형 · 권력형 · 사회형
일본	古川	혈액기질론	AD 1927년	A형체질 · B형체질 · O형체질 · AB형체질

(자료 : *seoulml.co.kr* 발췌)

* 상기 이외에도 세계 각국에 다양한 체질분류체계가 다수 있음.

06

체중과 장수는
반비례 하나요?

육체의 노쇠한 영혼아,
젊었을 땐 우리 서로 사랑하였으나
아아, 어리석었노라!
– W. B. 예이츠 –

황소 같은 왕이 살고 있었다. 왕은 사냥을 좋아해서 말들이 지쳐 쓰러질 때까지 달렸다. 테니스 코트에서는 상대를 기진맥진케 할 만큼 원기 왕성하게 경기를 했다. 왈츠를 추면 파트너가 지쳐 떨어지므로 예쁜 여인들이 줄줄이 순서를 기다리며 체인징 파트너를 해줘야 했다. 술을 마시면 신하들이 모두 만취되어 나가떨어지곤 했다. 그의 체질은 날마다 벌어지는 궁중연회를 잘도 견뎌냈다.

식사량도 엄청났다. 참새, 잉어, 수탉, 스튜, 라드, 꿩, 오리, 갈매기, 토끼, 다마사슴, 고기파이, 황새, 북양가마우지, 왜가리, 철갑상어 등이 나오고, 또 디저트도 줄줄이 이어지고, 맨 나중에 포도주가 나왔다. 결국 그의 몸은 우스꽝스러울 정도로 비대해졌으나 여색을 밝히기를 좋아했다.

정식 왕비만 해도 6명이나 되었고, 그 중 2명은 궁합을 잘 못 맞춘다고 처형하였다. 세상에서 가장 예쁘다던 왕비 앤 불린(Anne Boleyn, 1507 ~1536)도 29세에 죽었다. 헨리 8세(Henry, The 8th, 1491~1547)) 자신도 죽을 때는 신장병, 통풍,

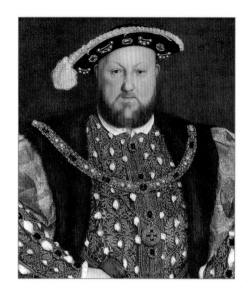

▲ 헨리 8세(1491~1541)

순환기질환, 관절통, 담석증, 암 등에 걸려 곧 죽고 말았다. 하지만 진짜 선행 사인은 결국 과식과 비만이라는 사실을 모르는 사람은 없다. 그는 온갖 호사를 다 누렸지만 자신의 품위를 오랫동안 유지할 수는 없었다.

많이 먹어서 비만 된 사람이 오래 살 방법은 없다. 그리고 요즘 세상에 그것도 모르는 사람은 아무도 없다. 그래서 사람들마다 체중을 늘리지 않으려거나 몸무게를 빼려고 갖은 노력을 다하고 있다. 이제는 그것이 지나쳐서 아예 단식투쟁을 벌이거나, 위장을 몇 미터씩 잘라내는 수술을 하거나, 지방 흡입시술을 하는 경우까지 생겨났다. 그러다가 부작용으로 죽는 경우도 드물지 않다. 단식이나 수술이 잘못된 것은 물론이려니와, 그 지경이 되도록 늘려놓은 것이 진정 진범인 것이다.

하지만 실상은 더 큰 문제가 따로 있으니 애통터질 노릇이다. 정말이지 매우 스마트하고 우아하고 적절하게 통통하거나, 오히려 좀더 늘렸으면 좋을 것 같은 예쁜 분들이 체중을 빼겠다고 어디 요상한 곳을 다니거나 해로운 약을 복용하며 자신의 육체를 해치고 수명을 단축하고 경제적인 손실에 망가지고 있는 수많은 사례들을 지적하지 않을 수 없다.

그런 사람들일수록 자신의 '적정체중계산법'에 사정없이 인색한 공식을 대입하고 있다. 적정체중치는 여러 가지가 있으나, 그것을 누구에게나 일률적으로 적용할 수는 없는 것들이다.

세계 각국에는 모두 다 4체질설이 존재한다.

한의학에서는 체형을 '태양인, 태음인, 소양인, 소음인'

으로 나누고 있다(이제마, 1901년). 갈레노스(Galenus 129~201)는 인간의 체형을 '다혈질, 점액질, 담즙질, 흑담즙질'로 나누었다. 전자와 후자는 결국 유사한 내용을 서로 다른 용어로 표현한 것이다.

세상의 모든 인간들을 이렇게 4가지 분류로 정확히 나눌 수 있는 것은 아니지만, 어쨌든 그 체형에 따라서 비록 신장(키)이 똑같다 할지라도 적정체중이 달라질 수밖에 없다. 어찌 키가 같다고 체중까지 같을 수 있겠는가?

체형에 따라서 키가 좀 커도 체중이 적어야 유리한 경우도 있고, 키가 좀 작아도 체중이 더 많아야 건강을 지킬 수 있는 타입도 있는 것이다. 무조건 키 크고 늘씬하면 좋은 것이 아니고, 적정한 체중이 유지될 때만 질병이 덜 생기고 수명이 더 길어질 수 있는 법이다.

비록 체중이 많이 나갈지라도 뼈와 근육이 단단하고 무거워서 그리 되었다면 그것은 아주 잘 된 일이다. 그것이 무겁다는 것은 곧 건강하다는 의미이며, 수명이 길어질 수 있다는 약속인 것이다.

옛날에는 사십 대가 되면 '중노인'이라고 하여 동네 사랑방에나 모여 삼삼

갑작스런 체중 감소는?

1. 2~5kg 정도 살이 빠진다면 별로 걱정하지 않아도 되지만 그 이상 급격히 줄면 건강의 적신호다. 특히 당뇨병 위험성이 크다.
2. 체중이 줄어들면서 갈증이 심하면 확실한 당뇨병이다.
3. 체중은 그대로 유지되면서 갈증이 심하면 갑상선 기능 항진증일 수 있다.
4. 기침이나 미열이 계속되면서 체중이 줄어들면 폐결핵일 가능성이 크다.
5. 항상 피로감을 느끼고 피부가 누렇게 변하면서 체중이 감소한다면 간에 이상이 생겼다는 신호일 수 있다.
6. 이밖에 호흡이 가빠지고 몸이 부으면서 체중이 줄면 심장질환이 아닌지 확인해봐야 한다.
7. 나이든 사람들의 갑작스런 체중 감소는 암 또는 치매 초기 증상일 수도 있다.

(자료: 미국의사협회지)

비만은 체중 중에 체지방 비율이 높음을 뜻한다.

오오 장기나 바둑을 두며 세월을 까먹던 시절이 있었다. 그러나 이제는 그게 아니다. 사오십 대면 이제 비로소 일다운 일 좀 해보고 돈도 벌어야 될 나이인데, 뼈와 근육이 가벼워서 흐느적거린다면 앞으로 또 사오십 년을 어떻게 버텨낼 것인가?

비만이란 체중이 많음을 지칭하는 것이 아니고, 체중 중에 체지방 비율이 높음을 뜻하는 것이다.

요즘 첨단 검사실에서는 전체 체중에서 뼈가 몇 kg이고 근육이 몇 kg이고, 지방이 몇 kg이고, 물이 몇 cc나 있는가를 쉽고 정확하게 측정해 낼 수 있는 정도까지 발달되어 있다. 자기의 처지를 사실대로 알고 뺄 것이 있는가 없는가, 어떻게 하면 되는가를 사실대로 알아봐야지, 그렇지 않고 무턱대고 체중만 줄이려다 보면 정말 수명이 수십 년씩 단축되어버릴 수도 있다. 체형에 따라 감량법이 각각 다른 법인데, 그걸 모르고 그냥 줄이기만 하면 정말 큰일나는 수가 많다.

비록 체중이 많을지라도 뼈와 근육, 지방과 물, 기타 연조직의 비율이 적절하면 감량이 필요 없는 법이다.

사실은 현재 한국에는 체중을 빼야 할 사람 수만큼 체중을 늘려야 될 사람 수도 많다. 행여 그중에 자신이 포함되지 않는가 한 번쯤 생각해 볼 일이다. 비만만큼 저체중도 위험한 것이며, 수명이 단축된다는 사실을 직시해야 된다.

열심히 일하고 적당히 운동하는 데도

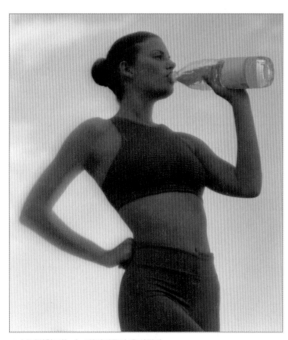
▲ 부지런한 자는 늘 적정체중이 유지된다.

빠지지 않는 체중이라면 근육과 뼈가 단단해져서 증가된 현상이므로 오히려 이득이 될 것이라고 여기며 살아야 한다. 체중은 적(敵 feo)과 같은 존재가 아니고, 친구(同志 comrade)와 같은 존재이기 때문이다. 매일 3끼 식사 규칙을 잘 지키는 것이 최고의 체중 조절 방법이다.

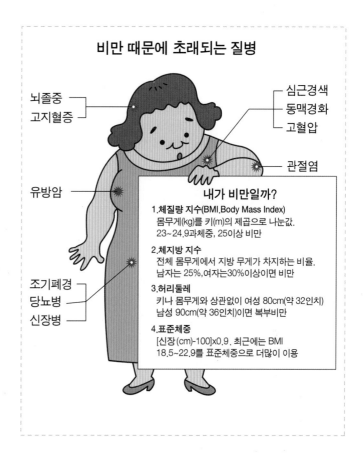

비만 때문에 초래되는 질병

뇌졸중
고지혈증

심근경색
동맥경화
고혈압

관절염

유방암

조기폐경
당뇨병
신장병

내가 비만일까?

1. **체질량 지수(BMI,Body Mass Index)**
   몸무게(kg)를 키(m)의 제곱으로 나눈값.
   23~24.9과체중, 25이상 비만

2. **체지방 지수**
   전체 몸무게에서 지방 무게가 차지하는 비율.
   남자는 25%,여자는30%이상이면 비만

3. **허리둘레**
   키나 몸무게와 상관없이 여성 80cm(약 32인치)
   남성 90cm(약 36인치)이면 복부비만

4. **표준체중**
   [신장(cm)-100]x0.9. 최근에는 BMI
   18.5~22.9를 표준체중으로 더많이 이용

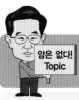

암은 없다!
Topic

아침밥을 굶으면?

1. 공복시간이 18시간이나 된다.
2. 장시간 공복으로 신체 기관의 부담이 크다.
3. 저혈당 상태에서 점심을 먹으면 갑자기 고혈당이 된다.
4. 점심의 고혈당을 처리하기 위하여 인슐린이 과도하게 분비된다.
5. 인슐린 과다 분비는 췌장의 부담이 되어 당뇨병을 촉발시킨다.
6. 공복시간(오전)에 대뇌기능이 저하되어 집중력이 떨어진다.
7. 교통사고가 많고, 문제해결 능력이 떨어지며, 신경질이 늘게 된다.
8. 공복에 대비해 열량을 저장해두려는 체질(비만)로 바뀐다.
9. 아침식사 습관이 좋은 사람은 그렇지 않은 사람보다 평균 11년 더 오래 산다.

(자료: Internal Medicin)

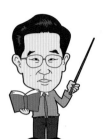

나이보다 젊은 사람 VS 나이보다 늙은 사람

나이보다 젊은 사람		나이보다 늙은 사람
미래 지향적이며 운명에 순종적이다	가치관	현재에 급급하며 투쟁적이다
실천 가능한 것을 계획하여 실천한다	생 활	계획이 불확실하고 실천이 미약하다
자신의 탓으로 여기며 개선한다	잘못, 불행	남의 탓, 사회 탓으로 돌리며 개선이 없다
말석에 앉아도 편안하다	모 임	상석에 앉아 큰소리로 말한다
말이 적고 표정이 밝다	언 어	말과 비판이 많고 표정이 어둡다
평소에도 깨끗하고 단정하다	외 형	평소에는 무관심하며 중요성이 없다
언제 보아도 웃는 표정이다	웃 음	웃음이 짧고 일그러진 표정이다
자신과의 약속을 중요시한다	자 아	자신과의 약속에 일관성이 없다
스트레스를 잘 알지 못한다	스트레스	자주 스트레스를 받으며 불평한다
"기회가 종종 있었다"고 여긴다	기 회	"사회가 잘못되어 기회가 안 온다"
"성실과 의지이다"	성공의 조건	"운이 좋아야 성공할 수 있는 것이지"
자기 일에 열중하며 정치에 관심이 적다	정 치	정치와 사회에 관심과 비판이 많다
미래 자신상을 향해 꾸준히 나아간다	미래 희망	미래상이 불확실하며 세상을 탓한다
같은 실수를 반복하지 않는다	前 轍	같은 실수, 지적, 오류를 반복 누적한다
음주·흡연을 피하려 노력한다	술·담배	"한 세상 사는 데 다 필요한 것이다"
"나의 삶에 감사한다"	삶	"세상이 불평등하여 괴롭다"

(Ref: Invited Authors Conference)

07

10년은 더
젊어지고 싶으세요?

젊은이는 미래를 내다보고
노인은 과거를 되돌아본다.
– B. S. 라즈니시 –

청춘이란

인생의 어느 기간을 말하는 것이 아니라

마음의 상태를 말하는 것이다.

강인한 의지, 뛰어난 상상력, 불타는 정열

겁내지 않는 용맹심, 안이를 뿌리치는 모험심–

이러한 상태를 청춘이라 하는 것이다.

세월을 거듭하는 것만으로 사람은 늙지 않는다.

이상을 잃을 때 그는 비로소 늙게 된다.

세월의 흐름보다는 정열을 잃을 때 정신이 시든다.

고민, 의심, 불안, 공포, 실망– 이런 것들이야말로

마치 긴 세월처럼 사람을 늙게 하고 정기와 영혼을 녹슬게 한다.

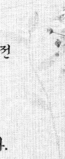

나이와 상관없이 언제나 가질 수 있는 것은

자기 앞에 가로놓인 난관에 대한 불굴의 도전

소년처럼 지치지 않는 생생한 탐구심

인생에 대한 환희와 흥미—

이런 것을 갖는 한 항상 그는 청춘인 것이다.

신념을 가지면 젊고 의혹을 가지면 늙는다.

자신을 가지면 젊고 공포를 가지면 늙는다.

희망을 가지면 젊고 실망을 가지면 늙는다.

생에 대한 아름다움과 희열을 잃지 말고

용기와 위엄을 갖고 살면 항상 그는 청춘이다.

영감을 받는 한 젊음은 사라지지 않으나

웃음이 끊어지고 비탄과 냉소가 생기면

비로소 그는 늙게 되어 신의 은총을 빌어야 한다.

　　사무엘 울만(Samuel Ullman)의 〈청춘(靑春 The Youth)〉이라는 시(詩)를 발췌 번역한 것이다. 필자는 20년 전부터 수첩을 바꿀 때마다 이 시를 맨 먼저 옮겨 적는다. 때때로 꺼내 읽어보면서 늘 처음처럼 감명을 받는다. 아니 전보다 더 큰 영감을 얻는다. 세월이 더 흘렀기 때문이리라.

중학교 동창모임에 나가보면 세월의 흔적을 더 잘 느끼게 된다. 같은 반 친구였던 유 사장과 송 사장은 전혀 우리 동창이 아닌 것만 같다. 유 사장과 송 사장은 같은 시골 면소재지에서 어린 시절을 함께 보내다가 도시의 중학교에 함께 입학했었다. 하지만 유 사장은 수년 전부터 송 사장을 '형님'이라고 불러야 했다. 송 사장이 유 사장에게,

"이놈아, 너는 나한테 형님이라고 불러야 돼!"

"아이고, 잘 알아 모시지요. 이놈의 형님아!"

두 사람은 동갑이었지만 유 사장은 나이보다 10년 이상 더 젊게 보이고, 송 사장은 10년 이상 더 늙어 보인다. 두 사람은 20년 차이도 더 나 보인다. 마치 아저씨와 조카 같다. 누구나 이런 현장을 본 경험이 있을 것이다. 어찌하여 나이가 같은 사람끼리 그렇게도 큰 차이를 보일 수 있을까? 물론 유전적인 성향도 관계가 있을 것이다. 하지만 그보다 더 큰 것은 그들의 삶이 그 것을 결정하였으리라.

우선 송 사장의 삶을 들여다보자. 그는 설비공사 전문 기술자다. 여러 아파트 공사장에 수십 명의 인부들을 보내고 감독하며, 어려운 일은 손수 해낸다. 새벽부터 공사장에 나가면 오후 늦게 일이 끝난다. 분진이 많은 공사장에서 늘 큰소리를 질러댄다. 목이 칼칼하다며 자주 술을 마시고 담배도 많이 피운다. 일이 고되어 많이 먹은 탓인지 뱃살이 많이 나와 있다. 일이 끝나면 또 사업장 사람들과 어울리게 되고 밤늦게 집에 들어가 씻지도 못하고 금방 곯 아떨어져버린다. 불과 너댓 시간 잠깐 눈을 붙이고 또 새벽에 나가 똑같은 일상을 반복한다. 고혈당증과 고지혈증, 지방간, 고혈압이 있어 걱정이라고 말하면서도 병원에 갈 마음이 없다. 늘 스트레스가 많아 평상 시 대화가 싸우는 것처럼 들린다. 8년 전 부인이 암수술을 받았다. 자식 이야기는 절대 하지 않는다. 다른 사람이 자식 얘기를 하면 벌떡 일어나 자리를 떠나버린다. 유 사장 이외에는 아무도 송 사장 집에 가본 친구가 없다.

그렇다면 유 사장은 어떤 사람일까?

모든 행복과 건강은 가정에서부터 출발한다.

스트레스 퇴치법	
분석	1. 삶에 있어서 스트레스는 필연적인 것이다 2. 스트레스에 어떻게 대처하느냐가 곧 인생이다 3. 스트레스는 건강, 건강나이, 인간관계와 직결된다
통제	1. 일주일 동안 발생되는 스트레스를 메모한다 2. 자신을 압박하는 모든 상황을 자세히 기록한다
원인	1. 이제 스트레스 요인을 알았는가? 2. 일상생활에서 벌어지는 일 때문인가? 3. 인정받고 싶은 욕심 때문인가? 4. 권력을 쥐고 싶은 마음이 문제인가?
주의	1. 분석이 끝났으면 자신을 측은하게 여기지 말라 2. 이제부터 진행되는 자신의 인생에 책임을 져라 3. 해결할 수 없는 것이면 잊어버려라

(자료 : 《Leben bis 100》)

그는 외모에 신경을 쓰는 베테랑 공인중개사다. 아침 일찍 양재천에 나가 자전거 타고 한강까지 갔다 온다. 그리고 목욕탕에서 한 시간 동안이나 모양을 낸다. 식사 후 좋은 옷으로 갈아입고 머리도 잘 빗고 단장한 다음 중개사무실로 나가 우선 화분을 가꾼다. 사무실과 베란다에 빛깔 좋은 화분들이 수십 개나 되고 테라스 화단에는 사철 꽃이 피도록 늘 돌보고 있다. 아주 큰 수족관도 스스로 관리한다. 팔뚝만 한 열대어들에게 모두 각각 이름을 붙여 놓고 그들과 대화도 한다. 그는 "수족관과 화단에 해롭다."며 누구든지 담배를 못 피우게 한다. 그는 술도 안 먹는 장로님이다. 잘 모르는 사람들이 "복덕방 할아버지 안 계세요?"라고 물으면, "내가 복덕방 주인 총각인데요."라고 늘 웃는 낯으로 대답한다. 한가한 때면 색소폰을 분다.

유 사장은 젊은 시절에 H은행에 지점장까지 고속 승진했었다가 은행 통합

만족하는 습관은 스트레스를 녹여 버린다.

할 때 명퇴하였으나, 스트레스가 줄었으므로 그것이 더 잘된 일
이라고 말한다. 이젠 직함이 초라하고 부하직원도 없고 소형차
로 바꿔 탔지만 늘 낙천적이다.

유 사장 부인은 키가 작고 두꺼운 안경을 썼지만 늘 자기 부
인이 예쁘다고 말하며, 집안일을 잘 도와주고 집안에 따스한 온
기와 평화가 있어 친구들이 유 사장 집에 잘 놀러가곤 한다.

이런 차이가 어찌 그들의 얼굴을 비슷하게 그냥 놔 둘 수 있
겠는가!

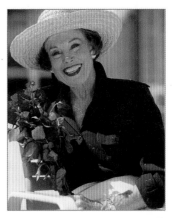

▲ 얼마나 오래 사느냐 하는 것은
50%가 삶의 방식에 따라 좌우된다.

국제장수학연구소 로버트 버틀러 박사의 주장이 그것을 증명하고 있다.

"얼마나 건강하게 오래 사느냐 하는 것은 70% 이상이 본인의 책임이다.
즉 50%는 삶의 방식(라이프스타일)이고, 20~30%는 경제적·사회적·심리적 영
향이다. 오직 나머지 20~30%만이 유전자의 몫이다."

청춘이란 인생의 어느 기간을 말하는 것이 아니라, 마음의 상태를 말하는
것이다! (Youth is not a Time of Life, It's a State of Mind!)

누가 말했던가? "50이 넘으면 자기 얼굴에 스스로 책임을 지라."고!

알은 없다! Topic 사람은 무엇을 하며 일생을 보내는가?

잠을 잔다	24 년	전화를 한다	3 년
일을 한다	15 년	걷는다	2 년
TV를 본다	9 년	목욕을 한다	1 년
자동차를 탄다	8 년	화장실에서 보낸다	10 개월
사회활동을 한다	4 년	섹스를 한다	5 개월
수다를 떤다	4 년	기타	수 년
음식을 먹는다	4 년		

(자료: 2005.1.19 주요 일간신문)

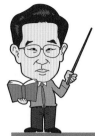

웃을 때 VS 화낼 때

웃을 때		화낼 때
옥시토신 분비 노르아드레날린 증가 엔도르핀 분비 증가 DHEA 증가 프로락틴 분비 부교감신경이 활발해진다	내분비계	스트레스 호르몬 증가 프로스타글란딘 증가 소마토스타틴 분비 교감신경 긴장력이 강화된다
백혈구 보충 적혈구 증가 혈소판 감소 글로불린 생성	면역계	백혈구 소모 혈소판 증가 글로불린 소모
신경전달물질 증가 시냅스 발달 뇌회백질 세포 수 증가 3차 뇌(전두엽) 발달	뇌	긴장전달물질 증가 시냅스 감소 뇌세포 수 감소
얼굴 피부가 좋아진다 예쁜 표정이 만들어진다 이목구비가 촉촉해진다	얼굴	노화현상이 나타난다 찡그린 주름살이 생긴다 이목구비가 건조해진다
밝고 부드러워진다 성대의 긴장이 완화된다	음성	탁하고 거부감이 생긴다 성대가 긴장되어 손상된다
제자리에 정돈된다 막힌 곳이 뚫린다	오장육부	오장육부가 긴장하여 정상기능이 정지된다
상대방이 나에게 호감을 갖는다 믿음이 생겨 사업이 번창한다	대인관계	상대방이 나를 경계한다 거래를 하지 않으려고 조심한다
가정이 따뜻하고 윤택해 보인다 가족끼리 서로 자중자애 한다	가족	집안에 찬바람이 분다 가족끼리 대화가 단절된다
미래의 삶에 소망이 생긴다	삶	삶이 괴롭고 소망이 사라진다

(자료: 《Endocrinology Text Book》)발췌

08

왜 **화**나면 늙고,
웃으면 안 늙는가요?

모든 것은 얼굴에 있다.
- 키케로 -

눈물은 슬픔이며 기쁨이며 아름다움이다. 기쁨과 슬픔에서 눈물을 흘릴 수 있는 동물은 오직 인간뿐이다. 인간은 가장 잘 웃고 가장 눈물이 많은 동물이다.

눈물의 근원은 오랫동안 수수께끼로 남아 있었다. 고대 이집트인들은 눈물이 심장에서 나온다고 생각했다. 히포크라테스는 대뇌에서 흘러나오는 뇌액(腦液)이라고 했다. 플라톤은 눈의 수분과 시염(視炎 visual fire)의 혼합액이라고 믿었다. 갈레노스(Galenos, AD160)는 눈물샘의 존재를 처음으로 주장하였지만, 그 후에도 아랍인들은 뇌액이 새어나오는 것이라고 믿고 있었다.

이러한 주장들은 터무니없는 것이 아니고 모두 일리가 있다. 어찌 그것이 눈물샘에서만 나오겠는가! 그것은 심장(心腸 heart), 즉 마음의 산물이며, 뇌의 정기이며 온몸의 정령으로 태어난 것이리라.

아폴론의 아들 파에돈은 하늘에서 태양의 수레를 몰다가 땅으로 떨어져버린다. 그의 누이들이 파에돈을 위해 눈물을 흘리며 울자 그들의 눈물은 호박

> 눈물은 마음의 산물이며, 뇌의 정기이며, 온몸의 정령으로 태어난다.

으로 변한다. 호박(琥珀), 그것은 아름다운 영혼을 담고 있다. 노아의 방주에서 비가 개이고 마른 땅에 다다를 수 있다는 희망이 보이자 노아는 눈물을 흘린다. 슬플 때뿐만 아니라 안도와 기쁨, 반가움과 희망에서 크게 웃을 때 우리는 눈물이 난다.

하지만 갑작스러운 격노와 화를 내는 순간에는 눈물이 나오지 않는다. 눈이 불꽃처럼 타오르거나 충혈이 되기도 한다. 이런 현상은 슬픔과 기쁨과 아름다움은 유사한 기전이며, 격노하고 화내고 미워하는 것은 전혀 다른 상황임을 나타내는 증거다.

우리는 불쾌한 자극성 기체나 냄새에 노출될 때도 눈물이 나온다. 하지만 그때의 눈물 성분은 감정적인 눈물 성분에 비하여 단백질 함량이 월등히 낮다. 그것은 교감신경의 작동으로 만들어졌기 때문이다. 화를 내는 것이 바로 이 교감신경의 몫이다. 하지만 기쁨과 슬픔의 눈물은 부교감신경의 기전이다. 부교감신경계는 신체의 유지 보전에 관여하는 반면, 교감신경은 위기상황에서 방어를 상대한다.

부교감신경은 마음을 편안하게 하고 신체의 고장 난 부분

을 고치며, 모자란 것을 보충하고 흐트러진 것을 정리하는 역할을 담당한다.

교감신경은 도전적이고 공격적인 체제를 유지하려 한다. 웃음은 부교감신경의 편이며, 화냄은 교감신경의 편이다. 잘 울고 웃고 기뻐하는 사람은 부교감신경이 발달된 사람이다.

하버드대학 연구소에 의하면, 남자는 한 달에 1.4회 우는데 비해, 여자는 5.3회 운다고 한다. 그러나 웃음에 관한 연구는 매우 어려워 쉽게 통계 처리할 수가 없었다. 민족과 문화, 나이와 건강상태에 따라 너무나 달랐기 때문이다. 보통 여자는 하루에도 수백 번, 또는 수천 번씩 웃기도 한다. 남자는 보통

세계 최고 장수국인 일본 사람들은 늘 웃는다.

220

수십 번 정도 웃을 뿐이다. 이러한 차이가 남녀의 평균수명에 어찌 관여하지 않을 수 있겠는가!

세계 최고 장수국인 일본사람들은 늘 웃는다. 특히 일본 여자들은 항상 웃고만 있다. 그것이 일본의 포스터다. 일본 여자들의 수명이 세계에서 가장 긴 것은 결코 우연이 아닌 것이다. 서양의 플레이보이들은 새로운 여인에게 "일본 여자처럼 예쁘다."고 속삭인다. 그것이 가장 큰 선물이기 때문이다.

하지만 세상에는 웃지 않는, 아니 웃을 수 없는 여인들도 있다. 마치 화난 표정들이다. 무슬림 여성들은 항상 '차도르'나 '부르카'를 쓰고 있다. 표정 관리가 필요 없고 웃을 이유는 더군다나 없다. 거의 웃는 연습이 되어 있지 않다. 다른 남자를 보고 웃었다면 남편에게 죽임을 당할 수도 있다. 일본 여자처럼 웃는 것은 생각만으로도 큰 죄를 짓는 일이다. 그래서 무슬림의 나라에선 지금도 여자 수명이 짧고, 남자 수명이 더 길다. 남자는 웃을 수 있기 때문이다.

웃음에 따른 신체 변화			
뇌	엔도르핀 분비 촉진 기억력 강화 긴장완화	폐(허파)	신경조직 이완, 폐활량 증가 폐 속 깊이 신선한 산소 공급 호흡운동근육 발달
심장	고혈압 호르몬 분비 억제 혈압 · 혈당 · 혈중지방 정상화 유도 혈액순행 개선	요통 디스크	통증완화 호르몬 증가 뭉친 근육을 풀어주는 효과
소화기관	바이러스 저항력 증가 각종 소화기암 예방 소화기관 소통 촉진	혈액	면역기능 증가 백혈구 증가 암세포 공격 혈중지방 소진 지방량 감소

(자료: 삼성서울병원.)

많이 웃어서 행복한 것이고, 적게 웃어서 불행한 것이다.

선진국 사람들은 모르는 사람끼리도 눈이 마주치면 서로 미소를 짓는다. 후진국 사람들은 서로 외면해버린다. 학력이 높을수록 많이 웃고 학력이 낮을수록 적게 웃는다. 행복할수록 많이 웃고 불행할수록 적게 웃는다. 아니다. 많이 웃어서 행복한 것이고, 적게 웃어서 불행한 것이다.

웃음은 천 마디의 말보다 더욱 강렬한 효과를 갖는다. 그것은 웃는 자신에게나 보는 상대에게나 막대한 영향력을 발휘한다. '전쟁과 평화'에서 나타샤의 미소는 말하는 것보다 훨씬 더 크고 훌륭한 표현력을 보여준다. 안드레이 공작이 나타샤에게 춤을 청하자 그녀는, "저는 마치 영원처럼 당신을 오랫동안 기다렸어요."라고 말하듯 미소 짓는다. 나타샤와 안드레이는 그 순간 십년은 더 젊어졌을 것이다.

웃음에도 가만히 짧게 웃는 형태로부터, 눈물이 나도록 기뻐하는 웃음까지 천차만별의 다양한 모양이 있다. 그 정도와 종류와 정황에 따라 인체에 미치는 효과는 크게 달라질 수 있겠으나, 일반적으로 웃음에서는 스트레스 해소 호르몬이 배출되고, 뇌세포를 새롭게 하는 내분비작용이 이루어진다.

그 대표적인 호르몬이 엔도르핀과 옥시토신, 글루카곤, 노르아드레날린 등이다. 이것들은 인체의 통증을 완화하고, 백혈구 수와 면역력을 증강하며, 비만을 억제하고, 자율신경계를 정리 조절하여, 젊음을 강화하며 혈액순환 능력을 향상시킨다.

그러나 화를 내게 되면 긴장호르몬이 분비되어 공격적인 성향이 높아지고 융통성이 후퇴하며 순간적 국면 전환에는 유리하게 되지만, 오장육부의 자연스런 순환이 억제되어 생명 유지 기능은 연기되어야 한다.

웃는 얼굴은 아름답고 화난 얼굴은 두렵다. 아름다운 것은 곧 건강한 것이며 자연스러운 현상이다. 두려운 것은 불편한 것이며 건강하지 못하고 부자연스러운 현상이다.

인간의 모든 문화와 삶의 역사는 결국 편안하고 아름다운 웃음을 추구한다. 스핑크스에서나 모나리자에서나, 그리고 수많은 군중속의 이방인들에게서나, 또는 우리가 사랑하는 사람들에게서나 웃는 얼굴은 우리의 마음을 끌어당긴다. 웃는 얼굴은 사람들의 정신 속을 드나들기 위한 마패와 같은 것이며, 수없이 복잡한 정보들을 간편한 신호로 쉽게 보여줌으로써 자신과 상대

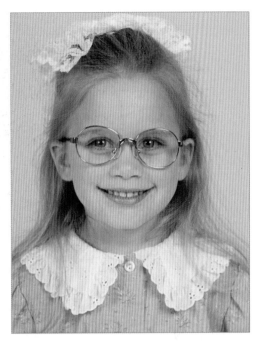

▲ 아름다운 웃음은 소원을 빌지 않아도 원하는 것이 찾아온다.

의 신뢰와 평화를 약속하는 장치다. 그 웃음 속에 자신의 과거와 미래, 육체와 정신의 건강과 실체가 다 들어가 있다.

웃는 자만이 미래의 풍요와 건강한 육체와 아름다운 영혼이 약속된다. 웃는 자만이 유식하고 유능하고 젊게 보인다. 웃는 자에게만 계속 젊음을 지닐 수 있는 허락이 성립된다. 모든 날들 중에서 가장 완전히 잃어버린 날은 웃지 않은 날이다. 그러면 늘 웃기만 하고 아무리 억울해도 화를 낼 수 없단 말인가?

화내는 데도 법칙이 있다. 이 법칙에 모두 합당하면 화를 내는 것이 이롭다. 그러나 그 중 한 가지라도 합당하지 않을 때 화내는 것은 결코 손해라는 법칙이다.

웃는 자만이 유식하고 유능하고 젊게 보인다.

화내는 법칙 :	1. 내가 화내는 것이 정당한가?
	2. 이 일이 화낼 만큼 중요한 일인가?
	3. 화를 낸다고 사정이 달라질 수 있는가?

세 가지 모두 합당하면 신나게 화를 낸다. 그리고 돌아서서 웃어야 한다. 왜냐하면 자신에게 이로운 행위였기 때문이다. 웃기 위해서 화를 내본 것이기 때문이다.

잘 웃는 사람은 유머감각도 뛰어나다. 웃음과 유머가 풍부한 사람은 그렇지 않은 사람에 비하여 성공할 능력, 건강할 확률, 부자가 될 가능성이 훨씬 더 높다.

유머가 뛰어난 부모들은 유머가 없는 부모들보다 더 훌륭하게 성장하는 자식을 가질 확률이 2~4 배나 높다(Everyday science 12ed 2008 674p).

유머를 즐기는 사람은 호감을 불러일으키며 타인과 자신에게 신뢰를 쌓는다. 그것은 유머가 그 사람에게 더 큰 자유를 부여하기 때문이다.

유머는 종종 타인을 향한 공격에 놀이의 옷을 입혀 더 수용하기 쉽게 만들어줌으로써 서로를 자유롭게 한다. 때로는 유머감각이 재미있다는 전제하에 타인의 사생활을 파헤치고 간섭할 권리를 부여하기도 하지만 서로 적대시하지 않고 더욱 친밀한 관계를 이룰 수 있도록 한다.

잘 웃고 잘 웃기는 사람은 스트레스에 강하며 신체적 긴장과 심리적 걱정을 모두 감소시킨다. 유머러스한 사람들은 자기 자신의 문제를 한 발짝 떨어진 곳에서 보는 능력이 뛰어나서 복잡한 국면을 해결할 수 있는 균형 잡힌 시각을 갖게 된다. 그러므로 그는 점점 더 큰 사회적 통제력을 부여받게 된다.

웃음과 유머가 풍부한 사람은 성공할 확률이 높아진다.

현실적으로도 성공한 장수인들은 모두 유머가 풍부한 분들임을 알 수 있다. 우울하고 침묵하면서도 무병장수하는 경우는 없다.

중년 이상에서는 상대방의 아름다움이나 직위나 경력보다는 유머감각과 창의성을 더 높은 순위에 올려놓고 있다. 또한 함께 사는 배우자나 가족들 역시 웃음과 유머감각이 있을 때만 그를 친밀하고 대등한 멤버로 인정하려는 경향이 있다.

유머와 웃음은 추상적인 무형의 목록이 아니고, 그것을 사용하는 인간의 현실적인 능력이고 재산이며 지적 권한이고, 자신의 미래이며 매력인 것이다.

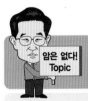

눈물은 건강에 좋다

1. 스트레스를 일으키는 체내의 화학물질을 배출한다.
2. 스트레스 호르몬을 소진하여 정신적인 압박감을 낮춘다.
3. 감정적인 눈물이 눈에 자극을 받았을 때 눈물보다 더 진하다.
4. 눈물을 자주 흘리는 여성이 남성보다 더 오래 산다.
5. 육체적 · 심리적인 긴장감을 해소시킨다.
6. 뇌와 근육에 산소 공급을 증가시킨다.
7. 고혈압인 경우 혈압이 낮아진다.
8. 눈동자를 보호하는 윤활유 역할과 살균작용을 한다.
9. 위 운동을 자극하여 식욕을 개선한다.

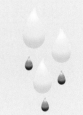

(자료 : 《Incredibe Machine》)

잘 웃고 잘 웃기는 사람은 스트레스에 강하다.

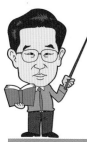

진실한 성교 시에 분비되는 호르몬

종류(Glands)	호르몬(Hormones)	대상기관(Target organs)	주요작용(Functions)
뇌하수체 Pituitary gl.	성장호르몬 엔도르핀 엔케팔린	뼈, 근육, 척수, 뉴런, 간, 내장	단백질 합성 성장 생장자극 통증 완화 질병 완화 체중 조절
송과체 Pineal body	멜라토닌	전신조직	생물학적 리듬 교정 자연적인 수면 리듬
갑상선 Thyroid	티록신 칼시토닌	뼈, 근육, 심장	뼈 형성 자극 근력 강화 혈압 조절
부갑상선 Parathyroid	파라트로몬	뼈, 신장	미네랄 조절 혈압 · 혈행 조절
흉선 Thymus	티모신	면역계 임파선	면역력 증강 T임파구 활성화
췌장(이자) Pancreas	글루카곤	간, 소화관	비만 억제 소화운동성 조절
부신 Adrenal gl.	노르아드레날린 (노르에피네프린)	심장, 혈관, 지방세포	자율신경계 조절 활동 에너지 강화
난소 자궁 Ovary Uterus	에스트로젠 옥시토신	유방, 자궁, 체조직, 근육	성적 능력 발달 심리적 안정 강화
정낭 Testicle	안드로젠 옥시토신	다양한 조직	젊음 체력 강화작용 성적욕구 증대
전립선 Prostate	푸로스타글란딘	근육, 골격	근육 수축력 강화 살균 능력
심장 허파 Heart Lung	이뇨호르몬 ACTH	신장, 혈관	수분 밸런스 조절 혈액순환 개선
근육 Muscles	바소프레신 소마토스타틴	심장, 혈관, 비뇨기계	혈행 증진 수축력 강화

(자료제공: PURVES' 《Science of Biology》)

09

부부 사이가
곧 만사형통이다

성(性)과 미(美, 건강)는
생명(生命)과 의식(意識)처럼 원래 한 개의 것이다.
― D. H. 로렌스 ―

김 교수는 일생 동안 잊을 수 없는 문장(文章)이 하나 있다.
한때는 쇼킹한 명령이었지만 이제는 그저 그것을 중얼거리며 살아갈 뿐이다.

그는 독실한 가톨릭이었다. 그의 마음과 몸, 표정과 음성에는 모두 진실한 믿음이 배어 있어, 그를 알게 된 사람이라면 누구든지 그를 존경하고 부러워하였다. 그의 집안은 대대로 믿음이 강하여 천주교 신부도 몇 명 나왔다. 그가 초등학교와 중학교 시절에는 사제(司祭)가 미사를 집전할 때 보좌하는 복사(服事)로서의 삶을 지내며 올곧게 성장하였다.

각 성당에서 대표를 뽑아 경시대회를 치르는 성경교리경연대회에서 그는 어릴 적부터 곧잘 일등을 했었다. 그는 몸이 허약하여 결혼생활을 할 수 없을 것 같아 사제가 되려고 생각하며 살아왔었다. 그러던 중 성경경시대회에서, 남해(南海) 통영성당 대표로 서울까지 올라온 목덜미가 하얗고 눈이 예쁜 P를 알게 되고, 좋아하게 되었다. 그러나 그녀 역시 체중이 부족하고 가끔 관절통이 심하여 결혼을 포기하고 수녀가 될까 생각하고 있는 처지였다.

그러나 세월은 그 둘 사이를 가만 놔두지 않았다. 의지와는 무관하게 그들은 서로를 가깝게 끌어당겨 어느새 서로 사랑하게 되고 결국 결혼까지 하게 되었다.

천주교에서는 누구나 필수교육과정을 이수해야만 결혼승낙을 얻을 수 있었다. 평소 존경하는 수녀님이 그들의 결혼 전 필수과목을 담당해 주셨는데, 그는 그때 도저히 납득할 수 없는, 아니 수녀님의 언어를 통하여 절대로 나올 수 없는 쇼킹한 하나의 문장에 얼어버렸던 기억이 있었다.

"진실한 성교는 백 번의 기도보다 가치가 있습니다."

그는 당황하여 얼굴이 빨개졌다. 가슴이 울컥 두근거리며 목 언저리가 화끈하여 손으로 목을 감추고, 고개를 조금 들어 수녀님을 보았다. 늘 그리하시듯 수녀님은 평온한 표정으로 강의를 계속하셨다.

그들은 교육과정을 이수하고 양가의 축복 속에 결혼하여 한 쌍의 부부가 되었다. 김 교수는 결혼 전 단 한 번의 성경험도 없었고, P 역시 순결이라면 말할 필요가 없었다. 그들은 너무나 완전무결하였고 완벽하게 서로를 사랑하였다. 그러나 어찌된 일인지 부부관계가 쉽사리 이루어지지 않았다. 처음엔 다 그러하려니 하며 하루하루가 지나갔다. 그러나 언제부턴가 서로는 상대의 눈빛을 정면으로 응시하지 않는 버릇이 생겨났다. 점점 말수가 적어지고 '이것이 결혼인가?' '이것이 부부인가?' 속으로 중얼거리게 되었다. 저녁식사 후엔 서로가 이부자리에 들어갈 엄두를 내지 못하고 딴전을 피웠다. 어쩌다 별것도 아닌 의견차이로 까딱 싸움이 날 뻔하기도 했다. 결혼 전에 허약했던 몸은 더 허해지는 듯하고, 결혼 전에 아팠던 관절통과 근육통이 더 심해지고 밥이 자꾸만 목구멍에서 걸렸다.

진실한 사랑은 질병을 물리친다.

기도하는 시간에는 "몸이 건강하게 안 아프게 해주세요."라고 빌었다. "제발 부부관계가 되게 하여 주소서."라고 외치고 싶었으나 입 밖으로 그 소리는 나오지 않고 다른 문장만 중얼거리다가 기도를 끝내고, 불을 끄고 얼른 이불 속으로 들어가 서로가 잠든 척하였다. 그들은 생전 처음 자신들이 거짓말로 기도한다는 사실을 알아내고는 어찌할 수 없는 안타까움에 우울과 불안의 나날을 보냈다.

그렇게 그냥 세월은 일 년도 더 흘러갔다. 그들의 비밀은 세상 그 누구에게도 말할 수 없는 것이었다. 한 번은 성당에 나갔다가 수녀님을 만나 둘이 나란히 인사를 드렸다. 수녀님은 인사는 안 받고 신혼부부의 얼굴을 빤히 쳐다보시더니 교육실로 따라 들어오라고 하셨다.

"진실한 성교는 백 번의 기도보다 더 좋은 것이라고 내가 말했었지요." 수녀님은 급소와 정답을 알고 계셨다.

"서로 상대의 역할을 기대하지 말고 자신의 할 수 있는 능력을 정직하고 거룩하게 노력하세요." 마치 수녀님께서는 기도문을 읽고 계시는 듯했다. 신혼부부는 결혼 전처럼 얼굴이 빨개지지는 않았다.

그들은 정말로 자신들의 역할을 정직하게 노력하며, 잘 되지 않는 부분에 대하여 기도하듯이 토론하고 또 애써 전력을 다하였다. 그리곤 수일 내

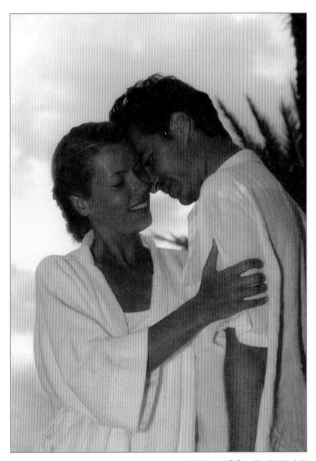

▲ 사랑하는 마음은 노화 예방약이다.

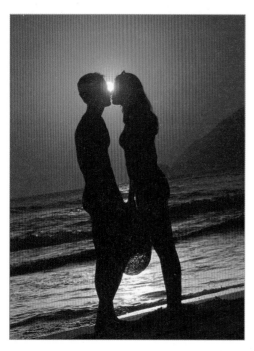

▲ 부부가 진정으로 사랑하게 되면 온몸에서 행복호르몬이 분비된다.

에 부부관계가 꿈꾸듯 이루어졌다. 그것은 실로 백 번의 기도보다 더 훌륭한 업적이었다. 그들은 서로의 눈빛을 오랫동안 응시할 수 있게 되었고, 종달새처럼 사랑의 언어를 종알거릴 수 있게 되었다.

언젠지 모르게, 그간 허약했던 몸은 차차 좋아지고 늘 부족했던 몸무게는 생전 처음으로 정상 체중이 되었다. 아내 역시 결혼 전에 자주 병원에 다녀도 백약이 무효였던 관절통과 근육통이 언제 없어져버렸는지 기억할 수 없었고 음식이 저절로 목구멍으로 넘어가 체중이 너무 늘어날까봐 걱정을 해야 할 지경이 되었다.

사람들은 이구동성으로 천생연분이라고 하며 모두 부러워하였다. 그들은 그렇게 아들딸 낳고 잘 살고 살림도 잘 모아 부자가 되었다. 이제는 정년퇴직

아름다운 인생 2막을 여는 10가지 열쇠

1. 유서를 미리 써보라.
2. 다시 공부를 시작하라.
3. 노는 법을 배워라.
4. 행복 네트워크를 구축하라.
5. 가족과 1:1 만남의 시간을 정기적으로 만들어라.
6. 누군가의 성공을 돕는 일을 시작하라.
7. 고독과 친구가 되는 법을 미리 훈련하라.
8. 생애 마지막까지 지속할 운동기술을 익혀라.
9. 병원비를 감당할 보험을 챙겨라.
10. 행복의 원천을 자기 자신에서 찾으라.

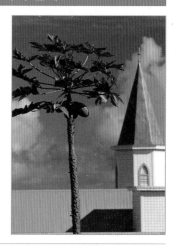

(자료: 주요일간지: 2006. 11. 22.)

한 김 교수 부부가 친구들 모임에 나가면 '영계부부'가 왔다고 놀리며, 그 비법을 묻지만 그들은 아직도 그 비밀을 말하지 못하고 그저 속으로만 중얼거릴 뿐이었다.

부부가 진정으로 서로 사랑하게 되면 온몸에서는 행복호르몬이 나와 근육과 뼈, 관절을 재건시키며, 몸속에 부족한 성분을 채워주고 불필요한 물질을 내다버리는 정리정돈이 일어난다. 부서진 DNA가 교정되어 새롭고 젊게 태어남을 반복하게 되는 것이다.

오장육부의 미진한 부분을 말끔히 복구하는 절차가 되며, 건조한 삶에 활력을 불어넣는 단비가 되는 것이다. 진실한 부부관계 앞에는 어떠한 적들도 모두 물러나야 하며 세상에서 가능한 모든 미래를 만들어내는 축복의 열쇠가 되는 것이다.

인생이란 진실로 사랑하며 살아볼 만한 가치가 있는 것(A life is worthy to live and love!)이 아니겠는가!

성생활이 일상건강에 미치는 영향

1. 삶의 자신감을 높여, 세상을 긍정적으로 바라보게 한다.
2. 신체노화를 방지한다. 성생활이 원만한 부부가 평균 10년 더 오래 산다.
3. 면역력을 높인다. 성행위 중 글로불린이 증가하여 질병을 방어한다.
4. 심폐기능을 강화한다. 성생활은 매우 훌륭한 운동이기 때문이다.
5. 체중을 조절한다. 성장호르몬이 증가되어 체지방을 줄이고 근육을 늘려준다.
6. 통증을 완화한다. 엔도르핀이 분비되어 통증 원인을 중화한다.
7. 스트레스를 줄여준다. 엔케팔린은 스트레스를 완화한다.
8. 부부의 친밀감을 높여준다. 옥시토신이 분비되어 애정을 더 강하게 한다.
9. 미래에 대한 기대를 부여한다. 젊음을 느끼고 건전한 미래를 설계하게 한다.

(자료: 《Everyday Science Explained》발췌)

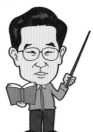

외모를 아름답게~
피부노화 막는 천연물질

주요기능		주요 공급식품
유해산소 제거 피부탄력 유지	비타민 C	모든 채소와 과일
항산화작용 피부노화 방지 효과	비타민 E	식물성 기름, 귀리, 너트, 낙농제품, 생선알
자외선 손상 줄임	셀레늄	해산물, 계란, 마늘, 곡류
면역능력 증강 심장병 예방	코엔자임Q	고등어, 연어, 정어리, 시금치, 소고기
피부노화 방지 항산화작용	캡사이신	고추, 딸기, 토마토, 감, 오미자, 팥
세균과 바이러스 살균 피부 미용 착색과 잡티 제거	안토크산틴	마늘, 양파, 도라지, 버섯, 우유, 요구르트, 계란
피부 탄력성 보강 활성산소 제거 손상된 피부 재생능력 강화	불포화지방산	검은콩, 흑임자, 과일씨, 오골계, 흑염소, 돼지고기
상처 치료, 세포 부활 조혈작용 항알레르기 작용	클로로필	배추, 상추, 시금치, 쑥갓, 샐러드, 브로콜리
조혈기능 촉진 항독소작용 상처, 위염, 위궤양 치료	루테인	올리브유, 포도씨유, 고등어, 꽁치
혈액순환 개선 항산화작용, 노화방지작용	안토시아닌	콩, 깨, 해물, 포도, 블루베리
신세포 발육 촉진 피부노화 방지 손상 피부재생 강화	필수아마노산	닭고기, 소고기, 오리고기, 우유, 어패류, 생선

(자료 : 《Leben bis 100》)

10

외모를 잘 가꾸어야
인생이 풍요롭다

용모는 결코 거짓말을 하지 않는다.
– H. 발자크 –

서기 500년경 콘스탄티노플의 서커스 곰사육사에게 '테오
드라' 라는 딸이 있었다. 테오드라는 재주를 피우는 동물들과 떠돌이 방랑자
들이 우글거리는 험한 동네에서 자랐다. 하지만 그녀는 아름다웠다. 15세에
는 재기발랄한 댄서로 명성을 얻었고, 부자 애인을 만나 대도시 티레로 들어
갔다. 그러나 그곳에서 그녀는 애인으로부터 버림을 받고 알거지가 되어 알
렉산드리아로 흘러 들어가 기독교도가 된 후 다시 콘스탄티노플로 돌아온다.

거기에서 그녀는 장래에 유스타니우스 황제가 될 남자를 만나게 된다. 그
는 그녀보다 열여덟 살이나 많았지만 미친 듯 그녀를 사랑하게 되었다. 그들
은 523년에 결혼하였고, 4년 후 유스타니우스는 황제가 된다. 아니 그녀와
함께 공동 황제가 되었다. 왜냐하면 테오드라의 근성과 정치 감각이 더 크게
작용하였기 때문이다. 테오드라는 그 외모 덕분에 서커스 빈민굴에서 비잔
틴제국의 최정상으로 올라간 것이다.

이처럼 아름다움이 지구의 역사와 지도의 모양까지도 바꾼 사례는 얼마든

아름다움은 지구의
역사와 지도의 모양
까지도 바꾼다.

지 많이 있다.

그래서일까? 도스토예프스키는 인간의 외모를 러시아보다 더 소중한 것으로 단정한다.

"영국이 없어도 인류는 계속 생존할 수 있다. 독일이 없더라도 마찬가지다. 러시아쯤 없어도 그야말로 아무런 지장도 없을 것이다. 과학이 없어도 태연하며, 빵이 없어도 괜찮다. 그러나 단지 아름다움이 없으면 그것은 절대로 불가능하다. 왜냐하면 이 세상에서 아무것도 할 일이 없어지기 때문이다. 모든 비밀은 여기에 있다. 모든 역사는 여기에서 나올 것이다! 과학이라도 미(美)가 없었다면 한 순간도 존재할 수 없는 것이다. 아름다움이 없다면 과학은 못 한 개도 발명할 수 없었을 것이다."

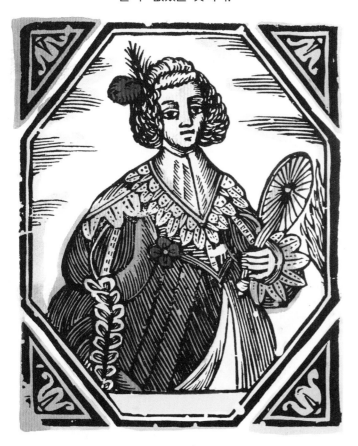

도스토예프스키의 〈惡靈〉에 나오는 명언이다. 인간의 모든 역사는 외모의 아름다움과 연관됨을 강조한 것이리라.

어찌 거대한 역사뿐이겠는가! 개개인의 짧은 삶 역시 외모의 아름다움이 시시각각 작용하고 있으리라.

▲ 외모를 더 잘 가꾸는 여자들이 게으른 남자보다 오래 산다.

옛날 처녀 총각들은 담장 너머로 서로 눈만 맞으면 시집장가를 갔다. 한 눈에 척 맞아서 모든 게 결정되었기 때문이다.

옛날 처녀 총각들은 "눈이 맞았다." "연애 걸었다." 는 등의 소문이 나면 곧 결혼도 했다.

그러다가 세월이 더 지나가자 이제는 눈만 맞추어서는 결혼까지 갈 수가 없게 된다. 연애를 걸어야 시집장가를 가게 되었다. 무엇을 걸어야 했을까? 아마 손가락도 걸고 팔도 걸고 어깨도 걸어보아야 되는 거였나 보다.

그러다가 요즘에는 연애 건다는 말은 유치하여 누가 그런 말 쓰지도 않는다. 눈을 열 번 맞추고 팔을 백 번 걸어봐라, 누가 결혼해 주나. 다른 더 복잡한 문제들이 맞춰지고 걸쳐져야 결혼을 생각해본다. 왜 그렇게 됐을까?

옛날에는 그 사람의 외모만 척 봐도 단번에 이해하고 결정할 수 있었다. 외모와 실체가 일치하기 때문이었다. 그러나 세상이 점점 복잡해지면서 외모의 진실성이 희박해지고 그것만 보아서는 상대방을 이해할 수가 없게 되었다. 외모가 진실되지 못하고 자연스럽지 못하여 사람들은 혼란 속에 빠지게 되었다.

진실이 결여되고 부자연스러운 외모는 대인관계를 왜곡하고 미래의 부담이 될 수 있다. 자연스럽고 아름다운 외모는 부와 명예, 건강과 장수의 확인서가 될 수 있다. 우리는 그런 사람을 매력적이라고 말한다. 매력적인 사람은

피부 노화를 줄이는 법
1. 잠을 충분히 잔다.
2. 하루 8컵 이상 물을 마신다.
3. 과일 · 야채 · 생선 등을 즐겨 먹는다.
4. 사시사철 SPF(자외선차단지수) 15 이상의 자외선 차단 크림을 바른다.
5. 자외선 B는 물론 자외선 A(깊이 침투)에 대해서도 차단 대책을 세운다.
6. 담배를 끊고 술을 줄인다.
7. 피부를 촉촉하게 유지한다.
8. 스트레스를 적절히 해소한다.

(자료 : 피부노화방지학회)

연애에서 더 많이 성공함은 물론, 더 우등한 존재로 여겨지는 경향이 있다. 그러므로 사람들은 자신의 외모에 많은 관심을 기울인다. 최근 미국의학회 조사에 의하면 여자의 94%와 남자의 85%는 외모를 개선하기 위하여 부단히 노력한다고 대답하였다.

외모를 방치하는 것은 자신의 미래를 포기하는 것과 같다.

각 민족의 언어에서는 아름다움(美)과 선(善)을 같은 것으로 쓰고 있다. 독일어에서는 美와 善을 schön이라 한다. 스페인어의 bonita, 헝거리어의 szép, 스와힐리어의 zuri 등 역시 모두 美와 善을 동시에 표현하고 있다.

토마스 아퀴나스(1225-1274)는 "아름다움과 선은 불가분의 관계"라고 주장했다. 사실 사람들은 이것을 분리하여 생각하는 일에 혼동과 어려움을 겪는다. 때문에 아름다운 사람에게 다양한 미덕을 부여한다. 외모가 좋은 사람은 더 유능하고 더 호감이 가며 더 행복하고 더 나은 삶과 인격이 갖추어진 것으로 간주한다. 외모가 좋을수록 더 상냥하고, 융통성 있고, 진지하고, 솔직하고, 능동적인 것으로 여긴다. 외모가 부실한 사람은 삶의 변덕에 휘말린 반면 깨끗한 외모는 자신의 운명에 지배력을 잘 행사한 것으로 인정한다.

사실은 이러한 현상들이 타인에게만 그렇게 비춰지는 것이 아니고, 자신의 외모를 스스로 평가하는 본인들에게 더욱 강력한 영향력을 미치게 된다. 즉 자신의 외모가 깨끗하고 훌륭하다고 생각하는 사람일수록 현실적으로 더욱 풍요로워지며 젊어질 수 있는 확률이 훨씬 더 높다.

자신의 외모가 기대에 못 미친다는 자괴감에 빠지는 사람은 현실적으로 건강이 악화될 수 있고 인생의 풍요로움과 정신적인 여유를 쉽게 상실할 수 있다.

실제로 대인관계가 활발한 백세인들을 살펴보면 일반인들보다 훨씬 더 많이 외모에 신경을 쓴다. 자신의 표정과 복장에 자신감을 갖고 있으며, 행여

백세인들은 대부분 멋쟁이 할아버지 또는 젊은 오빠로 통한다.

부족한 점이 있으면 부끄러워하며 다음 기회에 그것을 만회하려고 노력한다. 백세인들은 대부분 '멋쟁이 할아버지' 또는 '젊은 오빠'로 통하거나 '이쁜이 할머니'로 불려진다. 젊은 사람들이 입는 옷도 곧잘 입어보고, 화장품도 많이 갖고 있다. 자신들의 옷을 시장에 나가 직접 고르며 자식들에게 맡기지 않는다. 자신의 미래와 사람들과의 상호관계에 주역의 위치를 차지하려고 노력한다.

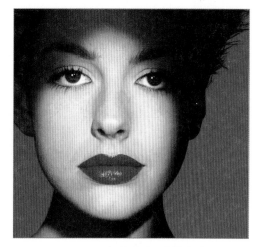

▲ 외모를 잘 가꾼 사람은 늙어도 아름답다.

이처럼 자신의 멋을 알고 아름다움을 추구하며 타인의 관심과 사랑을 받고 싶은 욕구를 가진 건강인만이 백세 장수가 가능한 것이다. 외모란 자신의 현실과 장래 가능성의 표현이며, 자신의 미래를 예측하는 강력한 자기암시 장치이기 때문이다.

진정한 외모는 마음이 편안해야 되고, 자신의 처지가 행복하다고 느낄 수 있어야 한다. 매일의 생활 중 외모를 가꾸는 최선의 방법은 단연 잘 먹고 잘 자는 것이다.

암은 없다! Topic

건강한 수면을 이루는 7계명

1. 취침과 기상시간을 일정하게 지킨다.
2. 성인은 8시간, 소아는 10시간 이상 잔다.
3. 취침 1 ~ 2시간 전에 30분 간 목욕을 한다.
4. 침실의 온도는 22도, 습도는 50 ~ 60%를 유지한다.
5. 낮잠시간은 30분을 넘기지 않고 오후 늦게는 피한다.
6. 낮에 30분 이상 햇볕을 충분히 쬔다.
7. 깊은 잠을 자기 위해서는 술이나 커피를 마시지 않는다.

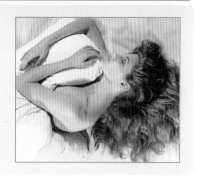

(자료 : 주요 일간지)

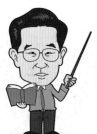

미루나무와 인간의 한평생

미루나무		인 간
Populus monilifera	학 명	Homo sapiens
100년	수 명	100년
아무 데나 땅 위에서	사는 곳	아무 데나 지구 위에서
선택 없이 어디든지	환 경	선택하여 어디든지
20 間 (1間=1.8m)	크 기	2.0 m
100 貫 (1貫=3.75kg)	무 게	100 斤 (1斤=600g)
다방면 다용도	용 도	다방면 다용도
미류나무, 미루나무, 포플라	이 름	인간, 사람, 인류, 인생
벌레가 많이 꼬인다	단 점	유혹이 많이 꼬인다
소재와 쓰임이 다양하다	장 점	소질과 직업이 다양하다
햇빛을 향해 뻗는다	취 향	성공을 향해 뻗는다
춘하추동이 아름답다	성 장	소년, 청년, 중년, 노년이 아름답다
비록 정원수가 되지 못할지라도 부지런히 한평생을 살아간다	삶	비록 유명인이 되지 못할지라도 한평생을 열심히 살아간다
어려운 환경이라도 꿋꿋하다	특 징	어떠한 역경이라도 이겨낸다

(자료: 《Leben bis 100》& Seoulml.co.kr)

11

한 그루
미루나무처럼…

미루나무 꼭대기에 조각구름이 걸렸는데
솔바람이 몰고 와서 걸쳐 놓고 도망갔어요.
− 박목월 작사 −

> "나무는 덕을 지녔다.
>
> 나무는 주어진 분수에 만족할 줄 안다. 나무로 태어난 것을 탓하지 아니하고 왜 여기 놓이고 거기 놓이지 않았을까를 말하지 아니한다. 등성이에 서면 햇살이 따사로울까, 골짜기에 내리면 물이 좋을까 하여 새로운 자리를 엿보는 일도 없다. 흙과 물과 태양의 아들로 흙과 물과 태양을 주는 대로 받고 득박(得薄)과 불만족을 말하지 아니한다. 이웃친구들의 처지에 눈떠 보는 일도 없다. 소나무는 소나무대로 족하고 진달래는 진달래대로 스스로 정한다. 나무는 고독하다. 나무는 모든 고독을 안다."

영원한 댄디즘 신사 이양하 선생님의 〈나무〉라는 수필이다. 참으로 마음이 숙연해지는 글이다.

하지만 사실은 나무라고 해서 모두 덕을 지닌 것은 아니다. 산에서는 절대 자라지 않는 나무도 있고, 논둑에서는 살지 못하는 나무도 있다. 햇빛이 많을

수록 좋아하는 나무도 있고, 햇빛을 직접 받으면 타버리는 나무도 있다.

사람의 구별이 천차만별이듯 나무도 각양각색이다. 사람도 아주 편안한 자연인이 있듯 나무도 아주 보편적인 자연수가 있다. 그것이 바로 미루나무이다.

미루나무는 논둑이든 밭둑이든 강변이든 산골이든 또는 앞마당이든 뒤꼍 구석이든 그 삶을 가리지 않는다. 조용한 시골에도 번화한 도시에도 그리고 사막 언저리에도 티벳고원 동구 밖에도 어디서든지 묵묵히 자기 자리를 지키며 그 할 일을 다한다.

높다란 키로 우뚝 서서 하늘을 쳐다보며 햇빛과 바람과 구름과 비를 언제든 탓하지 않고 맞아들인다. 뿌리는 항상 낮은 곳을 향하며, 마음은 항상 높은 곳을 향하여, 어둡고 비참한 현실을 딛고 밝고 높은 곳을 지향하는 인간의 모습을 닮았다. 미루나무는 단 한 그루만 키워주어도 불평이 없다. 두세 그루 많이 심어주어도 하염없이 커나간다. 햇볕이 내리 쬘 때면 강물처럼 반짝거리고 비가 쏟아져내리면 고기떼처럼 찰랑거린다.

봄이 되면 일찌감치 물을 빨아올려 바람난 총각의 풀피리가 되어주지만, 쓰다버릴 가지라도 어디에 꽂아주든 죽지 않고 고마워하며 꿋꿋이 살아남는다.

여름은 인간만큼 미루나무에게도 한철이다. 그의 힘과 아름다움과 드높은 기상이 쉴 틈 없이 뻗어나간다. 매미들이 수없이 찾아와 소리를 지르고, 벌레들이 떼로 몰려와 갉아먹고, 땡볕이 거침없이 내리쪼이고, 지나가는 흰 구름이 쉬어가기도 하지만, 그는 불평보다는 행복을 연출한다.

가을엔 요란스럽지 않지만 우아하고 단정한 색깔로 옷을 갈아입을 줄 안다. 사람들은 단풍잎을 보면 '예쁘다.' 하며 꺾으려 하지만 미루나무를 보면 '가을이구나.' 하며 과거와 미래를 향하여 고개를 숙여본다.

나무는 햇빛과 바람, 구름과 비를 탓하지 않는다.

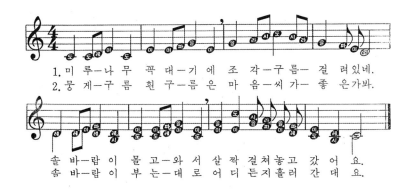

1. 미루—나무 꼭대—기에 조각—구름— 걸려있네.
2. 뭉게—구름 흰구—름은 마음—씨가 좋은가봐.

솔바—람이 몰고—와서 살짝걸쳐놓고 갔어요.
솔바—람이 부는—대로어디든지흘러 간대요.

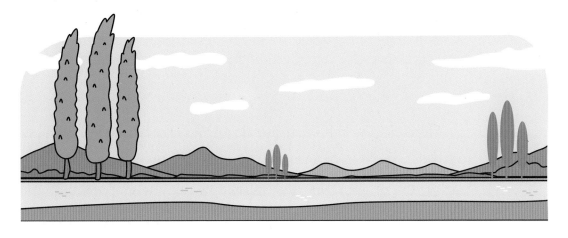

겨울이 와도 미루나무는 죽지 않는다. 그저 가만히 있을 뿐이다. 소나무나 사철나무처럼 푸르름을 고집하지도 않지만 추위와 싸우려 하지도 않고, 파랗게 얼어버리지도 않는다. 소나무가 아닌 미루나무를 봐야 겨울이 왔음을 실감한다.

미루나무는 자연을 거스르지 않으며 위세를 뽐내는 일도 없다. 너무 작지도 않으며 너무 크지도 않다. 수백 년 살지는 않으나 인간의 수명만큼 충분히 살다간다. 매우 칭찬받는 나무는 아니지만, 사람들에게 호감을 주는 나무다.

그의 진짜 이름은 미류(美柳)나무이지만 누가 미루나무라고 한다 해서 싫어하지도 않고, 또 다른 사람이 다른 이름으로 불러주어도 개의치 않는다. 어떠한 환경과 악조건에서도 꿋꿋하게 자라며 어지간한 시련에서도 자기 수명을 다한다. 그는 자연적인 삶이 가장 행복한 것임을 알고 있다. 그는 중용(中庸)을 최선의 방책으로 실행한다.

오랫동안 고향을 등진 방랑자가 한참 만에 집에 돌아올 때 가장 먼저 알아보는 것이 미루나무다. 그 사이 나무가 조금 커진 듯하지만 의젓하고 변함없음을 보며 방랑자는 자신의 삶에 미안함을 느낀다.

동네 정자마당 느티나무는 거만하게 그대로 자리를 지키며 방랑자를 질책하지만, 동네 언저리 미루나무는 어서 오라고, 잘 왔다고 손짓하며 반가워한다.

인간들 중에도 느티나무 같은 사람, 소나무 같은 사람, 대나무, 모과나무, 은행나무, 측백나무, 오동나무, 옻나무, 대추나무, 박달나무 같은 사람도 있다. 또 무화과, 찔레, 장미, 앵두, 개나리, 철쭉 같은 사람이 수없이 많을 것이다. 나무마다 개성이 다르듯 사람마다 그 성품이 천차만별이고, 가치관과 삶의 모양이 천양지판이다. 사실 어떤 나무가 더 소중하고 어떤 나무가 더 비천하겠는가! 어떤 인간이 더 우수하고 어떤 사람이 더 우둔하겠는가! 모두 좋은 것이리라.

하지만 나무가 언젠가는 고사하듯이, 사람도 언젠가는 인생을 마감하는 날이 온다. 그래도 미루나무는 살아있는 한 변함없이 자기 할 바를 열심히 다해낸다. 인간도 변함없이 살아있는 한 자기 할 바를 다해내야 한다. 더 좋은 조건과 더 좋은 환경 더 적은 시련과 더 가벼운 고난을 바랄 필요도 없다. 그걸 원하는 자에겐 오히려 더욱 힘든 나날이 있을 뿐이다.

그저 미루나무만 같아도 그는 행복한 일생이다.

소년시절에는 힘을 빨아올려 자신이 어디에 떨어지든 힘껏 성장해야 하며, 청년시절엔 아름다움과 드높은 희망을 쉴 틈 없이 뻗어나가야 한다. 힘들고 어려운 시절이 닥쳐와도 불평하지 말고 그것이 행복임을 보여주어야 한다.

중년이 되면 요란스럽지는 않지만 우아하고 단정하게 나이를 먹을 줄 알아야 한다. 과거와 미래를 생각하며 때로는 고개를 숙이기도 해야 한다.

노년이 되면 불가능한 고집을 사양하며, 젊은이들처럼 싸우려 하지도 말고 그렇다고 해서 포기하지도 말아야 한다. 노년이 중년이나 청년보다 못한 것이 아니며 모두 자연의 아름다운 과정이기 때문이다.

인간이 느티나무나 소나무처럼 되기는 어렵다. 또한 그것이 되어본들 대수로운 행복도 아닐 것이다.

그저 미루나무만 같아도 그는 행복한 일생이다. 성공한 인생이다. 그는 상쾌한 100년을 가졌다. 삶은 멋진 선물이며 신비한 여행이다(A life is a fantastic voyage and a magic present!)

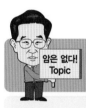

생명 유지의 필수 조건

암은 없다!
Topic

생명을 유지하기 위해서는 움직여야 한다.
우주도 움직이고 인간도 움직인다.

하루(One Day)에 일어나는 일들

- 심장은 90,000번 뛴다.
- 피는 혈관을 통하여 270,000km 여행한다.
- 30,000번 이상 숨을 쉰다.
- 18,000L 이상의 공기를 마신다.
- 3kg 이상의 수분(물로 1.5 L)을 섭취한다.
- 3.5kg의 노폐물을 배설한다.
- 1.0L 이상의 땀을 흘린다.
- 36˚C의 열을 낸다.
- 하룻밤 자면서 25-40번 뒤척인다.
- 5,000 단어를 말한다.
- 1,000번 주요 근육을 움직인다.
- 9,000,000개의 뇌세포를 활동시킨다.
- 손톱(1개)은 0.125mm 자란다.
- 머리털(1개)은 0.65mm 자란다.

(자료: 《The Textbook of Oncology》)

12

당신의 **행복점수**는 몇 점입니까?

행복이란 쾌락이 아니다.
그것은 승리인 것이다.
- R. W. 에머슨 -

행복은 기운이 세지 못하였다. 반면 불행은 몸이 강하고 힘이 셌다. 불행은 기운이 남아돌아 행복을 보기만 하면 덤벼들어 물어뜯으며 못 살게 굴었다.

행복은 견딜 수가 없어 이리저리 피해 다니다가 더 이상 피할 곳이 없어 하늘로 올라가 제우스신에게 의논했다.

제우스신은 한참 생각하다가 이렇게 대답했다.

"행복들이 모두 이곳에 있으면 불행에게 고생을 당하지 않게 되어 좋겠지만, 세상 사람들은 너희들을 좋아하여 기다리고 있으니, 여기서만 살 수는 없는 노릇이다. 그러니 한꺼번에 몰려다니다가 괴로움을 당하지 말고, 여기서 갈 곳을 잘 봐두었다가 하나씩 하나씩 행복을 얻을 수 있는 사람에게로 바로 뛰어 들어가도록 하여라. 그러면 불행에게 붙들리지 않고 좋지 않겠느냐?"

이렇게 해서 이 세상에는 행복은 좀처럼 볼 수가 없게 되고, 불행은 여기저기 숱하게 뒹굴어 다니게 되었다 한다.

그렇다. 행복은 드물고 불행은 무수하다. 돈이 많은 나라라고 행복이 한꺼번에 몰려다니는 것도 아니고 가난한 나라라고 찾아오지 않는 것도 아니다.

2005년 2월 24일 각 일간지에 '각 국가별 개인의 행복지수'가 발표되었고,

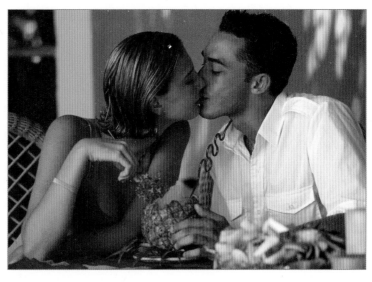

▲ 행복은 거저 주어지는 것이 아니고 힘써 찾아내는 것이다.

2010년 11월 5일에는 '국가별 삶의 질' 발표가 있었다. 이것은 세계적인 시사 주간지 〈Time〉에서 '행복과 과학'이란 커버스토리와 UNDP 인간개발지수를 인용한 것이다. 서양의 백세인들은 개인의 행복을 긍정적인 목표로 인식하지만, 동양인들은 개인의 행복 추구가 집단의 시기심을 유발하거나 조화를 깨뜨릴 수 있다는 부정적인 인식을 갖고 있다고 지적하였다.

국민소득이 아주 낮은 나이지리아 국민의 행복지수는 부자 나라 일본보다 더 높게 나타난다. 한국 등 동아시아 국민의 행복지수는 소득에 비해 낮게 나타난 반면, 프에르토리코와 콜롬비아 등 가난한 남미국가의 행복지수는 더 높게 나온다. 이것은 남미문화에서 삶의 만족도는 우선 잘되고 있는 부분을 먼저 생각하고 있는 반면, 한국에서는 자기 삶 중 가장 나쁜 것을 먼저 떠올리는 문화가 뿌리내렸기 때문이라고 하였다.

누구나 행복해질 수 있는 재능을 타고나지만 이것을 꽃피워 보는 것은 자신의 노력과 가치관에 달려 있다. 자신이 행복하다고 여기는 사람만이 천천히 나이를 먹는다.

행복하다고 여기는 사람은 천천히 나이를 먹는다.

이 장에서 해볼 수 있는 행복테스트는 자기 자신과 겨루는 게임이다. 그리고 어떻게 하든 어떤 결과가 나오든 그것은 게임자에게 이득이 된다. 질문에 대답하는 동안 자신을 돌아보는 기회가 될 수 있고 스스로 조언을 얻을 수 있게 된다. 테스트의 질문과 대답에 대해 깊이 생각하는 것만으로도 행복을 향한 긍정적인 신호가 될 수 있다. 답이 없어도 좋다. 답이 한 가지 이상이어도 좋다. 솔직하게 대답해도 좋고 속임수를 써도 무방하다. 자신에게 지금보다 더 많은 행복의 권리를 허용하는 행위이기 때문이다. 행복으로 들어가는 문은 언제나 열려 있다.

각 항목마다 1점에서 5점 정도의 점수를 준다. 틀릴 수도 있다. 그러나 다음 주 또는 다음 달에 다시 해볼 때 점수가 더 올라갈 수 있다면, 이제 더 높은 수준의 행복을 향하여 출정한 것으로 간주할 수 있다.

나의 행복지수 체크법

1. 일상생활에서 행복을 찾으려고 노력하십니까?

| 1. 아니다 | 2.… | 3. 가끔 그렇다 | 4.… | 5. 늘 노력한다 |

2. 자기가 하는 일이나 분야에 자긍심과 자신감이 있습니까?

| 1. 아니다 | 2.… | 3. 보통이다 | 4. … | 5. 그렇다 |

3. 스스로 대견하여 자신에게 박수를 보내기도 합니까?

| 1. 아니다 | 2. … | 3. 보통이다 | 4.… | 5. 자주 그렇다 |

4. 타인의 실수에 속이 상하십니까?

| 1. 속상하다 | 2.… | 3. 보통이다. | 4.… | 5. 아니다 |

5. 자신이 실패했을 때, 또 다른 성공을 위해 곧 일어납니까?

| 1. 아니다. | 2.… | 3. 그럴 수도 있다 | 4.… | 5. 전화위복으로 여긴다 |

6. 새로운 것을 배우려고 노력하십니까?

    1. 아니다   2. …   3. 보통이다   4. …   5. 늘 노력한다

7. 자신과 자신의 가족, 자신의 일을 늘 타인과 비교하십니까?

    1. 그렇다   2. …   3. 보통이다   4. …   5. 아니다

8. 자신이나 가족의 과거 허물을 생각하면 괴롭습니까?

    1. 괴롭다   2. …   3. 가끔 그렇다   4. …   5. 아니다

9. 모든 일에 조급하고 여유가 부족합니까?

    1. 그렇다   2. …   3. 조급한 편이다   4. …   5. 조급하지 않다

10. 슬프면 잘 울고, 기쁘면 잘 웃고, 때론 기뻐서 울기도 합니까?

    1. 드문 일이다   2. . .   3. 가끔 그렇다   4. . .   5. 잘 웃고 잘 운다

11. 당신 자신과 가족과 동료를 좋아하고 사랑합니까?

    1. 가끔 그렇다   2. …   3. 사람 따라 다르다   4. …   5. 사람이 많다

12. 자신이 갖지 못한 것에 대하여 집착하며 괴로워합니까?

    1. 집착이 강하다   2. …   3. 때론 그렇다   4. …   5. 아니다

13. 당신은 창조적이고 재미있는 사고방식을 가지려고 노력합니까?

    1. 아니다   2. …   3. 그럴 때도 있다   4. …   5. 늘 창조적이다

14. 당신의 마음이 편해지는 좋은 친구가 있습니까?

    1. 없다   2. …   3. 있는 것 같다   4. …   5. 좋은 친구가 있다

15. 답답할 때 과거나 미래를 생각하면 힘이 생깁니까?

    1. 아니다   2. 잘 모르겠다   3. 가끔 그렇다   4. 그렇다   5. 힘이 생긴다

16. 혼자 있으면 고독하고 불행해집니까?

    1. 고독하다   2. …   3. 보통이다   4. …   5. 고독을 즐길 수 있다

17. 무엇이나 의논할 수 있는 스승이나 보호자 또는 멘토가 있습니까?

    1. 없다   2. …   3. 있는 것 같다   4. …   5. 의논 상대가 많다

18. 해결되지 않는 삶의 문제를 훌훌 털어버릴 수 있습니까?

    1. 어려운 일이다   2. …   3. 그럴 수 있다   4. …   5. 곧 잊어버린다

19. 꼭 해야 할 일이라면 즐겁게 최선을 다합니까?

    1. 억지로 한다.   2. …   3. 가끔 그렇다   4. …   5. 즐겁게 한다

20. 다른 사람의 성공을 기뻐하는 편입니까?

    1. 기뻐하지 못한다   2. …   3. 그럴 때도 있다   4. …   5. 기뻐한다

21. 만일 실직했을 때 무엇을 할까 생각해두셨습니까?

    1. 아니다   2. …   3. 확실하지 않다   4. …   5. 계획이 있다

22. 당신의 외모에 만족하십니까?

    1. 불만이다   2. …   3. 보통이다   4. …   5. 마음에 든다

23. 충분한 수면을 즐기십니까?

    1. 불면증이 심하다   2. …   3. 가끔 못 잔다   4. …   5. 잘 잔다

24. 체력단련을 중요하게 생각하십니까?

    1. 아니다   2. . .   3. 가끔 한다   4. . .   5. 운동이 재미있다

25. 당신을 아는 사람들이 당신을 어떻게 평가하십니까?

    1. 어려운 상대다   2. …   3. 대체로 무난하다   4. …   5. 항상 친절하다

26. 다른 사람에게 주목과 관심을 받는 것이 중요합니까?

    1. 상관없다   2. …   3. 좋지만 필요 없다   4.…   5. 매우 중요하다

27. 여유가 있다면 멋진 레스토랑에 가시겠습니까?

    1. 안 간다   2. …   3. 가끔 갈 수 있다   4. …   5. 자주 간다

28. 당신의 집 구조에 불만이 많습니까?

    1. 불만이 많다   2. …   3. 다소 있다   4.…   5. 거의 없다

29. 자신이 요리를 즐기거나 자주 시험해 봅니까?

    1. 요리가 싫다   2.…   3. 가끔 한다   4. …   5. 자주 해본다

30. 당신의 침실은 우리 집에서 가장 훌륭한 공간이라고 생각합니까?

    1. 아니다   2. …   3. 보통이다   4. …   5. 맞다

31. 시골이 대도시보다 살기 좋다고 생각하십니까?

    1. 그렇다   2. . .   3. 모르겠다   4. . .   5. 살기 나름이다

32. 자신을 잘 볼 수 있는 거울이 하나 이상 있습니까?

    1. 아니다   2.…   3. 하나 있다   4. …   5. 많이 있다

33. 욕실에는 목욕용품이 많이 있습니까?

    1. 별로 없다   2. …   3. 쓸 만큼 있다   4. …   5. 많이 있다

34. 당신이 생활하는 곳이나 침실에 그림이나 사진이 있습니까?

    1. 거의 없다   2. …   3. 조금 있다   4. …   5. 많이 있다

35. 옷장 안에 자신이 좋아하는 옷들로 가득 차 있습니까?

    1. 별로 없다   3. 있는 편이다   4. …   5. 많이 있다

36. 당신을 두려워하거나 미워하는 사람이 있습니까?

    1. 많다   2. …   3. 있는 것 같다   4. …   5. 없을 것이다

37. 당신의 인생에서 일요일과 공휴일이 중요합니까?

    1. 아니다   2. …   3. 잘 모르겠다   4. …   5. 중요하다

38. 당신은 때 묻지 않은 자연을 즐기신 적이 있습니까?

    1. 거의 없다   2. …   3. 경험이 있다   4. …   5. 흔히 있다

39. 자녀들은 당신의 삶에 기쁨이 됩니까?

    1. 짐이 된다   2. …   3. 그럴 때도 있다   4. …   5. 삶의 원동력이다

40. 아침에 까마귀를 보면 재수가 없다고 생각합니까?

    1. 그렇다   2. …   3. 잘 모르겠다   4. …   5. 터무니없는 소리다

41. 어떤 경우엔 밑져야 본전이라고 그냥 해 보기도 합니까?

    1. 그렇다   2. …   3. 모르겠다   4. …   5. 그런 일 없다

42. 당신은 정력이 좋다고 생각하십니까?

    1. 아니다   2. …   3. 보통이다   4. …   5. 정력이 좋다

43. 영화나 음악, 연극을 좋아하십니까?

    1. 그저 그렇다   2. . .   3. 보통 수준이다   4. . .   5. 매우 좋아한다

44. 당신은 연애 소설을 좋아합니까?

    1. 아니다   2. . .   3. 보통이다   4. . .   5. 아주 좋아한다

45. 당신의 부모에 대하여 만족하십니까?

    1. 싫어한다   2. …   3. 보통이다   4. …   5. 만족한다

46. 화초나 애완동물, 또는 나무를 기르십니까?

    1. 아니다   2. ..   3. 가끔 기른다   4. ..   5. 많이 기르고 있다

47. 당신은 휴가나 놀이가 중요한 것이라고 생각하십니까?

    1. 아니다   2. …   3. 잘 모르겠다   4. …   5. 중요하다

48. 당신은 유머가 좋아 다른 사람을 웃길 수 있습니까?

    1. 아니다   2. …   3. 가끔 그렇다   4. …   5. 유머가 좋다

49. 행복을 가져다주는 부적이나 마스코트가 있습니까?

    1. 없다   2. …   3. 갖고 있다   4. …   5. 갖고 다닌다

50. 당신은 야망이 있고 그것을 위해 노력합니까?

    1. 모르겠다   2. …   3. 조금 있다   4. …   5. 야망이 크다

➜ 50문항의 각 점수를 모두 더한다.

IQ Test처럼 100점이 보통이며 점수가 높을수록 행복지수(HQ)가 높고, 낮을수록 행복지수가 낮은 것이다.

점수가 높을수록 자기 인생을 자신감 있게 주도하고 있는 것이며, 주어진 기회에서 최선의 결과를 얻어내는 사람이다. 젊은 사람이라면 미래에 더 행복해질 수 있다. 중년이라면 힘겨운 시절도 의연하게 극복해냈음을 나타내는 것이며 타의 모범이 되는 인물이다. 점수가 높은 사람은 행복해지는 방법을 알고 있으며, 고난이 있어도 극복해내는 사람이다.

100점 정도면 평범한 수준이지만 노력하면 더 행복해지는 기회를 잡을 수 있다. 다음에 다시 해보면 조금 더 행복해져 있을 것이다. 행복은 늘 기다리고 있기 때문이다.

비록 점수가 낮을지라도 불운하다고 생각하면 안 된다. 다른 사람도 비슷한 불운을 이겨낸 경우가 대부분이다. 테스트를 잘못하여 너무 나쁜 점수를 주었을 수도 있다. 편견이 행복의 기회를 막을 수도 있다.

현재라는 것은 늘 진행형이며 개선되어야 한다는 뜻이 포함되어 있다. 행복해지고 싶지 않은 사람은 없다. 그러므로 개선되지 않을 사람도 없다.

자신의 행복을 위하여 바쁘게 전진하라. 바쁠 수 있다는 것이 최고의 선물이다. 자신의 처지에 진지하다는 것이 곧 행복에 이르는 길 위에 서 있음을 의미한다.

계속 전진하라, 상쾌한 100년이 보인다. 행복이 바로 저기다!

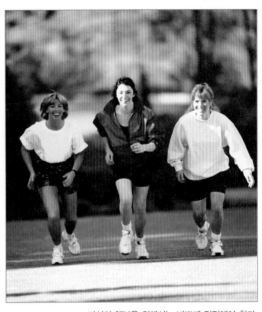

▲ 자신의 행복을 위해서는 바쁘게 전진해야 한다.

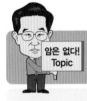

암은 없다!
Topic

2010 인간개발지수*(삶의 질 지수)

순위	국가	순위	국가
1	노르웨이	8	캐나다
2	호주	9	스웨덴
3	뉴질랜드	10	독일
4	미국	11	일본
5	아일랜드	12	**한국**
6	리히텐슈타인	13	스위스
7	네덜란드		

* 인간개발지수란 국민소득, 교육수준, 평균수명, 유아사망률 등을 종합 평가한 지수로 '삶의 질' 지수로 통한다.

(자료: 유엔개발계획(UNDP))

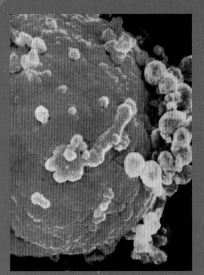
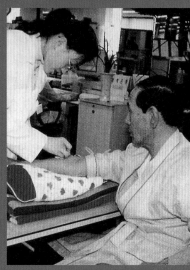
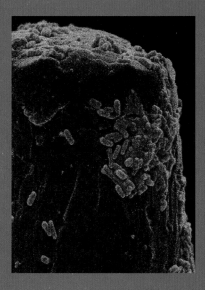

CHAPTER 4

부자로 100살까지~
오늘 당신이 결정한다

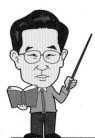

박테리아 vs 바이러스

박테리아 (Bacteria)		바이러스 (Virus)
수 ㎛(=1/1000mm) 광학현미경으로 볼 수 있음	크 기	수 nm(=1/100만mm) 전자현미경으로 볼 수 있음
동물 세포만큼 복잡한 구조, DNA와 RNA가 있고 핵과 세포질 구분 없음	구 조	DNA 또는 RNA 중 한 가지를 가지며 이를 둘러싼 단백질 막으로 이뤄짐
이분법(division)으로 증가함	생 존 법	세포나 박테리아 속에 들어가 숙주 핵을 변형시켜 복재 증식함
영양과 조건만 있으면 증식함	숙 주	오직 살아있는 세포 핵 속에서만 복재(multiplication) 가능함
결핵균 · 폐렴균 · 콜레라 · 탄저균 · 식중독균 · 슈퍼박테리아(MRSA) 등	유 명 종	감기 · 독감 · H1N1 · 간염 · 홍역 · 뇌염 · Herpes · SARS · AIDS 등
폐결핵 · 폐렴 · 장티푸스 · 치주염 · 여드름 · 봉화직염 · 위궤양 · 임질 · 매독 · 한센병	유 명 감염증	독감 · 간염 · 홍역 · 수두 · 풍진 · 소아마비 · 뇌염 · 에이즈 · 에볼라 · 사스 · 대상포진
헬리코박터 ⇒ 위암 결핵균 ⇒ 폐암 등	관 련 암	간염virus ⇒ 간암 AIDS virus ⇒ 육종암 Herpes virus ⇒ 자궁경부암 등
실험실 영양배지(base)에서 배양 배양 불가능 종이 드물게 있음	배 양 법	살아있는 숙주세포 속에서만 배양 배양 불가능 종이 더 많이 있음
돌연변이가 매우 드물게 일어남	돌연변이	돌연변이가 매우 쉽게 빨리 일어나 변형종이 수시로 발생됨
항생제 · 백신 · 대증요법	치 료 법	항생제 치료가 불가능함 백신투여가 주요 치료법임 일부 항바이러스제 개발 중
박테리아와 바이러스 이외의 병원미생물		리케치아 · 클라미디아 · 진균(곰팡이) · 아메바 원생동물 · 기생충 · 곤충 등이 있음.

(자료: The Microbiology & Seoul Medical lab, conference)

AIDS, 성병, 세균, 바이러스?

인생은 병이요, 세상은 병원이다.
– H. 하이네 –

잉그릿드 버그만과 함께 열연한 〈무기여 잘 있거라〉에서
록 허드슨은 모든 여성들의 연인이 되고 만다. 엘리자베스 테일러를 상대로
제임스딘과 경쟁을 벌인 〈자이언트〉에서 그는 또다시 모든 미국인의 우상으
로 떠올랐다. 그처럼 흠집 하나 없게 잘 생긴 미남이 도대체 무엇 때문에 50
대에 AIDS로 세상을 떠나가야 했는지, 지금도 사람들은 절대로 그것을 믿으
려 하지 않고 있다.

천재들은 삶을 하직하는 순간까지도 종종 세상을 놀라게 한다. 여성 애찬
가였던 모차르트와 슈베르트, 마네, 모네, 루벤스 등이 성병에 걸리게 되었음
은 이해할 수 있을 것도 같으나, 유명한 여성 혐오자였던 데카르트와 쇼펜하
우어, 스피노자, 볼테르까지 성병에 걸려 단명하였다고 하니 정말 놀라운 일
이다. 하지만 그들이 모두 성병에만 걸리는 것은 아니다.

러시아의 천재 차이코프스키는 콜레라에 걸려 절명하였고, 마케도니아의
천재 왕자 알렉산더대왕은 말라리아로 세계대제국의 꿈이 무산되었다.

성병 치료제는 20세
기 이후에야 발견되
었다.

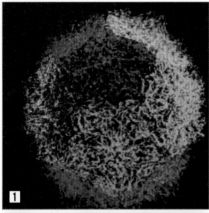

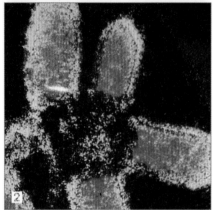

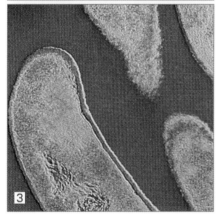

1 Rhinovirus
2 rabiies virus
3 Helicobacter Pylori Bacteria

지금도 문학소녀들의 가슴을 저리게 만드는 요절 시인 이상과 김소월은 결핵에 걸렸었고, 한하운은 한센병으로 죽어갔다.

그러나 이제 선진국에서는 병원균에 걸려 사망하는 사례가 매우 드물게 되었다. 하지만 지금도 지구 저편 제3제국에서는 병원균과 기생충 감염이 가장 높은 '직접 사인'으로 되어 있다(가장 높은 '간접사인'은 기아(飢餓)다).

인류 역사가 증명하는 인간의 가장 무서운 적수는 단연 천연두였다. 그러나 1776년 에드워드 제너의 우두창시와 함께 이제 그것은 지구상에서 완전히 자취를 감추어버렸다. 그리고 한센(문둥)병이나 결핵, 성병, 페스트, 콜레라, 폐렴 등으로 죽어가던 사람들도 1928년 알렉산더 플레밍의 페니실린 발견 이후 수많은 항생제의 출현으로 그 입지가 더욱 좁아지게 되었고, 예방접종의 발달로 이제 사람들은 치명적인 감염성 질환에서 비켜가는 방법을 알게 되었다.

하지만 지금도 항생제에 잘 듣지 않는 한센병이나 AIDS처럼 그것에 대한 예방주사도 만들어내지 못하고, 걸리면 불구자가 되거나 죽어야 하는 전염병들이 많이 있다. 왜 그런 건 예방주사를 못 만들어 낼까?

이런 세균들은 인체 내에서의 번식은 가능한 반면, 다른 일반 병원균처럼 실험실에서 대량으로 배양시킬

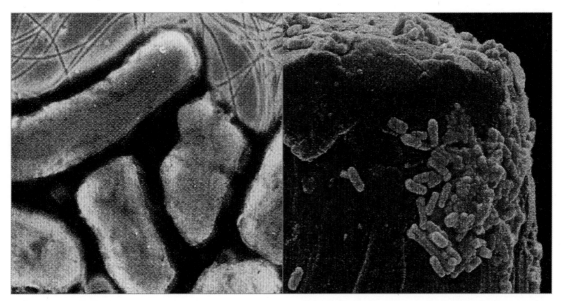

▲ Salmonella Bacteria　　　　　　　　▲ E. coli Bacteria cling to the point of pin

수가 없으므로, 예방주사를 만들 만한 균주 재료를 얻을 수 없기 때문이다.

또한 예방주사가 엄연히 있는데도 그것을 접종하지 않고 병에 걸려 시일을 오래 끌다가 결국 암에 걸리게 되는 경우도 많이 있다. 그 대표적인 것이 B형 간염이다. 그것을 오래 앓게 되면 간경화와 간암에 걸릴 수밖에 없다.

간암뿐만 아니라 위암이나 자궁암, 기관지 폐암, 대장암 등도 우선 병원균에 오래 노출되어 염증이 지속되는 경우에서 대부분 암으로 변이되고 있다.

바이러스나 세균으로부터 인체를 지키는 시스템	
피부	세균 침투를 막고 증식을 억제한다.
입·코·기도의 점막	재채기나 기침, 콧물 등으로 이물질을 배출한다.
소화관	위액의 산이나 장내 정상 세균총 등으로 병원균을 저지한다.
혈액	항체와 대식세포·단핵구·호중구 등으로 병원체를 포획하거나 분해한다.

(자료: The Textbook of Microbiology)

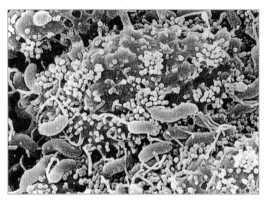
▲ 위암을 일으키는 헬리코박터 세균의 감염 여부는 면역혈청검사로
쉽게 확진된다.

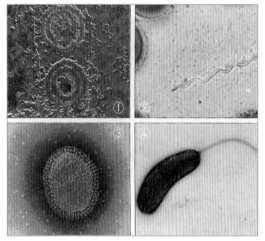
▲ 각종 질병과 암의 원인이 되는 세균과 미세성분을 CT나 MRI로는
밝혀낼 수 없다.

AIDS 역시 처음에 감염증 형태이다가 나중에는 육종암으로 변형되어 사망에 이르게 된다.

그러나 이런 것들이 큰 암 덩어리를 이루기 전에는 아무리 좋은 기계로 비싼 촬영을 해 보아도 균이 보일 리 만무하다. 그렇다고 원인 세균배양이 쉽게 이루어지는 것도 아니다.

인체 내에 들어온 세균이나 바이러스는 그들 자신의 대사산물이나 노폐물, 흔적과 기미(scent)를 혈액 속으로 방출한다. 이것을 이용하여 면역혈청학검사로 원인 세균과 바이러스의 실체를 증명할 수 있게 되었다. 그 대표적인 것이 간염, 매독, AIDS 검사다. 또한 인체는 그들 병원체(항원)에 대항하는 면역반응(항체)을 나타냄으로써 바로 그 항원과 항체를 추출하여 더 정확한 진단이 가능하게 되었다.

아무리 과학이 발달하여도 온 세상 병원균을 다 박멸할 방법은 없다. 아니 과학이 발달할수록 인간은 병원균에 더 약한 존재로 전락되어 가고 있다. 그러므로 지나친 결벽증은 오히려 더욱 자신을 치명적인 미약체질로 바꾸어버릴 뿐이다.

세균 공포증에 시달리던 미국의 영화재벌이자 플레이보이 잡지 발행인인 하워드 휴즈는 지나치게 깔끔을 떨다가 결국 굶어죽게 되었다는 보도가 있었다.

몸속으로 병원체가 들어오지 못하도록 하는 것이 최선의 방책이겠으나, 자신도 모르게 침입되는 병원균까지를 얼른 알아보는 일은 쉽지 않다.

몸이 이상할 때 요란하고 유명한 검사에 매달리기보다는, 조용하고 편안하고 섬세한 검사가 더 필요하다.

그로써 '유쾌한 DNA! 상쾌한 100년!'을 이룰 수 있다!

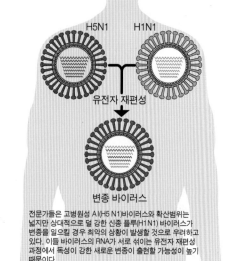

신종플루 돌연변이(유전자 재편성)가 일어나는 과정

H5N1   H1N1

유전자 재편성

변종 바이러스

전문가들은 고병원성 AI(H5 N1)바이러스와 확산범위는 넓지만 상대적으로 덜 강한 신종 플루(H1 N1) 바이러스가 변종을 일으킬 경우 최악의 상황이 발생할 것으로 우려하고 있다. 이들 바이러스의 RNA가 서로 섞이는 유전자 재편성 과정에서 독성이 강한 새로운 변종이 출현할 가능성이 높기 때문이다.

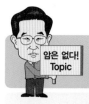

암은 없다!
Topic

미래 의학

- 타액과 소변만으로도 모든 질병을 정확하게 진단해 낼 수 있게 된다.
- 예방치료가 보편화되어 강력한 산화방지제가 출현한다.
- DNA를 완전 해독하여 질병을 미리 제압한다.
- 초 유전자를 조작하여 노화현상을 늦출 수 있게 된다.
- 식욕 조절제가 개발되어 비만이 사라진다.
- 뇌 조직 이식술이 발달되어 치매가 사라진다.
- 인공피부, 인공뼈, 인공혈액, 인공장기 등이 개발된다.
- 암세포만 골라 죽이는 세포가 개발된다.
- 모든 통증을 조절할 수 있는 메커니즘이 해결된다.
- 태아의 자궁 내 수술이 성공적으로 시술된다.
- 신체를 부분적으로 기계화하는 기술이 가능해진다.

(자료: 《Everyday Science Explained》)

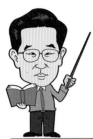

적혈구 Ⓥ 백혈구 Ⓥ 혈소판

적혈구 RBC		백혈구 WBC	혈소판 Platelet
원반 또는 도우 형태	형태	구(球) 또는 아메바 형	둥근 솔방울 형태
0.006 ~ 0.008mm	크기	0.009 ~ 0.015mm	0.002 ~ 0.003mm
400만 ~ 500만 개/㎣	수량	4천 ~ 9천 개/㎣	15만 ~ 40만 개/㎣
전체 혈액량의 35 ~45%	혈액 중 %	전체 혈액량의 1%	전체 혈액량의 0.2~0.5%
1. 산소(O_2)를 운반하고 이산화탄소를 갖다버린다 2. pH를 7.4로 유지시킨다	기능	1. 병원균 이물질을 공격 식균작용하여 제거한다 2. 면역항체를 생성 분비한다 3. 불필요한 세포 노폐물 제거	1. 상처 입은 혈관을 수리 2. 출혈과 실혈을 방지
정상 적혈구 = 120일 이상 적혈구 = 수명단축	수명	세포의 종류와 질병상태에 따라 수시간 ~ 수주일	8 ~ 10일
보통 원반형 적혈구 한 가지 (질병에 따라 형태변화)	종류	1. 과립구(호중구) 2. 임파구 3. 단핵구 4. 호산구 5. 호염구	정상혈소판 거대혈소판 소형혈소판
빈혈증 · 저혈압 · 청색증	감소 질병	면역결핍증(AIDS) · 폐렴 · 세균감염 · 염증진행	출혈성질환 · 혈우병 · 수술불가능
철결핍, 단백질 결핍, 비타민 부족, 만성질환, 골수장애, 위장수술 후	감소 원인	바이러스감염, 패혈증, 골수이상, 독성물질, 비장종대, 간경화	자가면역항체발생 약물중독(아스피린 등) 비장종대, 간경화증
다혈구성혈증	증가 질병	백혈병, 골수장애, 다혈구증	골수성백혈병, 혈전증
골수이상, 탈수증, 고산지대, 산소부족 시	증가 원인	감염증, 백혈병 , 약물복용	골수이상, 선천장애
혈 장 / 혈 청 (Pladma/Serum)		1. 혈액 중 적혈구 · 백혈구 · 혈소판을 제외한 액상 부분 2. 혈장에서 응고인자(fibrinogen)를 제외하면 혈청이 됨 3. 전체 혈액량의 50 ~ 60%를 차지함 4. 혈구와 신체 모든 세포에 물과 미네랄 공급, 노폐물 처리 5. 모든 간기능검사, 초기 암검사, 혈청면역검사, 성분검사의 재료	

(자료: 《Laboratory Medicine》발췌)

목숨은 **혈액** 속에 있다

생명은 하나의 거대한 물결

- H. 베르그송 -

하비(William Harvey)는 인류 역사상 가장 훌륭한 인물 100명 중 하나로 꼽히는 인물이다. 그는 17세기에 세계 최초로, "인간의 피는 한 곳에 머무르지 않고 매우 빠른 속도로 온몸을 돌며 섞인다."는 이론을 학계에 발표하였다.

그때까지만 해도 피는 우리 몸속에 고여 있는 것이며, 몸속을 흐른다는 생각을 할 수 있는 사람이 없던 시절이었으므로, 그의 이론은 허무맹랑한 것으로 간주되었다. 영국 의사들은 그를 이단자로 몰아붙였으며, 영국의학회에서는 그에게 그런 발표를 철회할 것을 요구하며 의사면허를 박탈하겠다는 엄포를 놓았다.

그러자 하비는 "자연을 변화시킬 수는 없다. 그것은 있는 그대로 받아들일 수밖에 없다."는 그 유명한 연설로 자신의 위대한 생물학적인 발견을 옹호하였다. 그러자 그를 따르고 믿던 제자들과 단골로 다니던 환자들까지도, 그가 이단의 피를 마셨다고 하며 그를 보지 않으려고 발길을 돌렸다.

피는 고여 있는 것이 아니고 빠르게 흐르고 있는 것이다.

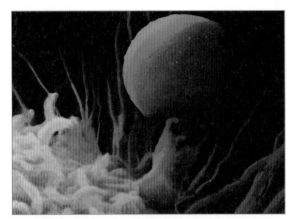

▲ 백혈구에게 세균이 포획되고 있는 모습

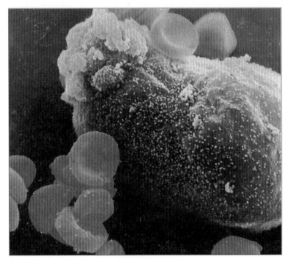

▲ 혈구들이 암세포 주변에 모이고 있다.

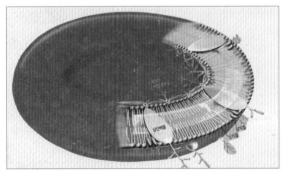

▲ 적혈구 단면의 모식도

그 당시 의사들은 환자가 아프다고 하면 '혈액이 상했기 때문'이라고 하며, 아픈 곳을 째고 피를 빼내는 사혈과 방혈(放血)을 함으로써 "어혈이 풀려났으니 병이 치료된 것이다."라고 너스레를 떨던 시대였으니 그럴 만도 했을 것이다.

하지만 이제는 그 누구라도 혈액이 매우 빠른 속도로 혈관 속을 순행한다는 사실을 잘 알고 있으며, 그런 어처구니없는 일은 저지르지 않는다. 혈액은 20여 초 만에 온몸을 한 바퀴 돌아 완전히 섞인다. 온몸에 퍼져 있는 혈관의 전체 길이는 10만 km에 이르며, 이것은 온몸 구석구석까지 산소와 영양물질을 운반하게 하고, 노폐물과 독소를 실어낼 수 있게 하는 신비의 터널로서 몸속 최대의 장기다.

혈액순환 중 가장 중요한 역할 은 적혈구의 산소운반 기능이다. 이것이 단 몇 분만 중단되어도 그 이하 조직은 괴사되거나 사망에 이를 수밖에 없다. 이처럼 빠른 순환이 이해된 후, 현대의학에서는 이전과 같은 사혈요법은 그 자취를 감추게 되었다.

포유류의 주된 기관계	
계	**기관**
1. 순환계	혈액, 심장과 혈관
2. 신경계	뇌, 척수, 감각기관, 말초신경
3. 내분비계	뇌하수체, 갑상선, 부갑상선, 송과선, 부신, 정소, 난소, 췌장
4. 근육계	골격근, 평활근, 심장근육
5. 골격계	뼈, 물렁뼈
6. 생식계	암컷: 난소, 수란관, 자궁, 질, 젖샘
	수컷: 정소, 정관, 부속샘, 음경
7. 소화계	입, 식도, 위, 장, 간, 이자, 직장, 항문
8. 호흡계	코, 기도, 폐, 횡격막
9. 림프계	림프구, 림파선, 림프관, 림프절, 비장, 흉선
10. 면역계	여러 종류의 백혈구, 골수, 림파선, 흉선
11. 피부계	피부, 땀샘, 머리카락, 모발, 손발톱
12. 배설계	신장, 방광, 수뇨관, 요관, 요도

(자료: 생명과학 교과서)

인체 내에서 혈액은 일 분 동안에도 몸 전체를 일사불란하게 두세 바퀴씩 (1바퀴/23초) 돌아서 균일하게 섞이는 특성을 갖는다. 그러므로 어디서 뽑아내든지 그것은 우리 몸속 각 장기의 현재 시각 정보를 똑같이 공유하고 있음으로써, 이제는 혈액을 통하여 눈으로는 볼 수 없는 작은 변화를 비로소 측정할 수 있게 되었다.

신체 어느 장기가 커지거나 작아지거나 부러지거나 그 모양이 변형되는 거시적인 질병은 옛날부터 용이하게 관찰할 수 있었으나, 당뇨나 간염, 빈혈이나 내분비장애, 성병, 열병, 감염처럼 형태 변형 없이 오직 성분과 기능만이 먼저 변화하는 미시적 현상은 오직 혈액을 통해서만 발견될 수 있다. 정상인은 체중의 약 8%가 혈액이다. 즉 5000~7000cc의 혈액이 순환하고 있다.

혈액은 어디에서 뽑든지 그 성상은 거의 일정하다.

암세포가 10억 개는 되어야 비로소 CT에 찍히게 된다.

그중에서 50~60cc는 매일 제거되고 또 그만큼 새롭게 생산 공급됨으로써 그 중 수십 cc를 뽑아 검사하는 것은 하등의 문제가 되지 않는다.

혈액의 혈장 성분 속에는 현대과학으로 밝혀진 것만 해도 수천 가지 성분이 포함되어 있으므로, 이론상으로는 가히 수천 종목의 검사를 실시할 수 있을 것이다. 우리가 흔히 알고 있는 간기능 검사, 간염 검사, 신장 기능, 당뇨병, 호르몬, 고지혈증, 효소, 면역, 항원, 항체, 내분비, 약물중독, 중금속중독, 초기암, AIDS, 모든 성분 등 수도 없이 많은 질병들은 오직 이 혈장성분을 통해서만 발견될 수 있다.

혈액정밀분석처럼 여러 정보를 값싸고 부작용 없고, 손쉽고 정확하게 섭렵할 수 있는 방법은 따로 없다. 물론 혈액 하나로 모든 질병을 전부 진단할 수 있다고 말하기는 어려우나, 흔히 말하는 '질병' 특히 거의 모든 성인병, 즉 생활습관병들은 오직 혈액을 통해서만 그 진단이 가능하다.

초기 암 역시 혈청면역학적 검사로 그것의 발생 유무를 알아낼 수 있다. 암은 그 세포 수가 10억 개는 되어야 1cm 직경을 이루며 이때 비로소 CT나 MRI에 발각될 수 있다. 이때는 이미 전이 되었을 수도 있다. 하지만 암세포가 훨씬 적은 초기에는 정상세포에서는 나오지 않는, 암세포 특유물질인 단일클론성항원(monoclonal antigen) 등을 내보내게 된다. 혈청면역학 검진에서는 바로 이것을 검출하여 초기 암의 진단이 가능하게 된 것이다.

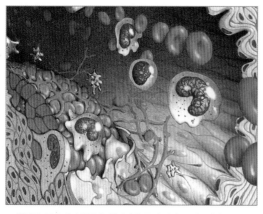

▲ 혈액은 23초마다 온몸을 한바퀴씩 돌며 신체 구석구석의 정보를 신속하게 공유한다.

피를 뜻하는 영어 'blood'는 '기질, 성품, 혈통, 가문'의 뜻도 함께 있

다. 혈액 속에 '가계(家系)의 특성'이 담겨져
있고, 그것이 대대로 이어 전해지기 때문이
다. 가계의 특성은 얼굴, 체격, 성격, 소질 등
수많은 요소가 있다. 그 중에서도 얼굴 하나
만 해도 지구상 수십 억의 인구 중에 똑같은
모양은 없다. 이처럼 혈액 역시 사람마다 그
내용이 다르고, 상황마다 엄청난 양의 정보를
표현하고 있다.

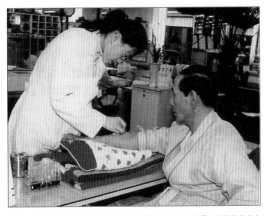
▲ 혈액검사는 가장 값싼, 가장 정확한, 가장 손쉬운 검사방법이다.

　　현대 과학은 혈액 속에 담긴 수천 수만 가지의 정보를 물리적 · 화학적 ·
기술적으로 밝혀내고 있다. 오장육부 모든 조직의 상태와 상황에 반영되고
있음은 당연한 일이다. 몸속에 혈액이 흐를 때만 한 인간의 삶이 가능한 것이
므로 혈액은 온몸 구석구석의 비밀을 다 알고 있음도 지당한 것이다.
혈액이 곧 생명이며 목숨은 혈액 속에 있다.

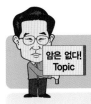
암은 없다!
Topic

암 예방을 위한 식사원칙 10계명

1. 다양한 음식을 고르게 섭취한다.
2. 여러 종류의 녹황색 채소와 과일을 매일 먹는다.
3. 섬유소가 많은 해조류 · 콩 · 통밀 · 과일 · 채소 등을 충분히 먹는다.
4. 지방 섭취는 총 열량의 20% 이내로 조절한다.
5. 생선 · 우유 · 계란 · 기름기 없는 고기 등 양질의 단백질 식사를 한다.
6. 짜게 먹지 않고 훈제식품 · 염장식품을 피한다.
7. 자극성 있는 음식과 기호식품을 피한다.
8. 사탕 · 초콜릿 · 엿 등 당류를 줄인다.
9. 탄 음식, 특히 육류와 생선 탄 것을 피한다.
10. 적정체중을 유지한다.

(자료: 삼성서울병원)

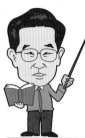

거시적 검사 VS 미시적 검사

거시적 검사	병원검사	미시적 검사
Macroscopic Examination	원명칭	Microscopic Examination
X-Ray, CT, MRI, PET, 초음파검사, 내시경검사 등	검사 예	혈액검사, 소변검사, 면역검사, 간기능검사, 염색체검사, 세균검사, 독성물질중독검사, 유전자검사, 세포검사, 조직검사 등등
신체 장기의 크기, 모양, 위치 등 형태의 변형을 찾는다	용 도	인체의 성분, 기능, 요소의 변화나 현미경적인 미세병변을 찾는다
1. 대부분 큰 기계 설비가 필요함 2. 주관적인 판독에 따라 진단이 결정된다	실시 조건	1. 정밀한 기술과 지식이 필요함 2. 객관적인 숫자나 실험결과에 따라 진단이 결정된다
질병의 위치와 형태 변화 및 병소의 크기, 개수 등을 알 수 있다	장 점	질병의 원인과 진행 정도 및 세포의 미세 변화 등을 알 수 있다 한 번 샘플로 여러 번 검사할 수 있다
미세한 성분과 기능 변화를 알 수 없다 (예: 당뇨병) 여러 번 계속 검사할 수 없다	단 점	급격한 형태 변화나 병발 위치를 알 수 없다 (예: 골절)
cm, mm, g	크기측정단위	mg, ng, pg, fl
골절, 종양의 위치와 크기, 뼈·근육·장기의 형태변형 질병	주요적용대상 질병	당뇨병, 전염병, 면역성질환, 초기암 등 인체성분변화 질병
빈혈증·당뇨병·성병·AIDS·장티푸스·매독·간염 등 미세한 성분변화 질병의 진단이 불가능하다	적용불가 질병 실예	골절·출혈·이물질·종양의 위치나 크기·개수·모양 등 형태의 구조적 변화를 알 수 없다
큰 기계나 밀실에 대한 공포감 방사선과 조영제 부작용	인체 영향	비교적 인체 영향이 적으나 혈액 채취 시 통증이 있음
기계값이 비싸므로 검사비용도 높다	검사 비용	비교적 저렴한 편이다
기계가 더욱 발전되면 미세조직 변화를 진단할 수도 있게 될 것이다	발전 예상	소변·호흡·침·땀·피부접촉만으로 진단, 극소량 혈액만으로 모든 질병의 One-step진단이 가능하게 될 것이다
사람이 큰 기계 속으로 들어가야 하므로 불가능할 것이다	미래 원격진단	고도로 발달된 IC 칩을 인체에 삽입하여 원격진단될 것이다

(Ref: Textbook of Medicine & Radiology)

CT · MRI
꼭 할 필요 없다

더 큰 병원에는 더 많은 사망자가 있다.
- R. M 릴케 / 말테수기 -

여의도에 여러 개의 빌딩을 갖고 있는 강 사장(54세)은 훤칠한 키에 미남이었다. 그는 신체관리에 항상 열중하는 사람이었다. 매년 보약을 먹고 늘 영양제와 간장약을 상시 복용하였다. 헬스클럽에도 다니고 골프모임에도 빠지는 일이 없었다. 물론 일 년에 두 번씩 종합검진도 받았다. 그는 최고라고 알려진 R병원 종합검진센터 정규회원으로 등록되어 매년 봄에 수백만 원짜리 검진을 받는다. 지난해에도 입춘이 지나자 곧 전체적인 종합검진을 받았다. 검진 결과는 그 전해와 같았다. 큰 이상은 없고 약간의 고지혈증과 다소의 지방간이 있다는 정도였다.

그러나 춘분이 지나고 이제 세상은 예쁜 꽃과 밝은 빛으로 단장되어 갔지만, 자신의 몸과 마음은 왠지 무겁고 속이 불편하고 원인모를 짜증이 자꾸만 생겨났다. 그는 R병원에 다시 가서 재검을 받았다. 한두 달 사이였지만 간기능 검사 결과가 조금 더 좋지 않게 나타나 있었다. 강 사장은 그 이유를 물었지만, 피곤하고 과음하면 그럴 수도 있다고 하면서, 더 자세히 알고 싶으면

피곤한 사람이라고 해서 전부 간이 나쁜 사람은 아니다.

X-선 이야기

1. 1895년 빌헬름 콘라드 뢴트겐이 발견
2. 물리학이 아닌 아마추어 사진 취미로서의 업적
3. 기체와 전류와의 상호관계 실험 중 우연히 발견
4. 맨 처음 자기 손을 투시해 손뼈를 확인하고 당황함
5. 그 광선이 무엇인지 알지 못하여 우선 X-Ray라 칭함
6. 1901년 세계 최초의 노벨물리학상이 뢴트겐에게 수여됨

(자료: 《재미있는 과학사》)

CT촬영을 해보라고 권하였다. 원인을 알 수 있다면 뭘 못해보겠는가? 곧 서둘러서 이틀 후 CT촬영을 받았는데 결과는 그 다음 주에 보러 오라고 하였다.

기다리는 동안 너무나 불안하여 거의 먹을 수가 없어서였는지 체중이 더 빠지고 얼굴은 더 까맣게 변한 듯했다. 결과 보러 오라는 날짜에 담당 선생님을 만났는데 대답은 간단했다.

'별 특별한 이상이 없으니 신경 쓰지 말고 편히 쉬라.'는 것이었다. 그는 체중도 빠지고 얼굴도 더 나빠졌는데 CT에서 확실치 않으면 다시 MRI라도 해보는 것이 좋지 않겠느냐고 자청하였다. 담당의사는 그럴 필요가 없다고 했지만, 본인이 원하여 또 MRI를 받았으나 결과는 같은 내용이었다. 겨우 그 말 들으려고 그 큰돈을 내고 그 힘든 검사를 그렇게 죽어라 받았던가!

그래도 강 사장은 다소 안심이 되는 듯하여, 의사 선생님 말대로 그냥 신경을 끊고 지내기로 마음을 먹었다. 하지만 며칠이 지나자 다시 불편한 것 같았다.

몇 주 후 고향 중학교 동문회에 갔다가 옆 좌석에 앉게 된 의사 친구에게 자

CT는 X-Ray 촬영의 수만 배 방사선을 받는 것이다.

기 이야기를 했더니, 그러면 혈액검진을 받아보라고 권하였다.

"나는 매년 두 번씩 혈액검사를 하고 있지. 금년 봄에도 두 번이나 했는데 또 혈액검사를 해?" 강 사장은 이해할 수가 없었다.

현대의학에서는 혈액을 재료로 하여 수백 수천 가지 항목의 검사를 할 수 있을 뿐 아니라, 피를 뽑아서 검사한다고 해서 모두 똑같은 검사인 것은 아니다. 이번에는 암을 초기에 진단해 낼 수 있는 종양항원검진을 중점적으로 받아보는 게 좋을 것 같다고 하면서 혈액검사 전문병원을 소개해 주었다.

강 사장은 혈액정밀검진을 받으러 왔지만 반신반의 하였다. 혈액종합검진 결과 그에게는 고지혈증과 지방간은 별로 걱정할 정도가 아니었고, 간디스토마에 걸려 있었는데, AFP와 ALP2, TPA 등 간암 항원 수치가 증가되어 있었다. 그것은 간디스토마가 오래되어 그렇게 나올 수도 있으니 간디스토마를 먼저 치료하고 2주 후에 간암항원 검사를 다시 해보기로 하였다.

2주 후 검사 결과 그 수치는 좀더 높아져 있었다. 진단은 '초기 간암' 일 수 밖에 없었다.

피를 뽑아서 검사한다고 해서, 모두 똑같은 검사는 아니다.

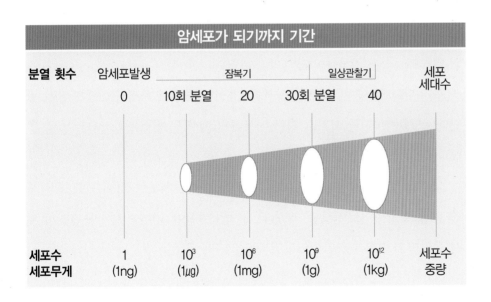

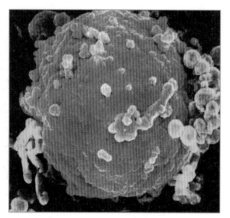
▲ 암세포 주위에 모여 있는 암항체와 암항원

초기 암은 그 크기가 매우 작아서 CT나 MRI 같은 거시적인 검사에서는 아직 보이지 않을 가능성이 얼마든지 있는 것이라고 설명하였지만 그는 화를 벌컥 내고 병원문을 박차고 나가버렸다. 그날 저녁과 이튿날에도 매우 불쾌하다는 전화가 걸려왔다.

그는 또 다른 병원에 가서 검사를 했지만 간암이 아니라도 그런 수치가 나타날 수 있으니, 술·담배 끊고 다시 검사하면 괜찮을 것이라고 했다면서, 암이 아닌데 암이라고 말해서 자신이 더 죽을 지경이라고 했다. 그러면서 만일 암이 아니라고 밝혀지면 가만두지 않을 것이라고 소리를 질러댔다.

그렇게 봄은 다 지나가고 여름이 왔다. 한창 여름 휴가철이던 어느 날 강 사장에게서 오랜만에 또 전화가 걸려왔다. 가슴이 덜컥 했다. 하지만 내용은 그게 아니었다. 휴가 언제 가느냐는 인사와 함께, 자신은 S大병원에서 간암 치료를 받고서 몸이 매우 좋아졌고, 암을 초기에 알려줘서 새로운 삶을 살게 되었다는 반가운 내용이었다. 암을 조기에 발견하고 치료하였으므로 항암치료와 방사선 치료를 더 받을 필요가 없고, 정규적으로 암항원(암표지자) 추적 검진만 해보라는 지시를 받았다고 말하였다.

그는 수술 한 달 후 혈액검사 결과 간암 항원 수치가 정상으로 떨어져 있었다며 좋아했다. 강 사장은 지난 여름부터 매년 면역 혈청학검사를 받을 뿐이다. 그는 오늘도 친구들에게 혈액정밀검진을 받아보라고 권하고 있다.

강 사장뿐 아니라 부자들일수록 몸이 좀 이상하다 하면 CT나 MRI 등 거시적 검사는 잘 받아보면서도, 정작 더 먼저 발생되는 미시적 현상을 진단하는 성분 정밀분석이나 종양 면역학검사에는 관심이 없는 경우가 더 많다.

특히 암 검사는 더욱 그렇다. 암은 그 종괴가 커져서 5~10㎜(암세포 수억 개)

이상으로 증식되어야 비로소 CT나 MRI 또는 내시경 등 거시적 검사에서 인지될 수 있다. 이것은 초기단계의 작은 암은 찾아낼 수 없다는 뜻이기도 하다.

그러나 현대과학의 초정밀분석 능력은 ㎜나 g 수준이 아닌, ㎛나 ng(나노그램:10억 분의 1g)이나 pg(피코그램:1조 분의 1g)은 물론, fℓ (팸토리터:1천조 분의 1ℓ)를 측정할 수 있는 수준까지 와 있다.

이것은 거시적인 검사나 육안으로 측정할 수 있는 크기의 수천 만 분의 일밖에 안 되는 아주 미세한 세포군으로부터 유발되는 질병 원인 물질을 추적하여 잡아낼 수 있다는 의미다. 바늘로 소를 잡을 수 없는 것처럼, 몽둥이로 벼룩을 잡을 수도 없다. 질병의 상태와 정도에 따라서 적합한 검진법이 따로 있게 마련이다. 아무리 훌륭한 기계라도 만능이란 없다.

혈액검진은 CT나 MRI에 비하여 값도 싸고, 부작용도 없고, 반복검사가 가능하고, 신체 구석구석의 정보를 골고루 알아볼 수 있다는 것이 장점이다.

굉장한 CT, 무서운 MRI

1. CT 검사는 가슴X선 촬영보다 수십 만 배 ~ 수백 만 배의 방사선을 피폭받게 된다.
2. MRI에는 무려 10톤이나 되는 초강력 자석이 들어 있다. 보통 냉장고에 내장된 자석보다 수만 배나 더 강력한 것이다.
3. 2001년 7월, 뉴욕의 한 병원에서는 MRI를 촬영하던 6살짜리 남자 아이가 금속제 산소 탱크에 머리를 맞아 즉사했다. 구석에 세워놓았던 산소탱크가 움직이는 MRI자석에 번개처럼 끌려가면서 아이의 머리를 강타했던 것이다.
4. 2000년 뉴욕 주 로체스터시 한 병원에서는 경찰관의 손에 들려 있던 권총에서 총알이 자동적으로 발사되는 사고도 일어났다.
5. 미국에서 해마다 MRI를 촬영 받는 환자는 약 천만 명이다. 이 가운데 수만 명이 크고 작은 사고를 낸다.

(자료: 〈내몸을 망가뜨리는 건강상식〉)

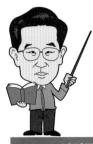

양성종양 VS 악성종양

양성종양 (Benign Tumor)		악성종양 (癌) (Malignancy / Cancer)
자라는 속도가 느리며 성장이 중단될 수 있음	성 장	급속하게 자라며 성장이 멈추지 않고 계속됨
주변 조직에 침투하지 않음	침 투	주변조직을 침투 파괴하며 성장함
전이되는 경우가 거의 없음	전 이	대부분 쉽게 전이되어 또 다른 암을 여러 개 만듦
제거 후 재발이 없음	재 발	수술 후 재발률이 30~60%로 높음
정상조직과 잘 구분되어 있음	종양 경계	정상조직 속에 암세포가 산포되어 경계가 불명료함
종양이 막(Capsule)으로 싸여 있음	종양 외벽	종양에 막이 없고 정상조직 속으로 퍼져 있음
정상조직으로의 침투가 없음	조직 침투	암세포가 정상조직 틈으로 뻗어나감
비정상(Abnormal) 무소용(Purposeless)	성 질	비정상, 무소용, 자동적, 제어불능, 과도비대, 전이성, 확장성
사마귀, 폴립, 물혹, 근종 등	종 류	폐암, 유방암, 위암, 췌장암, 간암 대장암, 백혈병, 자궁암 등
대부분 큰 지장이 없으나 뇌종양은 양성일지라도 위험성이 큼	위험성	모든 악성종양은 조기 발견되지 않으면 생명에 위험성 있음
인체에 해가 없으며 수술로 쉽게 제거됨	특이사항	생명에 큰 위험이 되며 대부분 수술, 항암요법, 방사선치료 등을 병행하나 생존율이 낮음

(자료:《The Textbook of Pathology》)

종합검진 A급인데
왜 암에 걸렸을까?

많은 것을 알고 있는 자, 많은 것을 오해하는 자
– 《알바니아》 –

장 교수는 늘 A급이었다. 해마다 부속병원에서 건강검진을 받으면 동료 법대 교수들은 B급 판정을 받기도 하지만, 그는 늘 '정상'이라고 나와서 다른 교수들의 부러움을 샀다.

하지만 금년에는 자꾸만 짜증이 나고, 머리에 열감이 있는 듯하고 불안하여 검진통지서를 받자마자 얼른 검진을 받았다. 자신의 걱정은 기우였는지 판정은 역시 '정상 A'라고 나왔다. 하지만 미열이 계속되고 잇몸에서 피가 나고 목이 아팠다.

중고등학교 때 동창이었던 K는 몇 년 전까지만 해도 같은 대학 부속병원 교수로 근무했으나, 지금은 퇴직하고 개원하여 거의 만나지 못했다. 장 교수는 오랜만에 바로 그 K를 찾아갔다. 퇴근 후라서 K의 병원엔 다른 직원은 없고, 친구인 K 원장 혼자서 무슨 실험 같은 것에 몰두하고 있었다. 장 교수는 한참 만에 인기척을 냈다. K는 반가워하며, 장 교수 얼굴을 뚫어지게 쳐다보았다.

"니, 어데 아푸나?"

"글쎄, 체중이 좀 빠져서 더 가뿐할 줄 알았더니 오히려 몸이 더 무겁네."

K는 여러 가지를 묻고, 또 그의 증상을 잘 들으며, 여기저기를 만져보고 눌러보고 두드려 보았다. 직원이 아무도 없어 K가 직접 장 교수 혈액을 채취하여, 작은 유리 슬라이드 위에 바른 후 시약을 떨어뜨리고 한참 조작하여 오랫동안 현미경으로 관찰하였다. K가 너무 진지하여, 잠깐의 침묵이 하루처럼 너무 긴 듯 숨이 막혀왔다.

진단은 '골수성백혈병'이라 하였다. 비교적 초기이고 요즘 좋은 약이 많이 나와 쉽게 치료될 수 있는 형태이므로 걱정 말라고 하였다.

장 교수는 어이가 없고 너무나 화가 났다.

"나, 엊그제 종합검진에서 A급 판정받았다"

"응, 그래도 마찬가지야. 거기엔 이런 검사항목이 없었거든."

"뭐!? 그렇게도 죽을 힘을 다해 종합검진을 받았는데, 이렇게도 쉬운 검사도 안 했단 말이야?"

"안 한 것이 아니라, 그 종합검진 서류에는 이런 검사항목이 없었거든."

이튿날 장 교수는 부속병원에 다시 가서 정밀검사를 하였더니 역시 '백혈병'이었다. 이럴 수가!

장 교수는 법학자로서도, 사회정의를 위해서도, 참을 수 없는 일이라 생각하여 자기 대학 부속병원을 상대로 고발 조치에 들어가 법정 싸움을 하게 되었다. 그 병원에 입원하여 치료를 받으면서, 그 병원을 상대로, 친구인 P 변호사가 장 교수 대신 2년 동안을 싸웠으나, 그 책임은 아무에게도 없었고, 책임질 의사도 병원도 없었다. 그 검진에는 처음부터 그런 검사항목이 없었던 것이었다.

백혈병은 CT나 MRI 등을 찍어 진단할 수 없다.

274

장 교수는 입원치료를 잘 받고 퇴원하여 교수로서 다시 근무하고 있으나, 해마다 내려오는 검진통지서는 받지도 않았고, 누구에게든지 그런 것 받지 말고, 잘 아는 의사에게 한 번 더 가보라고 역설하며 살고 있다.

왜 이런 일이 일어나야만 할까?

사람들은 적정성 여부와는 관계없이 큰 대학병원에서 비싼 검사를 받으면 최고인 줄로 알고 있다. 또한 그런 검사에서 "이상이 없다."고 하면 사람들은 그것을 곧 신체 전체에 아무 이상도 없다는 뜻으로 받아들인다. 그러나 실상 그것은 실시된 검사항목 내에서만 이상이 없다는 뜻이지, 검진자의 신체 내에 아무런 질병도 없다는 뜻은 될 수가 없다.

그런데도 장 교수처럼 유식한 사람까지도 이 사실을 착각하고 있다. 이래서는 숨어 있는 질병이나 초기 암을 찾아내기는 어렵고, 아무런 도움이 안 될 게 뻔한 노릇이다. 그러면 어떻게 해야 할까? 정답은 의외로 단순명료하다.

큰 대학병원에서 비싼검사를 받는다고 더 정확한 것은 아니다.

암이 의심되는 증상

증세 (Symptoms)	의심되는 암
1. 급격한 체중감소 및 식욕저하	모든 암
2. 체중감소, 식욕저하, 복통, 황달, 복수	췌장암, 담도암
3. 배변 습관의 변화, 변 굵기가 가늘어짐	대장암, 직장암
4. 심한 소화불량, 음식 삼키기가 힘들어짐	위암, 식도암
5. 비정상적인 하혈과 분비물, 유방이 변형되거나 혹이 만져짐	자궁암, 유방암
6. 기침이 계속됨, 가래에 피가 섞여 나옴	폐암, 인후두암
7. 두통, 구토, 경련, 언어장애, 신경마비, 기억력상실, 이해할 수 없는 행위	뇌종양
8. 복부팽만, 심한 소화불량, 진통제에 듣지 않는 윗배 통증	간암
9. 소변에 피가 섞였으나 통증이 없음, 빈뇨증, 회음부 불쾌	전립선암, 방광암
10. 목밑, 겨드랑이, 사타구니 등에 덩어리, 발열증, 어지럼증	임파암, 백혈병

(자료: seoulml.co.kr 보수교육자료)

① 누구나 똑같이 정해진 검사만 기계적으로 받거나,

② 증상과 관계없이 해마다 일률적인 검사만 반복되거나,

③ 유행에 따라 남들이 다하는 검사를 따라 받거나,

④ '비싼 것이 좋다'고 유명한 검진센터에 수백만 원씩 내놓고 기다리다가

⑤ 자기 증상은 말해볼 틈도 없이 힘든 검사만 받아본다고 해서는 숨어 있는 질병이 찾아질 리 만무하다. 정답은 장 교수가 이미 말한 바와 같다.

❶ 자기의 증상을 속속들이 잘 들어주는 의사,

❷ 검진 결과를 알기 쉽게 설명해주는 의사,

❸ 비싼 기계가 아닌 인간적인 대화가 통하는

❹ 전문의가 추천하는 검진이야말로 가장 값싸고 가장 필요하고 가장 정확하며 부작용이 없는 필요충분조건이다.

또한 아무리 첨단과학만능시대일지라도 기계가 모든 질병을 찾아낼 수는 없다. 어떤 것은 오직 전문가의 눈으로 직접 봐야만 알 수 있는 질병이 많다.

예를 들자면, 누구나 알고 있는 자신의 혈액형(ABO typing) 검사를 아직까지 기계로는 정확히 해낼 수가 없고, 오직 인간의 눈으로만 감별 가능하다. 아무리 훌륭한 기계라도 병원균을 스스로 배양하여 무슨 균이라고 찍혀 나오게 할 수는 없다. 백혈구의 구체적인 모양도 전문의가 직접 현미경으로 자세히 보기

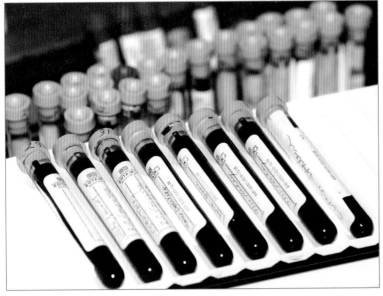

▲ 무조건 큰 대학병원에서 비싼 검사를 받으면 최고인 줄 알지만 기계가 모든 질병을 찾아낼 수는 없다. 혈액형 검사도 오직 인간의 눈으로만 감별 가능하다.

전에는 기계로는 진단이 불확실하다. 백혈병이나 세균이나 성병이나 AIDS나 또는 당뇨병이나 혈우병이나 다른 성인병들도 모두 MRI로 찍어낼 수 없는 질병이 대부분이다.

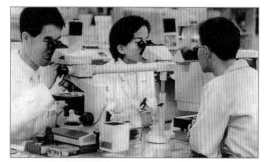

▲ 환자와 의사가 채취된 혈액을 현미경으로 들여다보며 각종 질환 발생 유무를 설명하고 있다.

또한 똑같은 검진과 치료를 하는 데도 의원과 병원과 거대종합병원의 비용은 각각 다르다. 다른 정도가 아니라 몇 배씩 비싼 경우도 많다. 그런데도 사람들은 더 비싼 병원에 가서 더 힘든 검사를 받고 더 많은 돈을 내지 못하여 안달이 나 있다. 큰 병원일수록 수많은 검사를 거침없이 해댄다. 그것이 진정 환자를 위한 것인지, 의사를 위한 것인지, 병원을 위한 것인지, 뭣 때문에 검사를 하는 것인지 설명조차도 안 해준다.

이렇게 큰 비용으로 큰 검사를 수두룩하게 해봐서 큰 병이 있으면 나타나겠지만, 작은 병은 거의 찾아볼 수가 없는 노릇이다. 그것은 아직도 인간의 손과 눈과 지식과 판단을 요구하기 때문이다. 진리란 멀고 힘들고 거대한 것이 아니고, 그것은 늘 가깝고 편안하고 인간적이고 우아한 것이 아닌가!

대부분의 성인병은 혈액 검사로 진단된다.

암의 치료

암은 없다! Topic

1. 치료보다는 예방 Prevention
2. 수술요법 Operation
3. 항암제요법 Chemotherapy
4. 방사선 치료 Radiation
5. 이식요법 Transplantation
6. 병용요법 Combination therapy
7. 대증요법 Consevative therapy

(자료: seoulml.co.kr 보수교육자료)

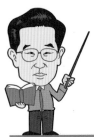

면역기능 정상 vs 상승 vs 저하

면역기능 정상		면역기능 상승	면역기능 저하
Euimmunity Normal Sensitivity	원 용어	Hyperimmunity Hypersensitivity	Hypoimmunity Immune Deficiency
면역력의 증감이 없이 보통인 상태	정 의	면역기능이 보통보다 더 예민하고 과다한 상태	면역력이 보통보다 더 낮아진 상태
항원(Non-self)에 적절 반응	항원	Non-self에 과민 반응	Non-self에 반응 미약
여러 항체가 적절히 분포	항 체	특이항체가 과도하게 분비	항체 형성이 지연 부족
자기항원에 대한 반응이 정상	자가항체	자기항원에 대한 과도한 항체 생성 & 과로 반응	자기항원에 대한 반응이 없음
감염에 대항할 수 있는 적당량의 항체 형성	감 염	감염에 대항하고도 넘치는 과도 항체 형성	감염에 대항하는 항체 형성 부족 & 감염 성립
과민반응이 곧 완화됨	과민반응	과민반응이 심하여 부작용 발생	과민반응이 없음
점액 분비량이 적당함	호흡기 등 점액분비	점액 분비량이 너무 많아서 기관이 막힘	점액이 부족하여 건조하고 찢어짐
잔병치레가 없음	과거 질병력	잦은 감기, 편도선염, 치주염 피부염, 신장병	연약하고 소심함 철결핍성빈혈, 수면불량
특이 관련성 없음	잘 걸리는 질병	비염, 아토피, 각막염, 두드러기 건선, 류머티스, 천식, 루푸스 파킨슨병	바이러스 감염 세균 감염 악성종양
비염, 아토피, 류머티스	잘 안 걸리는 병	바이러스감염증 세균감염성질병	비염, 천식, 두드러기, 류머티스, 루푸스 …
증상이 나타나도 곧 완화됨	흔한 증상	재채기, 콧물, 가려움증 관절통, 편두통, 자연유산	피곤증, 감염증, 발열, 현기증, 불안증…
젊은 남자에서는 정상 면역이 많음	남녀 차이	성인여성에서 더 많음 소아기에는 구분 없음	성별차이와 무관 영양상태가 나쁜 경우 노인에서 더 흔함
면역성 질환이 경미함	자가면역 질환	자가면역성 질환이 많음 ex) 류머티스, 루푸스	자가면역성 발현이 거의 없음

(자료: 《Textbook of Immunology》)

05

면역기능은 높을수록 좋은가?

자기 방어는 미덕이며 정의의 유일한 보루다.
- G .G 바이런-

그녀에게 미인이라는 명칭은 적절하지 않다. 아름다울 뿐 아니라 아침 해처럼 눈부셨다. 미스코리아로 당선되어 모든 사람들에게 선망의 대상이 되기도 하였다. 미스 유니버스에 한국 대표로 출전하기도 하며, 세계 각국에 한국을 알리는 홍보대사로서 분주한 나날을 보내야 했다. 영어도 잘하고 임기응변에 능했다.

그런데 해외여행만 갔다 오면 온몸이 붓고 두드러기가 나고 여기저기가 더 쑤시고 아프고 걷기가 불편하여 자기의 일을 다른 미스코리아에게 넘기지 않을 수 없게 되었다. 그것이 벌써 20년도 더 지나간 옛날 일이다. 지금은 그녀를 미스코리아로 알아보는 사람이 거의 없다. 결혼 후 임신이 되기는 하였으나 몇 번이나 자연 유산이 되었고, 늦게서야 겨우 딸 하나를 얻었는데 그 애마저 자폐증이 있어 특수학교에 보내야 했으니, 그녀의 고통은 나날이 더 힘들어져 갔다.

아무리 예쁜 사람이라도 자기 나름의 고통은 있다.

279

햇살 같던 미인에게도 그렇게 불행한 일이 생길 수 있단 말인가?

사실 그녀는 고교시절부터 날씨만 흐리면 관절통이 생겨났다. 하지만 날씨가 좋으면 씻은 듯 쾌청함을 되찾을 수 있었고, 즐겁고 기쁜 일이 있을 때는 통증을 잊고 지낼 수 있었다. 그러나 일정이 바빠지면서 몸이 더 나빠지기 시작했다. 그녀는 자신이 미스코리아에 나가지 않았더라면 그렇게까지 심한 고통은 없었을 것이고, 무난하게 나이를 먹을 수 있었을 것이라고 말하였다. 또한 잘 알고 지내던 산부인과 선생님께서, 이제 폐경만 되면 좀 덜 아플 것이니 조금만 기다리며 살라고 하였다 한다.

그게 어찌하여 그렇단 말인가?

그 이유는 그녀에겐 다른 사람보다 더 높고 강한 면역기능이 있었기 때문이다. 그래서 '자가면역성질환'이 생겨난 것이다.

면역이란 원래 외부로부터 체내로 들어오는 병원체나 이물질에 반응하여 그것을 사멸시키거나 중화, 배출시키도록 진화된 장치다. 의학적으로는 '자아와 비자아(self vs non-self)'를 구분하여, 비자아로부터 자아를 보호하려 하는 기전이라고 정의한다. 이것은 하등동물에는 없고 고등동물로 갈수록 더 체계적으로 발전된 진영(system)을 갖고 있다. 모두 너무나 어려운 말이다. 도대체 비자아가 무엇이고, 체계적인 발전이란 또 무엇인가?

'비자아(non-self)'란 원래 자신의 신체 성분이나 자신의 에너지원으로 이용될 수 없는 물질을 말하는 것이지만, 그것이 개체에 따라 차이가 있다. 어떤 사람은 복숭아를 먹고 자아가 될 수 있도록 받아들일 수 있으나, 다른 사람은 그것을 비자아로 판정하여 두드러기가 나올 수도 있다. 이 두드러기가 바로 과민성반응(hypersensitivity), 즉 면역이 필요 이상 너무 예민하고 강하게 발동되는 현상이다.

면역이란 자아와 비자아를 구분하는 능력이다.

아토피나 천식도 마찬가지다. 보통은 문제가 되지 않는 어떤 물질이나 환경에 지나치게 민감하고 강하게 반응하는 면역성 질환이다.

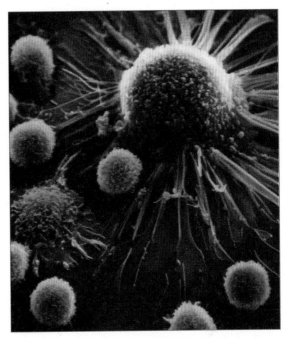

▲ 면역세포가 세균을 포획하고 있다.

면역이란 원래 둥글고 물렁한 공처럼 원만하고 융통성 있는 형태였을 것이다. 그러나 이것이 한두 번 과민반응을 나타내며 변형되다보면 별모양이나 불가사리 모양으로 바뀌면서, 어떤 부분에 너무 뾰쪽하고 빠르게 반응하고, 또 다른 부분엔 오히려 무감각해져서 정작 필요한 곳에 소용되지 못하는 경우도 생길 수 있다. 이러한 변화는 괜히 생기는 것이 아니고 몸을 너무 차게 다루거나, 감기에 자주 걸리거나, 다른 감염증에 자주 노출되거나, 스트레스를 자주 받게 되어 면역의 형태가 자주 변형되기 때문이다. 이렇게 변형된 면역기능은 비자아뿐 아니라

면역력 강화 영양소	대표적 식품
* 엽산(Folic acid)	녹색채소 · 콩류 · 과일류 · 살코기
* 피리독신(비타민 B6)	생선 · 돼지고기 · 닭고기 · 계란 · 콩 · 현미 · 잡곡류
* 비타민A (베타카로틴)	생선 · 계란 · 해조류 · 당근 · 시금치 · 녹황색채소류
* 비타민 C	풋고추 · 고춧잎 · 피망 · 양배추 · 시금치 등 채소류 키위 · 오렌지 · 딸기 등 과일
* 비타민 E	식물성기름 · 땅콩 · 잣 · 호두 등 견과류, 생선간유
* 철분 (Fe)	살코기 · 생선 · 계란 · 콩 · 팥 · 해조류 · 푸른채소
* 아연 (Zn)	굴 등 패 · 육류 · 가금류
* 마그네슘 (Mg)	견과류 · 콩류 · 현미 · 귀리 등 잡곡류
* 셀레늄 (Se)	해산물 · 살코기 · 우유 및 유제품

(자료: 영양학 교과서)

비자아로 오인된 자아에게까지도 공격을 퍼붓게 되고, 그것이 연습되어 더 적극적으로 자아를 괴롭히게 된다.

이것을 자가면역성질환(autoimmune disease)이라 한다. 결국 면역기능이 약하고 부족해서가 아니고, 강하고 높아서 생긴 질병이다. 그 대표적인 것이 류머티스성 관절염, 다발성경화증, 근무력증, 심상성천포창, 반흔성낭창, 재생불량성빈혈, 용혈성빈혈, 궤양성대장염, 크론씨병, 위축성위염, 갑상선중독증, 자연유산과 불임증 등이 있다. 최근에는 루푸스나 베체트씨병, 파킨스병 등도 자가면역성반응과 연관이 있는 것으로 밝혀졌다.

이것들은 자기면역항체가 자기 자신의 일부를 적으로 간주하여 공격하는 현상이다. 그런데도 사람들은 무슨 약을 쓰면 면역기능이 좋아진다거나, 어떻게 하면 면역력이 더 높아진다는 광고에 현혹되어 비싼 돈을 내고 소용없는 것들을 사서 과용하는 경우가 많다. 이것은 정말 잘못된 광경이다. 세상에 무엇이든지 적당해야 가장 좋은 것이지 너무 과하면 부족한 것만도 못한 법(過猶不及)이거늘, 요즘 사람들은 면역이라면 무슨 보물처럼 그것이 높을수록 좋은 줄로 알고 있다. 또 어디에 가면 면역세포를 늘려주는 주사를 맞을 수 있다거나, 면역기능을 올려주는 요법이 있다 하여 우르르 몰려다니는 사례도 있다. 면역세포인 T임파구를 증가시키는 약이나 요법이 있다고도 하며, T세포와 B세포 또는 NK세포나 M세포를 측정하여 교정할 수 있다고 광고하는 경우까지도 있다.

그러나 진실로 면역학을 깊게 공부하는 대학병원에서는 그런 짓을 하고 있지 않으니, 이것은 또 어쩐 일이란 말인가?

옛날에는 T세포와 B세포 또는 M세포가 따로 있는 것인 줄로 알던 시대도 있었으나 이제는 그것이 아니라고 밝혀진 지가 이미 오래되었다. 상황과 질

면역기능은 숫자가 높으면 좋고 낮으면 나쁜 것이 결코 아니다.

병에 따라 세포들은 수시로 변환 치환되며 한 가지 기능에만 국한되지 않음을 알게 되었는데도 불구하고 오늘도 각종 광고에서는 면역세포를 개선해주겠다고 떠들고 있다.

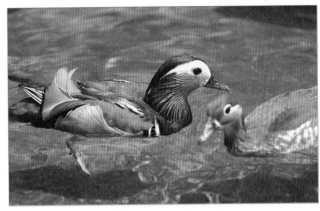

▲ 면역기능이 덜 발달된 하등동물은 알러지도, 천식도 없다.

면역이란 그렇게 몇 가지의 단순한 숫자놀음으로 그 힘과 능력을 표시할 수 있는 것이 아니다. 면역력이 어디에 따로 있는 것이 아니고 신체 전반적인 기능이 곧 면역력인 것이다. 숫자가 높으면 좋고 낮으면 나쁜 것도 아니고, 인위적으로 간섭할 성질은 더욱 아니다.

아무리 좋은 것이라도 너무나 많아지면 병이 되는 것이다. 자연스러운 것이 가장 안전하고 가장 강한 것인데, 잘 알지도 못하는 그것을 어찌 인간의 약물 따위로 조절하고 개조하여 더 좋게 만들 수가 있겠는가?

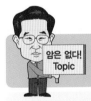

암은 없다!
Topic

적절한 햇빛은 암을 예방해준다

1. 적당한 양의 햇빛은 전기의 빛과는 정반대의 효과를 갖는다. 암을 예방해 주는 것이다. 그래서 적도에서 먼 지역일수록 암 발생률이 높아진다.
2. 일조량이 적은 북유럽의 영국, 독일, 네덜란드, 오스트리아의 대장암 사망률은 10만 명당 16명이나 된다. 반면, 일조량이 풍부한 남쪽의 스페인, 그리스, 칠레, 멕시코, 플로리다, 하와이의 대장암 사망률은 5.5~8.5명에 불과하다.
3. 유방암 사망률도 북쪽지방은 26~29명, 남쪽지역은 12~15명이다. 전립선암, 난소암, 심장병, 당뇨병 환자도 북쪽으로 올라갈수록 많아진다.
4. 햇빛은 많이 쬐면 피부암을 일으키지만 매일 10분 정도씩 장기간에 걸쳐 꾸준히 쬐면 오히려 피부암도 막아주는 것이다.

(자료: 《 Leben bis 100 》)

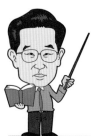

상쾌한 DNA를 만드는 사람
피곤한 DNA를 만드는 사람

상쾌한 DNA를 만드는 사람		피곤한 DNA를 만드는 사람
규칙적, 일찍 자고 일찍 일어난다	취 침	불규칙, 늦게 자고 수면이 부족하다
식성이 좋고 3끼가 규칙적이다	식 사	2끼 먹거나 불규칙하다
영양상태가 좋고 균형이 맞다	영양상태	영양상태가 나쁘고 균형이 어긋나 있다
필요한 정도를 즐긴다	운 동	운동을 전혀 안 하거나, 또는 지나치게 한다
맑은 물을 자주 마신다	물	물보다는 음료수나 드링크제를 마신다
골고루 먹으며 과일을 좋아한다	부 식	편식하며 과일에는 관심이 적다
술·담배를 피하려 노력한다	술 담배	금주·금연을 생각하지만 실천이 없다
몇 명의 좋은 친구가 있다	친 구	친구가 너무 많고 친구를 너무 자주 만난다
적정한 체중을 잘 유지한다	체 중	체중을 지나치게 빼려고 하거나 체중이 많은 데도 빼지 못한다
자신의 직업에 순응한다	직 업	자기의 직업에 불만이 많고 타인의 직업을 질시한다
실천 가능한 일을 계획하고 실천한다	생활 습관	계획은 있으나 실천이 불확실하며 목표와 무관한 행위를 반복한다
잘 웃고 잘 웃기고 유머가 있다	표 정	잘 웃지 않고 늘 심각하다
자신의 시간 사용에 만족한다	시 간	시간이 지난 후 불만과 핑계가 많다
건강에 자신감이 높다	신체상태	건강에 자신감이 없으면서도 건강에 불리한 행동을 못 버린다

(Ref: Invited Authors Conference)

06

만성피로증후군은
인체 성분 과부족 현상

피곤한 물소에게 호랑이는 보이지 않는다.
- 〈인도〉 -

오드리 햅번은 그녀의 호칭이다. 하지만 그녀는 21세기 최첨단을 살아가는 컴퓨터 웹디자이너이며 여성 우월주의자다. 사랑과 연애, 결혼과 가정을 초월한 39세의 독신녀 '골드미스'였다. 겉보기엔 오드리 햅번 스타일의 미녀일지 몰라도 그녀의 말을 들어보면 어느 구석 하나 멀쩡한 곳이 없다. 두통은 늘 있는 일이고, 눈이 충혈되고 빠질 듯했다. 눈코입이 모두 바짝바짝 마르고 아팠다. 목이 써서 음식물 삼키기가 어려웠다. 불현듯 심장이 조이듯 두근거리고, 호흡이 불편해서 바닥에 누워버린 적도 있었다. 깊은 잠에 빠지지 못하고 무서운 꿈에 쫓겨서 얼른 깨어나지 못하면 죽을 것 같았다. 늘 뱃속이 불편하고 변비 아니면 설사였다. 손발이 붓거나 저리고 소변이 시원치 않고 생리통도 심했다.

어느 하룬들 날아갈 듯 몸이 가벼웠던 기억은 거의 없었다. 별 수 없이 그녀는 Q병원에 입원하여 검진을 받기로 하였다. 얼마나 힘들고 지겹게 검진을 받았던지 몸이 더 죽을 지경에 이르렀는 데도 "큰 병은 없다."는 진단을

아침을 먹지 않는 도시 직장인들은 만성피로를 조심해야 한다.

받고 퇴원하였지만, 몸은 좋아진 것이 아니었다.

사실 그녀의 피곤증은 원인 진단이 그리 어려운 것만은 아니었다. 모든 컴퓨터리스트가 다 그러하듯이 그녀 역시 새벽 한두 시가 넘어야 겨우 잠자리에 들었다. 아침이면 뻐근한 몸으로 겨우 일어나 커피나 한 잔 마시고, 서둘러 직장에 나가면 온몸은 찌뿌드드하고 정신은 멍하고 입이 써서, 또다시 커피나 마실 뿐이었다. 점심은 직원들과 얼렁뚱땅 먹는 둥 마는 둥했다.

하루 동안 어떻게 일을 했는지? 퇴근하면 동료들과 한 잔 하러 간다. 술에 취하는 것은 당연한 일이고, 담배도 피우고 피로회복제와 음료수도 자주 마신다.

진정 누구를 위해, 무엇을 위해 살고 있는 것일까? 자신의 미래를 위한 삶일까?

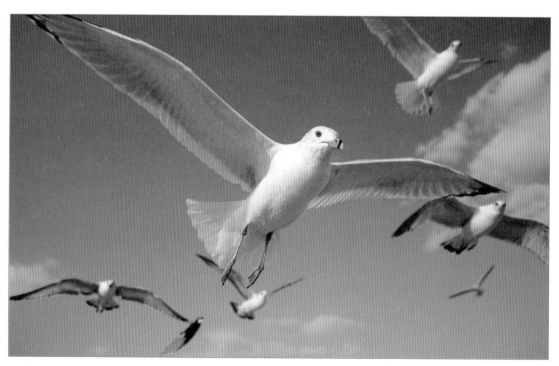

▲ 인간이 새처럼 살 수 있다면 피곤증 같은 것은 몰랐을 것이다.

아름다운 여자가 아닌 아무리 건장한 청년이라 할지라도 그렇게 살아서 몸이 아프지 않을 장정은 어디에도 없을 것이다.

사람이 '아프다, 피곤하다'고 하는 것은 체내에 균형을 갖춘 물질들의 완충량이 바닥나 있다는 표시다. 인체에 필수불가결한 산소와 수분, 에너지, 영양분, 면역물질들이 부족한 상태다. 또한 이산화탄소, 젖산, 요산, 노폐물, 독성물질과 찌꺼기 등이 막혀 빠져나가지 못하고 있는 것이다. 이렇게 뒤틀린 상태는 어디가 부러지거나 깨진 구조적 변화가 아니고, 기능과 성분의 부조화 때문에 생겨난 현상이다. 사실 그녀는 너무나도 많은 신체 불균형을 가지고 있었다.

우선 체내 수분량(물)이 수천 cc나 부족되어 있었다. 뼈 무게나 근육량도 대폭 감소되어 있었지만, 체지방량만 증가되어 있었다. 적혈구도 부족(빈혈증)하고, 철분, 칼슘, 마그네슘 등 여러 미네랄과 필수아미노산이 부족하였으나 나트륨, 인, 황, 염소 등은 오히려 증가된 편이었다. 소변 농도가 매우 높아서 요석증과 세균성방광염 원인이 될 수 있었다. 간 기능이 많이 나쁘진 않으나 오드리 햅번의 정상치라고 볼 수는 없었다. 신장 기능도 예쁜 여자의 것은 아니었다. 콜레스테롤이 아닌 중성지방의 증가가 있었고, 진성류머티스는 없었으나 반응성관절염과 같은 유사류머티스증이 두 개나 양성으로 나타났다. 호흡기능도 극도로 낮아져서 혈중 포화산소농도는 떨어졌고 탄산가스 농도는 높아져 있었다. 여성호르몬은 매우 낮아서 생리불순이 될 수밖에 없었고, 임신 가능성은 현저히 멀어진 상태였다. 암은 없었으나 위암과 위궤양의 원인인 헬리코박터 균이 확인되었다. 이렇게도 많은 이상소견을 그렇게도 큰 병원, 비싼 검사에서는 왜 발견해내지 못했을까?

통증의 원인

1. Nonself
2. 원래상태가 아닌 것
3. 필요 없는 것
4. 부담되는 것
5. 알려야 할 것
6. 비정상적인 것

(자료: 《Textbook of Basic Pathology》)

피곤은 체내 물질의 균형이 깨진 상태다.

그것은 발견해 내지 못한 것이 아니고, 발견할 의도가 없었던 것이다. 작고 세심한 검사에는 관심이 없었고, 크고 어마어마한 질병만을 찾으려 했던 것이다. 그녀의 몸속에 크게 넘치고 도드라지는 것이 별로 없었고, 대부분 부족한 것들이라는 사실도 진단을 어렵게 한 요인이었다. 그처럼 부족된 수분, 산소, 적혈구, 전해질, 미네랄, 단백질 부족 등은 불규칙한 식사와 비만 공포증에서 비롯된 것이다. 평소에 맑은 물에는 관심이 없고 음료수와 피로회복제, 편식, 음주 때문에 생겨난 것들이다.

최근 들어 그녀처럼 호르몬 부족증이나 내분비 이상이 흔하게 나타나는 것은 무심코 먹어대는 드링크제나 방부제, 착색료, 보존제와 일회용 포장식품 등이 하나같이 환경호르몬을 남발하여 여성은 물론 남성 정자 생산 능력까지도 감퇴시키고 있다.

이러한 불행은 인간이 순리적이며 자연적인 삶을 무시하며 오직 경제를 삶의 목적으로 정하기 때문이다. 생태계의 일부로서의 삶이 아닌, 생태계를 지배하려는 생활방식이 그 책임이다.

Economy(경제)는 삶의 작은 부분이며 한 가지 방법일 뿐이다.

ECOLOGY(생태계)는 삶의 큰 부분이며 전체의 방향이다.

그런데도 지금 우리는 작은 economy가 큰 ECOLOGY를 누르며 목을 죄고 있다. 이것이 곧 만성피로다. 원래 전자와 후자는 모두 Eco(=house, habit, habitat : 집, 관습, 보금자리)에서 나온 것이다. 본래 economy는 ECOLOGY에 속하는 일부 영역이었다.

그러므로 사람들은 수만 년 동안 경제보다는 생태계를 더 중요시하면서, 삶을

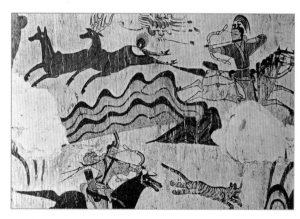

▲ 옛날 사람들도 요즘 사람들 같은 피곤증이 있었을까?

자연의 한 부분으로 여기며 아름답게 살아왔었다. 그러나 이제는 반란의 시대가 된 것일까? 작은 영역이 난(亂)을 일으켜 큰 전체를 점령하려고 한다.

Economy는 ECOLOGY의 작은 일부분에 불과하다.

얼마 전, 유명대학에서 20대와 40대 남성 정자수를 비교한 논문이 있었다. 20대의 정자수가 오히려 40대의 절반 수쯤에 불과하다는 놀라운 사실이었다. 또한 젊은 여성의 유방암과 생식기암 발생 증가 경향이 중년 여성보다 훨씬 더 높고, 불임률과 기형아 출산 건수가 많아진 현상들은, 신세대 젊은 층의 생활방식이 보수적인 중년층에 비하여, 환경호르몬과 인공물질에 노출될 기회가 훨씬 더 높고, 수면이 부족하고 피곤하기 때문인 것으로 판명되었다.

누가 젊음을 아름답다 했던가!

누가 젊음 그리고 청춘, 이는 듣기만 하여도 가슴이 설레는 말이라고 하였던가? 그것이 탄식이어서는 안 된다. 절망이고 피곤증이어서는 안 된다. 젊음, 그것은 진정 아름다움이어야 한다. 행복이어야 한다.

피곤증의 정의

황제내경	음양의 조화가 깨어진 상태, 오장육부의 균형이 어긋난 상태 (음이란 강하된 상태, 양이란 항진된 상태)
히포크라테스	신체 내에 무엇인가가 너무 많아지거나 적어진 상태
갈레노스	1. 혈액 2. 담즙 3. 점액 4. 흑담즙의 균형이 어긋난 상태
현대의학	1. 인체 내에 필수불가결한 산소나 수분, 에너지, 영양물질, 미네랄, 면역물질 등이 부족되거나 2. 이산화탄소, 요소 등 노폐물과 독성물질, 여분의 영양분 등이 너무 많이 쌓여 있는 상태

(자료: 〈의학의 지평〉 (대학원 강의 자료))

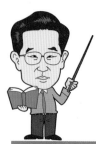

교감신경 Ⓥ 부교감신경

교 감 신 경		부 교 감 신 경
Sympathetic Nerve System	원 명칭	Parasympathetic Nerve System
흥분 · 강화 · 항진작용	작 용	안정 · 이완 · 저하작용
신체의 동물성기능 작용	주요 기능	신체의 식물성기능 작용
의식이 명료, 적극적, 투쟁적	의 식	의식이 편안, 타협적, 순종적
반응이 빠르고 강하고 반사적	반 응	반응이 순하고 부드럽고 안정적
눈을 크게 뜨나 동공이 작아짐	눈 (眼)	동공과 수정체가 이완, 눈물 증가
피부와 모낭이 수축되고 단단해짐	피부 영향	피부와 모낭이 이완되고 부드러워짐
근육의 힘이 강해지고 단단해짐	근 육	근육이 부드러워지고 유연해짐
혈압이 오르고 맥박이 빨라짐	심혈관계	혈압이 내리고 맥박이 느려짐
호흡이 빨라지고 폐활량이 늘어남	호흡기계	호흡이 느려지고 규칙적임
식욕이 감퇴되고 소화작용이 억제됨	소화기계	식욕이 좋아지고 소화기능이 항진됨
소변량 감소, 요의, 변의가 연기됨	비뇨 배출	소변량이 증가하고 배설욕구 증가
열량 · 체온 · 혈중지방 증가	에너지 소모	열량 · 체온 · 혈중지방 감소
적혈구 · 백혈구 증가 / 혈관 수축	혈액 / 혈관	혈구 수 감소 / 혈관 이완, 혈류 저하
성욕감퇴 / 수면능력 감퇴	성욕 / 수면	성욕 · 성적능력 증가 / 자연수면 유도

(Ref: Seoul Medical lab, conference)

07

자율신경실조증일까?
내분비기능저하증일까?

육체는 연장이며 노예에 불과하다.
- 생 텍쥐페리 -

그는 베토벤 피아노 소나타 해석과 연주 분야에서 최고의 권위를 갖고 있다. 그의 부인도 한때는 유명한 성악가였고, 두 딸도 미국 줄리아드 음악원에 재학 중이다. 남들이 보기에는 가족 모두 얼마나 하모니가 잘될까 생각하며 부러워할 수도 있겠으나, 사실 그는 지금 한국에서 혼자 살고, 아내와 두 딸은 이미 미국 사람이 된 지 오래다. 부인과는 한국에 있을 때부터 사이가 안 좋아 서로 떨어져 사는 것이 더 편하다는 생각에서 별거하게 되었다.

그는 늘 바빴으나 문득문득 고독하기도 하였다. 텅 빈 집에 들어가기 싫어 교수실 소파에서 새우잠을 자기도 하였다. 그러나 이십 대 때 독일 유학시절부터 무엇이든지 닥치는 대로 잘 먹던 식습관 덕에 체격은 빠지거나 흐트러짐 없이 잘 버텨왔었는데, 언제부터인지 입맛이 없어 먹고 싶은 욕망이 없어진 듯했다. 그것이 몇 주 지속되면서 체중이 빠졌으나, 그간 오히려 비만이 해소되는 듯하여 좀더 기다려 보자고 생각하고 있던 차에, 갑자기 눈의 초점이 흐려지고 음식을 먹으면 중간에 걸리는 듯했다. 만사가 귀찮고 매우 피곤하여 강의는 물론 피아노도 칠 수가 없게 되었다.

결국 온몸이 말을 듣지 않게 되어 몇 군데 병원을 찾아갔으나, 특별한 진단은 없고 '피곤하여 그러니 쉬면 좋아질 것이다.' '신경성 식도염이다.' 라면서 견디기 어려우면 병원에 입원하라고 권하였다. 입원한 동안에는 조금 호전되는 듯하였으나, 퇴원 후 증상이 더 심해져서 또 여기저기 병원을 다니다가, 중학교 동창이 원장으로 있는 유명한 의원에 가게 되었다.

심각한 진찰과 복잡한 검진 후 원장은 '자율신경실조증' 이라는 진단을 내렸다. P 교수는 침 맞고 약 먹고 기치료(氣治療)도 받았으나 증상은 점점 심해지고 기력과 의욕을 잃어 삶을 포기하고 싶은 생각까지 하게 되었다.

증상이 시작된 지 거의 2년이 지나서야 P 교수는 HLA−B8 항원이 강 양성을 보이는 '중증근무력증(myasthenia gravis)' 이라는 자가면역성질환임을 진단받을 수 있었고, 진단이 옳으니 치료 또한 옳게 접근되어 삶을 포기하는 사태로부터 가까스로 벗어날 수 있었다.

물론 P에게 발병된 근무력증은 여자에게 더 많은 것이라서 진단이 늦어질 수도 있었겠으나, 이처럼 여기저기에 돈 쓰고, 힘들고 무서운 검사를 다 받고도 진단이 안 되면 '자율신경실조증' '내분비기능저하증' '신경성' 이라는 말이 유행되며, 전혀 불필요한 치료(?)로 경제적 · 육체적인 손상과 세월을 더하는 경우가 있다.

세상에 자율신경실조증도 있을 수 있고, 내분비기능저하증도 있을 수는 있고, 신경성도 있을 수 있으나, 정녕 그렇다 해도 그런 진단을 붙일 수는 없는 법이다. 자율신경 이상으로 오는 질병은 수십 가지요, 내분비기능 이상은 수백 가지로 많고도 많은데, 그 중에 어떤 기관이, 무엇 때문에, 얼마나, 이상이

자율신경실조증 같은 진단명은 없어야 한다.

있는지를 구체적으로 증명해야 되는 것이거늘, 그저 '내분비기능저하'라고나 해버린다면 "당신은 병 걸렸다."라는 엉터리 진단과 무엇이 다르겠는가?

요즘 내분비기능저하가 없다는 뜻은 아니다. 오히려 그것은 점점 더 많아질 것이다. 그렇다 해도 그런 용어를 써서는 안 된다. 예를 들어, '당뇨병'이 대표적인 내분비기능저하증인데, 그것을 '당뇨병'이라 하지 않고 '내분비기능저하증'이라고 한다면 치료는 강 건너 불보기가 뻔하다.

미래엔 이런 병이 더 많아질 것이므로 그런 용어가 남발되고 유행되는 것은 더욱 배제되어야 한다.

정말 '내분비기능 저하증'이라면 그것은 더 세분화되고 더 확실한 진단명을 붙여야 한다.

현재 한국의 50대 이후 사람들은 어렸을 때 못 먹고 못 입고 보릿고개를 넘으며 가난하게 살아왔었다. 그로 인하여 오장육부의 발달이 부실하고 내분비기능이 미비한 상태로 나이가 든 후 갑자기 잘 먹게 되어 당뇨병이 더욱 늘어나고 있다.

60대 이상 인구에서 미국과 일본은 당뇨병 유발률이 10% 미만인데 비해,

당뇨병 이기는 혈당 유지법

1. 고 섬유소 식사를 생활화한다.
2. 쌀밥 대신 잡곡밥을 먹고 흰빵 대신 호밀빵을, 과일주스 대신 생과일을, 육류 위주의 식사 대신 해조류가 풍부한 식사를 하자.
3. 운동은 기본! 운동을 할 때는 유산소운동과 저항훈련을 섞어서 한다. 걷기와 탄력밴드, 아령 등 다양한 중량 도구를 이용하여 근육을 강화한다.
4. 물을 충분히 마신다. 혈당이 높을 때는 물을 충분히 먹어 탈수를 교정해야 한다.
5. 스트레스를 조절한다. 스케줄이 너무 빡빡했다면 한가한 시간을 갖는다. 맑고 경치 좋은 산이나 바닷가도 좋다. 여유가 없다면 잠시 심호흡을 하고 명상에 잠긴다.

(자료: 미국의사협회지)

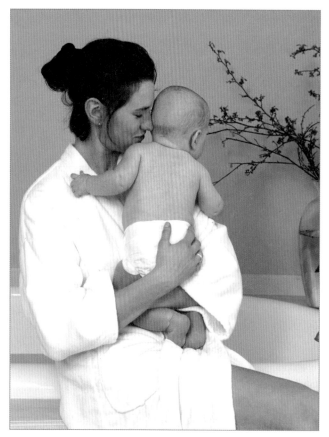
▲ 행복이란 가장 좋은 자율신경 조절제다.

우리나라는 20% 이상으로 두 배나 더 되고 있으며, 매년 60만 명 이상의 당뇨병 환자가 새로 생겨나고 있다. 머지않아 한국에는 당뇨병 대란이 오고야 말 것이다. 현재에도 전 국민의 15% 정도가 당뇨환자이나, 머지않아 20%에 육박하고, 자신이나 동료 중 몇 명은 반드시 당뇨병으로 고생하게 될 것이다. 이것은 보릿고개 세대는 물론이고 더 젊은 세대에도 예외일 수 없다. 한국인의 곡식 섭취량은 일본인의 2~4배, 미국인의 4~8배에 달하고 있다. 육체적 활동량은 감소되고, 혈당량은 계속 올라가고 있다. 이것이 개선되지 않는 한 우리나라는 당뇨왕국의 명칭을 부여받아야 할 판이다.

당뇨병은 그 병 하나로 국한되는 것이 아니고, 만성신부전과 심장질환, 고혈압, 뇌졸중, 말초신경염, 시력장애, 피부질환, 치매 등으로 줄줄이 그 후유증을 뻗쳐서, 국민의료 부담률 1위를 차지하게 될 수 있다. 당뇨병뿐 아니라 그 후유증으로 다른 내분비(호르몬)질환이나 자율신경계 이상이 더 늘어날 수밖에 없다.

그러나 아무리 그것이 사실이라 해도, 그것들을 몽땅 싸잡아서 '내분비기능저하증'이라거나, '면역기능저하증'이라거나, '혈액순환장애'라거나, '자율신경실조증'이라거나, '신경성'이라고 하며 한 사람의 인생을 낭비하게

어떤 질병이든 반드시 원인은 있다.

해서는 안 될 일이다. 무섭고 크고 힘든 기계 속에 들어가 보아도 그런 병은 진단도 안 된다. 그런 전혀 필요도 없는 검사를 하며 돈은 버리고 시간을 소비하고 치료시기를 놓치는 불행이 이어져서도 안 될 일이다.

그렇게 손에 잡히지 않고 눈에 보이지 않는 막연한 질병들이야말로 정말 더 확실하고도 구체적인 진단명이 필요한 것이다. 이현령비현령(耳懸鈴鼻懸鈴) 식으로 막연한 진단과 막연한 치료로 맞서다가는 패가망신이 적격이다. 이에 적절한 호르몬 정량검사, 자가항체 면역검사, 미세성분 검출 등 혈액정밀분석을 통하여 올바른 접근이 이루어짐으로써 조기진단과 치료가 진실로 가능하게 되는 것이다.

어떤 질병이든 반드시 원인이 있기 마련인데도, 그 원인을 찾지 않고 그 증상이 곧바로 원인인 것처럼, 그 증상이 곧바로 진단명인 것처럼 오해되어서는 안 된다. 길도 있고 방법도 있다. 그러나 진리와 진실이 유행하는 말들 속에 있는 것은 아니다.

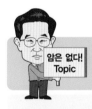

"2050년엔 평균 150살까지 산다"

1. 오타와 심장연구소장 밥 로버츠 박사는 "과학 기술의 발달로 앞으로 100년 뒤 인간의 수명은 지금보다 2배로 늘어날 것으로 믿는다."고 밝혔다.

2. 북미지역 최고의 심장병 전문의 중 한 명으로 꼽히는 로버츠 박사는 1900년 인간의 평균 수명은 36세에 불과했지만 2000년엔 80세가 됐다며 100년 후에도 같은 추세를 보일 가능성이 있다고 내다봤다.

3. 그는 인간 게놈 연구 성과로 수명 연장시점이 앞당겨져 2050년에 평균수명이 150세로 늘어날 수도 있을 것이라고 전망했다.

(자료: 《Leben bis 100》)

KBS 1TV 뉴스대담

"혈액정밀검진"

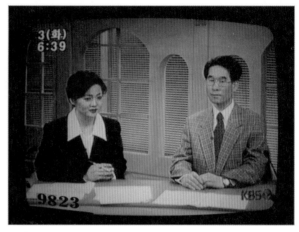

진행: KBS 아나운서 태의정　　　대담: 의학박사 김형일

<MC MENT>

생활정보 시간입니다. 생활수준이 향상되면서 우리나라 사람들의 주요 사망
원인도 암과 순환기질환 그리고 간장질환 등 성인병이 주류를 이루기 시작
했습니다. 이런 성인병은 얼마나 빨리 발견해 치료하느냐에 따라 완치 여부
가 결정됩니다. 오늘은 성인병을 조기에 간편하게 찾아낼 수 있는 혈액정밀
검사에 대하여 알아봅시다. 서울메디칼랩 김형일 박사님 나오셨습니다.

<u>Question 1</u> 혈액만으로 종합검진을 하는 것이 혈액정밀검진법 아니겠습니까?
인체는 대단히 복잡한 구조와 많은 장기들로 이루어져 있는데요,
혈액검사만으로도 종합검진이 가능합니까?

<u>Answer</u> 혈액 하나로 무슨 질병이든지 모두 진단된다고는 말할 수 없을 것입니다. 그러나 흔히 말하는 '질병' 이라고 하는 것들, 특히 거의 모든 성인병들의 경우는 혈액정밀분석으로 진단이 가능한 것들입니다.

혈액은 일 분 동안에도 몸 전체를 두세 바퀴씩 돌아서 균일하게 섞이는 특성을 갖고 있습니다. 그래서 피를 어디에서 뽑든지 그것은 신체 구석구석의 정보를 똑같이 갖게 되므로 오장육부의 어느 장기의 이상이라도 곧 알아낼 수 있는 것입니다.

<u>Question 2</u> 초음파나 내시경검사, 심지어 CT나 MRI 같은 첨단장비를 이용한 검진보다도 혈액검사가 더 효과가 있다는 겁니까?

<u>Answer</u> 모든 검사에는 각각의 장단점이 있습니다. 그런데 현대의학에서 혈액검사 능력은 상상하기 어려울 정도로 정밀분석의 경지에 이르고 있습니다. 예를 들면, 지금 화면에서 보시는 혈구검사들의 단위는 이미 1g의 10억 분의 1인 1ng이나, 1g의 1조 분의 1인 1pg, 1ℓ 의 1천조 분의 1인 1fℓ 까지 측정이 가능해졌습니다.

이것은 CT나 MRI, 초음파, 내시경 같은 검사로 확인할 수 있는 크기의 수백만 분의 일밖에 안 되는 아주 미세한 세포나 물질의 변화를 추적하는 것입니다.

우리가 잘 알고 있는 간염검사는 1mm의 10만 분의 42(=42nm)인 B형 간염 바이러스에서 나오는 항원물질을 찾아내는 것인데요, 이것은 혈액 이외의 다른 방법으로는 불가능한 것입니다.

<u>Question 3</u> 김 박사님께서는 지난해 대형병원의 과잉 검진 실태에 대해 통렬히 비판해 눈길을 끌었는데요. 고가 첨단장비를 이용한 검진법의 효과는 사실상 미지수라는

얘기가 아니겠습니까?

__Answer__ 네, 그렇습니다. 앞에 말씀하신 것처럼 현재 우리나라의 사망률은 성인병이 주류를 이루고 있습니다.

그런데 이러한 질병들의 초기에는 그 크기가 대단히 미미하여, 지금 화면에서 보시고 있는 초음파나 CT, 또는 MRI나 내시경 같은 거시적인 검사 방법으로는 진단이 거의 불가능한 것입니다.

이러한 것들은 질병의 크기가 확립되고, 구조적인 변화가 생긴 이후에 필요되는 검사방법일 것입니다.

__Question 4__ 우리는 '암 공포시대'에 살고 있다고 해도 과언이 아닌데요,

__혈액검사로 암의 조기진단이 가능할까요?__

__Answer__ 물론 가능합니다.

암은 그 크기가 5mm는 되어야만 CT촬영에서 알아볼 수 있습니다. 그런데 이때는 이미 암세포가 수억 개 이상이 되어 진단의 시기가 늦을 수도 있습니다. 그런데 암세포는 정상세포에서는 나오지 않는 암 특유의 물질을 내보내는 특징을 갖고 있습니다. 혈액검사는 이런 암 표지물질인 단일클론성항원 등을 찾아내어 암의 극 초기에 진단이 가능한 것입니다.

__Question 5__ 혈액검사도 하고 종합검진도 받았지만 얼마 후 암이나 백혈병에 걸렸다고

__진단되는 경우도 있습니다. 이러한 오진은 혈액검사의 한계를 나타내는 것이 아닙니까?__

__Answer__ 그렇지 않습니다. 그것은 적절한 검사를 빠뜨리고 실시하지 않았기

때문일 것입니다.

사람들은 혈액을 뽑아서 검사했으면 모두 똑같은 것인 줄 아는 수가 많습니다. 그러나 혈액검사는 수백 가지에 이르는 검사항목이 있습니다.

그런데 각 개인의 특성에 맞는 검사가 실시되지 않고 이미 지정된 똑같은 검

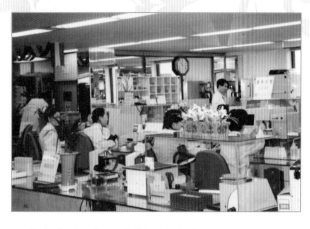

사만을 요식행위로 받는 경우가 많습니다. 그래서 숨어 있는 질병은 진단되지 못하고 병이 더 커진 다음에야 발견되는 수가 있습니다.

Question 6 그러면 혈액검사에는 수백 가지 방법이 있다고 하였는데요, 많은 검사를 실시하는 것이 의료 과소비가 되지 않을까요?

Answer 네, 필요 이상의 검사는 국가적인 낭비가 될 것입니다. 그러나 혈액 검사가 아무리 비싸다 해도 CT나 MRI에 비하면 그 비용이 1/10 또는 1/100 에 불과한 값싼 검사입니다.

또한 단 한 번 소량의 혈액으로 여러 장기의 각종 질병을 골고루 찾아낼 수 있을 뿐 아니라, 간편하고 신속하며, 부작용이나 후유증이 없고, 반복 확인할 수 있는 장점이 있습니다.

Question 7 꼬박꼬박 검진을 받았는데도 계속 몸이 불편하고 그 원인을 알아낼 수가 없어 고통을 겪고 있는 경우도 있습니다. 왜 그렇습니까?

Answer 검사를 받고 그 결과가 "이상이 없다."고 하면 사람들은 그것은 곧

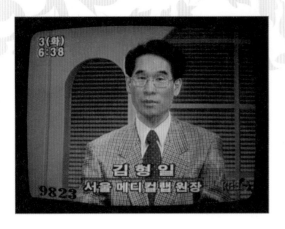

"신체에 이상이 없다."는 뜻으로 받아들입니다. 그러나 그것은 엄밀히 말하면 실시된 검사항목 내에서 이상이 없다는 뜻이지, 신체 전체에 "진짜 아무 이상도 없다."는 뜻이 아닙니다.

검사를 받는 목적은 자신의 건강상태를 자세하게 설명듣기 위한 것인데, 요사이 검진이라는 것은 일사천리로 검사하여 그 결과를 통보하면 그만인 경우가 많습니다. 자신의 문제점을 전문의에게 자세하게 알려주고 이에 합당한 검사를 받아서 불편한 증상의 원인과 경과를 충분하게 설명들을 수 있다면 이것이 가장 좋은 처방이 될 것입니다.

Question 8 현대인들은 심한 피로감과 스트레스가 많습니다.

그런데도 종합검진을 받으면 아무 이상이 없다고 하는 경우가 더 많습니다.

이러한 '만성피로증후군'의 경우에도 혈액정밀검진으로 진단이 가능합니까?

Answer 네, 물론 가능합니다.

사람이 '아프다' 또는 '피곤하다'는 것은 인체 내에 필수불가결한 산소나 수분, 에너지, 면역물질 등이 부족하거나, 또는 이산화탄소, 요산, 젖산 등 노폐물이나 찌꺼기 등이 너무 많아진 상태를 표시하는 것입니다. 이것은 신체의 구조적 변병이 아니고, 신체 성분의 과부족현상이므로, 큰 기계로 진단될 수 있는 것이 아니고 오직 혈액정밀분석과 체성분검사를 통하여 진단할 수 있는 것입니다.

"재미있는 책"

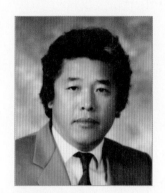

이학박사 김채옥
前 한국 물리학회 회장
前 한양대 자연과학대학장

전에도 김형일 박사의 책들을 여러 번 읽었습니다. 어려운 의학을 너무나 쉬운 말로 재미있게 써내려갔다고 생각했었습니다. 하지만 이번에 나오게 된 "유쾌 상쾌 통쾌한 장수촌 DNA책"은 특별히 3가지 면을 지적하고 싶습니다.

첫째는, 매우 재미있고 속도가 빠르게 읽어갈 수 있는 내용입니다. 대부분의 의학서가 딱딱하고 지루하며 여러 번씩 거듭 읽어야 뜻이 통하는 경우가 많은데, 이 책은 마치 소설처럼 재미있고 빨리 읽을 수 있습니다.

둘째는, 의학의 지평을 인류학과 세계역사, 신화와 전설의 영역까지 넓혀가며 흥미진진하게 풀어간 대목입니다. 이 책을 읽은 사람은 누구든지 폭넓은 상식을 저절로 얻게 됨을 느끼게 될 것입니다.

셋째는, 상업적인 의학의 변질을 단호하게 거부하고 있다는 내용입니다. 지금 세상에는 Well-Being 바람이 불어와 물불을 가리지 않고 덤비다가 오히려 몸과 마음을 상하게 되는 경우가 많습니다. 바로 이 문제에 대하여 이번 책에서는 명쾌하고 속 시원한 정답을 제시하고 있습니다.

이 책을 읽는 모든 독자들은 쉽고 재미있고 유익한 내용을 즐길 수 있기를 기대합니다.
다시한번 이처럼 흥미로운 기록을 집필하신 서울메디칼랩 김형일 박사에게 박수를 보냅니다.

하늘이 아름답게 개인날
理學博士 김채옥

유쾌한 DNA!
상쾌한 100年을 위한 음악 24절기
♪ ♫ ♪ ♫

봄

1. 마을의 제비 : 요셉 슈트라우스
2. 숲속의 대장간 : 체코 민요 춤곡
3. 현악 4 중주 종달새 : 하이든
4. Wheels(언덕위의 포장마차) : 빌리 본 악단
5. 그리운 시냇가 : 폴 모리아
6. Alte Kameraden(오래된 친구) : Teike

가을

13. 숭어 4 & 5 악장 : 슈베르트
14. 페르시아의 시장에서 : 케텔비
15. 왈츠 2 & 3 번 : 브라함스
16. 2개의 기타와 만돌린을 위한 협주곡 : 비발디
17. 보리수 / 아비뇽 다리 위에서 : 빈 소년 합창단
18. 영화 '엘비라마디간' 주제곡 (Piano sonata 2nd)

여름

7. 돈죠바니 서곡 : 모차르트
8. 클라리넷 Concerto 2악장 : Out of Africa 中에서
9. 아르르의 여인, 2악장, 미뉴엣 : 비제
10. 교향곡 6번 田園, 2 & 3 악장 : 베토벤
11. 동물의 사육제 中 백조 : 생상스
12. 스코틀랜드 환상곡 3 악장 : 부르흐

겨울

19. 라쿰파르시타 : 알젠티나 민요 탱고
20. 四季 겨울 2악장 : 비발디
21. 트럼펫 협주곡 : 하이든 & 훔멜
22. Annen & Pizzicato Polka : 요한 슈트라우스
23. 현악 5 중주, 팡당고 : 보케리니
24. 페르퀸트 모음곡 中 '아침' : 그리그

참고 문헌 References

1. 〈Incredible Machine〉 National Geographic Society
2. 〈Stories behind Everythings〉 Readers Digest
3. 〈The Human Body〉 Ferrington Davids, Readers Digest
4. 〈The Science of Biology〉 Purves, Sinauer ass.
5. 〈Everyday Science Explained〉 N. G. S.
6. 〈Living on the Earth〉 Gilbert M. Growners
7. National Geographic : Jan 2004 – April 2011
8. 〈Foods that Fight Pain〉 Neal Bernard, Three River Press
9. 〈Year Book of Cancer〉 Hickery Clark, Medicine Publisher
10. 〈Medical & Health Anmual〉 Encyclopedia Britannica
11. 〈Journey into Body〉 Davis Christopher, Saunders
12. 〈The Body〉 Massao Tanoi, Diamond Inc.
13. 〈Leben bis 100〉 Sigfsiend Meryn. Carl Ueberrento
14. 〈Color Subject〉 Creon. Megapress Agency
15. 월간조선, 신동아, 과학동아 : 2005年 1月 – 2011年 4月
16. 주요일간지. 2005年 1月 – 2011年 4月
17. 〈실크로드〉 서울언론인클럽. 연합보도사
18. 〈오래 된 미래〉 Hellena N.H. 황금가지
19. 〈대 세계의 역사〉: 양병우 外 , 삼성출판사
20. 〈원시에서 현대까지, 인류생활사〉 동아출판사
21. 〈미래신문〉 이인석, 김영사
22. 〈오지의 사람들〉 연호택, 성하출판
23. 〈책 속의 책〉 폴임, 우리문화사
24. 〈자연, 사람 그리고 한의학〉 김명호, 역사와 비평사
25. 리더스다이제스트. 2004年 1月 – 2009年10月
26. 〈세계상식백과사전〉 리더스다이제스트, 두산동아
27. 〈상식 속의 놀라운 세계〉 리더스다이제스트, 두산동아
28. 〈몸의 지혜〉 셔윈 널랜드, 사이언스북스
29. 〈얼굴〉 다니얼멕닐, 사이언스북스
30. Harrison′s Internal Medicine 外 교과서 10 여 종